みてわかるできる

▶映像
事例で学ぶ看護過程
精神看護学

監修
一般社団法人日本精神科看護協会

編集責任
草地 仁史
Hitoshi Kusachi
一般社団法人日本精神科看護協会 業務執行理事

Gakken

（敬称略）

監 修

- 一般社団法人日本精神科看護協会

編集責任

- 草地仁史
  一般社団法人日本精神科看護協会 業務執行理事

編 集

- 米山奈奈子
  秋田大学大学院医学系研究科 保健学専攻 看護学講座 教授

- 福田晶子
  JA 三重厚生連鈴鹿厚生病院看護部長／一般社団法人日本精神科看護協会 理事／精神科認定看護師

- 比嘉将和
  沖縄県立精和病院／一般社団法人日本精神科看護協会 理事／精神科認定看護師

執筆者(執筆順)

- 草地仁史
  同上

- 浜口二三恵
  長崎県精神医療センター 精神科認定看護師

- 木下将太郎
  トキノ株式会社 訪問看護ステーションみのり／Aims／ほにいず 人材活用推進部

- 畠山卓也
  学校法人駒澤学園駒沢女子大学 看護学部看護学科 准教授

- 金子亜矢子
  一般社団法人日本精神科看護協会 業務執行理事／精神看護専門看護師

- 福岡雅津子
  滋賀県立精神医療センター 精神看護専門看護師 精神科認定看護師

- 長根尾素子
  成増厚生病院 精神科認定看護師

- 樫葉雅人
  和歌山県立医科大学 保健看護学部 精神看護学 講師

- 早川博子
  和歌山県立医科大学 保健看護学部 精神看護学 助教

- 西池絵衣子
  兵庫県立大学 看護学部 講師

- 米山奈奈子
  同上

表紙・カバーデザイン：(株)中商土地 デザイン室
本文デザイン：青木　隆
映像撮影：亀井宏昭写真事務所
撮影協力：医療法人社団 翠会 成増厚生病院

はじめに

　近年の急速な少子高齢社会の渦中にある我が国においては，疾病構造が変化し成人病などの長期慢性疾患が増加する中，看護のあり方にかかわるさまざまな改革が進展してきました．厚生労働省の医療計画では，これまで4大疾病としていた，がん，脳卒中，急性心筋梗塞，糖尿病に，2013年から精神疾患を加え5大疾病と位置付け，医療連携体制の構築が進められています．現代社会において精神疾患は，誰にでも起こり得る病気であることが認知されてきており，看護師には今以上に複雑多様な課題をもつ対象者の心身の状況を観察・判断し，状況に応じた適切な看護実践能力が求められます．

　精神看護学は1996年の第3次カリキュラム改正に伴い，精神保健を統合した専門科目として独立した看護学領域となりました．それまでは精神疾患に限った患者への看護を学ぶ学問であったものが，地域におけるヘルスプロモーションや予防の観点も盛り込まれ，精神保健医療福祉の法律・制度等の理解も包含した学問として位置付けられたことの意義は大きいものであったと言えます．

　現在，精神看護学の実践は入院中・外来・在宅における看護のみならず，地域・学校・職場におけるあらゆる対象者の精神保健活動に寄与する実践の学問として社会に広く求められるようになりました．これからの看護においては，対象者の治療およびケアニーズに迅速に応え，新たな看護サービスの提供や改革など，臨機応変に対応できる看護師のコミュニケーション能力がより一層問われる時代に移行し始めていくことでしょう．

　本書は，精神看護学領域における看護実践のための事例学習用教材です．精神疾患（精神障害）は，検査や画像診断などの客観的なデータや外見で診断することが難しいため，患者の病状や健康状態等の状態像の把握がしづらいと思う看護師や看護学生も少なくありません．そこで本書では，患者の病状の把握だけでなく，精神看護学領域における看護の独自性を明らかにした看護過程が展開できるようにセルフケア看護モデルを活用しました．セルフケア看護モデルでは，患者と看護師には相互に役割があり，患者のセルフケア能力や自己決定能力を高めていくための看護過程の展開が示されていますから，「看護師が何をすべきか」ではなく「患者が何を必要としているのか」といった視点がより強調されています．また，精神看護学領域で用いられることの多い看護診断項目を挙げ，関連図の作成方法についても掲載していますので，精神看護学実習にもそのまま役に立つ内容となっています．

　本書が，精神科看護実践に携わる看護師や看護学生の皆さまに活用されることで，より具体的で質の高い看護実践に繋がり，精神疾患を有する方等の健康回復に繋がることを願っています．

2022年12月

草地　仁史

▐▌Webで見られる付属動画の使い方

●動画でわかる看護過程

　お使いのブラウザに，下記のURLを入力するか，右のQRコードを読み込むことで，メニュー画面に入ります．希望の動画を選択し，動画を再生します．

> ## http://gakken-mesh.jp/seishin-kango/

● OSのバージョン，再生環境，通信回線の状況によっては，動画が再生されないことがありますが，ご了承ください．
● 各種のパソコン・端末のOSやアプリの操作に関しては，弊社ではサポートいたしません．
● 通信費などは，ご自身でご負担ください．
● パソコンや端末の使用に関して何らかの損害が生じたとしても，自己責任でご対処ください．
● 動画の配信期間は奥付に示すとおりですが，予期しない事情により，その期間内でも配信を停止する可能性があります．
● QRコードリーダーの設定で，OSの標準ブラウザを選択することをお勧めします．
● 動画に関する著作権はすべて（株）Gakkenにあります．

※閲覧環境：
● パソコン
　（WindowsまたはMacintosh）
● Android OS搭載のスマートフォンまたはタブレット端末
● iOS搭載のiPhone/iPadなど

メインメニュー

事例1 精神科救急病棟（閉鎖病棟）に入院した統合失調症患者の看護
事例2 訪問看護における統合失調症患者の看護
事例3 双極性感情障害（躁うつ病）にある患者の看護
事例4 うつ病患者の看護
事例5 せん妄状態にある患者の看護
事例6 神経性無食欲症患者の看護
事例7 アルコール摂取障害患者の看護
事例8 認知症患者の看護

状態像から学ぶ一事例① 薬を拒否する患者
状態像から学ぶ一事例② 退院したくない患者
状態像から学ぶ一事例③ 多弁で話が止まらない患者
状態像から学ぶ一事例④ 希死念慮がある患者
状態像から学ぶ一事例⑤ 症状の訴えが強い患者（幻覚妄想）

動画の一例

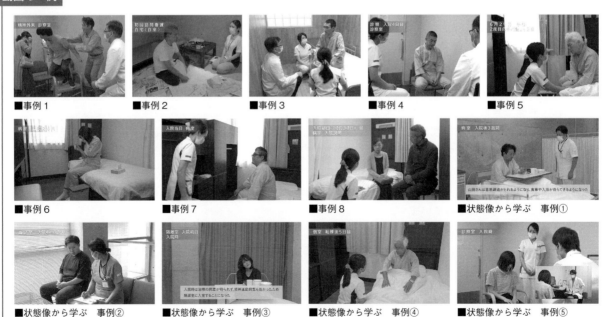

■事例1　　■事例2　　■事例3　　■事例4　　■事例5

■事例6　　■事例7　　■事例8　　■状態像から学ぶ　事例①

■状態像から学ぶ　事例②　　■状態像から学ぶ　事例③　　■状態像から学ぶ　事例④　　■状態像から学ぶ　事例⑤

※本動画シナリオはフィクションであり，登場する人物・団体・名前等は架空であり，実在のものとは関係ありません．

1 精神科救急病棟（閉鎖病棟）に入院した統合失調症患者の看護

統合失調症の40歳・男性である．拒薬したことで妄想と易怒性が目立つようになり，精神科救急病棟（閉鎖病棟）に入院した．個室での入院生活が10日経過したが，妄想による食事の偏りがみられ，入浴も拒否している．

演習問題
1. セルフケアモデルに基づいた情報を収集し整理しなさい．
2. 健康上の課題／看護診断：＃1を抽出する際に必要なアセスメントをしなさい．
3. 健康上の課題／看護診断：＃1の看護目標と看護計画を立てなさい．

▶MOVIE

事・例・紹・介

●氏名・年齢・性別：黒田さん（仮名）・40歳・男性
●診断名：統合失調症
●入院日：8月24日

■ 事例の概要

黒田さんは2名同胞中第1子長男として出生した．幼少期から温和な性格で友達も多く，地元の経済大学を卒業後，地元の会社に就職したが3か月で退職し，以後は無職であった．両親と弟の4人で生活していた．

27歳のときに幻覚妄想が出現し，精神科を受診したところ統合失調症の診断を受け入院となった．入院中は薬物療法を中心とした治療が行われ，服薬も継続していたが，病識がなく，退院後には服薬をやめてしまうことで幻覚妄想状態が再燃し，入院治療を繰り返していた．

自宅では精神状態が悪化するたびに誰かと話をしているような独語が一晩中続いていた．また，「食べ物

人の世話をしていたが，疲労困憊の状態であった．弟は耐えかねて本人が33歳のときに，遠方に引っ越し，現在も疎遠である．

今回の入院2週間前からまったく薬を飲まなくなり，妄想のような話ばかりして会話も成り立たず，易怒性も出てきたため，本人の世話に不安を感じた母親が親族の協力を得て本人を連れて受診し，医療保護入院となった．

入院直後には，「自分はアメリカ大統領の息子で，母親は他人である」と話していた．

■家族構成

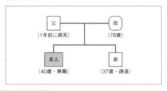

看護過程の展開に必要な情報を提示しています．どこがポイントか，マーカーなどを使ってゆっくり読み込んでいきましょう．

量を投与しても十分とは言い難かった．クロザピン（クロザリル®）は本人の服薬拒否のため，継続できなかった．

今後，持続性注射剤（LAI：long acting injection）への移行も視野に入れて抗精神病薬のアリピプラゾール（エビリファイ®）を主剤とした．アリピプラゾール（エビリファイ®）12mg/日を昼・睡眠薬のフルニトラゼパム（サイレース®）1mgを就寝前に服用している．症状が日常生活に影響しない程度に軽減することを目的に，薬物療法が導入されている．

■ 受診時の様子

表情は硬く，会話はまとまりがない．着衣は整っているが，髪はべたついていて，体臭が強い．

診察中に突然「床がガスが溜まっているから危険だ！」とイスの上に飛び乗り，母親が注意すると「あなたは母じゃないのだから黙って！」と声を荒げる．

医師から入院して薬物療法が必要であると説明されると「薬は脳が溶けるから必要ない」と答える．

身長170cm，体重70kg．

■ 入院1日目

黒田さんは入院に納得していなかったが拒む様子もなく，病室に案内されると自分でベッドを最も高くしてその上に座り，床をのぞき込んでいる．看護師から転落が心配であると伝えるが，「ガスの方が危ない」と言う．

夕食は手をつけないで自分で下膳している．「少しだけでも食べてみませんか？」と食事を勧めるが「毒が入っているのに食べられるわけがない」と言い，持参しているジュースやスナック菓子を食べている．

学習ノート

- **易怒性**：少しの刺激で怒りや不快感を生じやすく，過度の興奮が起きやすい状態．
- **血統妄想**：自分が高貴な生まれであると思い込む状態．
- **被毒妄想**：自分の食べ物や飲み物に毒が入っているのではないか，という強い思い込みに囚われる状態．
- **アカシジア**：静座不能症ともいう．座ったままでじっとしていられず，そわそわと動き回るという特徴がある．
- **アドヒアランス**：治療や服薬に対して患者自身が主体的にかかわり，その決定に沿った治療を受けること．
- **セネストパチー**：体感異常症，体感幻覚症．身体各部における異常感覚と奇異な表現で執拗に訴え，それを説明しうる客観的身体所見を欠く病的状態．

関心を示さない．

■ 入院2〜4日目

薬に対する拒否は続いている．睡眠は22時〜1時頃に眠っている程度である．

他患者との交流はないが，看護師には話しかけてくるようになる．会話は一方的で内容はまとまりがなく，「いつアメリカに着くの？　今，飛行機で向かっているけどあと何時間かかるかな？」などと唐突な内容であることが多い．

食事は牛乳など未開封のものや家族の差し入れのお菓子は摂取するが，ごはんやおかずは「未開封のものじゃないと，誰かが毒を入れているから体に良くない」と言い拒否している．

看護師から話しかけたときには受け流して自分の話を続けるが，薬や家族の話になると表情が硬くなり，口調も強くなる．

排便習慣は，元々1日おきで，入院後も排便習慣に変化はない．

事例にある重要語句などを説明しています．

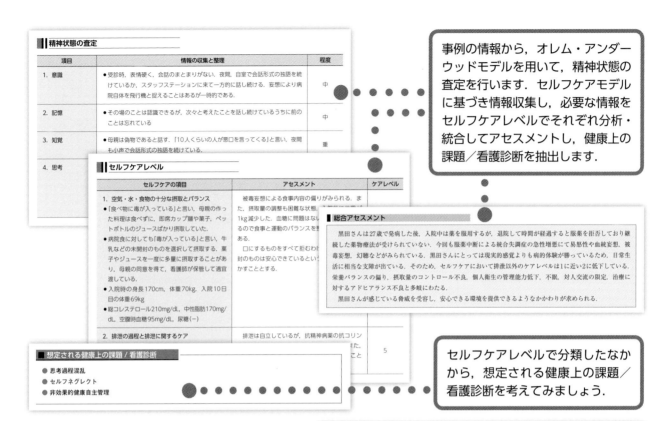

■ 精神状態の査定

項目	情報の収集と整理	程度
1. 意識	●受診時，表情硬く，会話のまとまりがない．夜間，自室で会話形式の独語を続けているか，スタッフステーションに来て一方的に話し続ける．妄想により病院自体を飛行機と捉えることはあるが一時的である．	中
2. 記憶	●その場のことは認識できるが，次々と考えたことを話し続けているうちに前のことは忘れている	中
3. 知覚	●母親は偽物であると話す．「10人くらいの人が悪口を言ってくる」と言い，夜間も小声で会話形式の独語を続けている．	重
4. 思考		

■ セルフケアレベル

セルフケアの項目	アセスメント	ケアレベル
1. 空気・水・食物の十分な摂取とバランス	被毒妄想による食事内容の偏りがみられる．また，摂取量の調整も困難な状態．	
●「食べ物に毒が入っている」と言い，母親の作った料理は食べずに，即席カップ麺や菓子，ペットボトルのジュースばかり摂取していた．		
●病院食に対しても「毒が入っている」と言い，牛乳などの未開封のものを選択して摂取する．菓子やジュースを一度に多量に摂取することがあり，母親の同意を得て，看護師が保管して適宜渡している．		
●入院時の身長170cm，体重70kg．入院10日目の体重69kg		
●総コレステロール210mg/dL，中性脂肪170mg/dL，空腹時血糖95mg/dL，尿糖（−）		
2. 排泄の過程と排泄に関するケア	排泄は自立しているが，抗精神病薬の抗コリン	5

■ 総合アセスメント

　黒田さんは27歳で発病した後，入院中は薬を服用するが，退院して時間が経過すると服薬を拒否しており継続した薬物療法が受けられていない．今回も服薬中断による統合失調症の急性増悪にて易怒性や血統妄想，被毒妄想，幻聴などがみられる．黒田さんにとっては現実的感覚よりも病的体験が勝っているため，日常生活に相当な支障が出ている．そのため，セルフケアにおいて排泄以外のケアレベルは1に近い2に低下している．栄養バランスの偏り，摂取量のコントロール不良，個人衛生の管理能力低下，不眠，対人交流の限定，治療に対するアドヒアランス不良と多岐にわたる．
　黒田さんが感じている脅威を受容し，安心できる環境を提供できるようなかかわりが求められる．

■ 想定される健康上の課題／看護診断

● 思考過程混乱
● セルフネグレクト
● 非効果的健康自主管理

事例の情報から，オレム・アンダーウッドモデルを用いて，精神状態の査定を行います．セルフケアモデルに基づき情報収集し，必要な情報をセルフケアレベルでそれぞれ分析・統合してアセスメントし，健康上の課題／看護診断を抽出します．

セルフケアレベルで分類したなかから，想定される健康上の課題／看護診断を考えてみましょう．

必要な情報を関連づけながら，健康上の課題／看護診断を導き出します．演習問題ではありませんが，看護過程を展開する前に自分でも描いてみてください．患者さんの全体像がみえてくるはずです．
➡は関連した経過を，┄➡は予測を示しています．

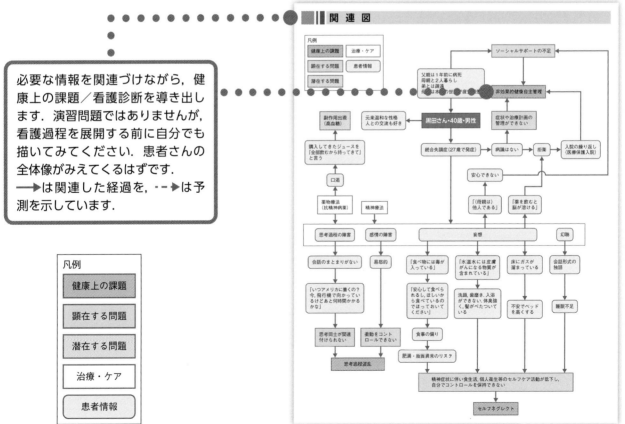

■ 関連図

凡例

| 健康上の課題 |
| 顕在する問題 |
| 潜在する問題 |
| 治療・ケア |
| 患者情報 |

セルフケアモデルに基づく情報の収集と整理から，健康上の課題に関する必要な情報を分析して抜き出し，それらを統合してアセスメントします．患者さんがかかえる問題を解決する能力を身につけるうえで，最初のポイントとなります．

‖ 看 護 過 程 の 展 開 ‖

1 健康上の課題／看護診断の抽出

● 思考過程混乱

情報と解釈・分析	統合のアセスメント
27歳のときに統合失調症の診断を受ける．拒薬が続き妄想的な話ばかりして会話も成立しなくなり，易怒性も現れてきた．母親が親族の協力を得て本人を連れて受診し，医療保護入院となった．入院後も拒薬していたが，5日前から服薬に応じるようになっている．振戦やアカシジアは出現していないが，口渇の訴えがでてきている．	黒田さんは，服薬中断による統合失調症の急性増悪にて易怒性や血統妄想，被毒妄想，幻聴などが顕著に現れている． 精神症状をすみやかに改善し，社会的機能の低下を最小限にするために薬物療法が開始されている．黒田さんは服薬を開始して5日であるが，精神症状の大きな変化は認められない状態に至っている．今後，副作用の出現と精神症状の変化を観察していく必要がある． 黒田さんは，内的な世界と外界との境界がはっきりしなくなることで，周囲の影響を受けやすくなっている．そのため食べ物や病室，水道水にまで脅威を感じている．幻覚妄想に没入してしまい，自己防衛のためにとる行動が逆に黒田さん自身の身の危険になってしまうこともあり得る

O（客観的情報）

■ 外見
● 会話はまとまりがない．薬や家族の話になると表情が硬くなり，口調も荒くなる．
■ 行動

看護上の問題／看護診断：# 思考過程混乱
定義：認知機能が崩壊し，概念やカテゴリーの発展・推論・問題解決に関わる精神機能に影響を及ぼしている状態
診断指標：非現実的な考え，衝動をコントロールする力が乏しい
関連因子：急性混乱，恐怖，ストレッサー
関連する状態：精神障害

T. ヘザー・ハードマンほか：NANDA-I 看護診断―定義と分類 2021-2023，原著第12版（上鶴重美訳）. p.315, 医学書院, 2021.

健康上の課題に関係する要因と徴候を導き出し，看護診断を確定します．

2 健康上の課題／看護診断の優先順位

　看護介入の視点でみると，黒田さんの入院生活における食事や入浴などへの援助が中心になるが，黒田さんは服薬中断による統合失調症の急性増悪の状態であるので，急性期治療を安心・安全に受けられる環境を整えることが最優先となる．そのため，#1「思考過程混乱」とした．
　次に黒田さんが幻覚・妄想によって排泄以外のセルフケア全般のレベル低下を呈しており，できうる対処もとりづらくなって援助が必要になるので，#2

「セルフネグレクト」とした．
　最後に，黒田さんは，病識がないことから服薬中断を繰り返しており，入院中の服薬も必要性を理解しているわけではない．服薬アドヒアランス向上にむけて，急性期で混乱しているときから，病気や治療のていねいな説明を続けることが重要である．
　また，回復のスピードに合わせて，病気の経過や治療効果を振り返ることで，今後の服薬継続が黒田さんの利益になると感じ取れるようになることを目指していくた

健康上の課題／看護診断にあげた患者さんのかかえる問題に対して個別的な看護目標・計画を示していきます．

健康上の課題／看護診断の優先順位をつけた理由です．なにが重要で，優先すべきことなのかを明確にしています．

3 看護目標と看護計画の展開

#1 思考過程混乱

目標（期待される結果）	計画
現実検討力が回復し，不安や恐怖が軽くなったと表現できる．	O-P（観察計画） ● 表情，言動 ● 幻覚・妄想の内容と程度 ● 睡眠状況 ● 家族や医療者，他患者などとの交流状況 T-P（援助計画） ● 穏やかな口調で話しかけ，受容的な雰囲気を提供する． ● 黒田さんにとっての現実を理解し，感情に寄り添う． ● 刺激の内容と量をコントロールする（多床室を避ける，空調の音が気になるときは風量を弱にする，など）． ● 声を荒げていたり，表情が硬いときは「改めて伺います」などと声をかけ，一度離れて刺激しない距離で観察する． ● 黒田さんの行動に無理のない程度に付き添いながら，行動を整えていく． E-P（教育計画）

‖ 学 習 の 振 り 返 り ‖

　今回，黒田さんの事例を通して統合失調症患者の急性期の看護を展開した．急性期では一般的に不安や緊張感，敏感さが極度に強まり，幻覚・妄想などの症状が顕在化する．また，知覚や思考の障害が著しいため，行動や反応の多くが厦害，逆容めた状況を呈す

ることが多い．この時期に求められる看護は，患者の安全を最優先に考え，必要な治療が継続できるように支援することにある．そして，黒田さんが病気と向き合えるように，看護師は意図的にかかわる必要があ

患者さんの全体像および看護計画の評価を行っています．「学習課題」は，事例についての理解をさらに深めるための課題を示しています．

学習課題（この事例のチェックポイント）
　1）統合失調症の病態，症状，経過について学習しなさい．
　2）統合失調症の治療について学習しなさい．
　3）急性期の看護として留意する点を述べなさい．
　4）精神科の入院形態について学習しなさい．

状態像から学ぶ－事例①
薬を拒否する患者

MOVIE

事・例・紹・介

- 氏名・年齢・性別：山田修さん(仮名)・30歳・男性
- 診断名：統合失調症
- 外観：身長172cm、体重72kg（BMI：24.34）
  年齢よりも若く見える。入院時は65kg
  表情は無表情で、視線は合わないことが多く、周囲を気にしている。

生育歴
小学生の頃からスポーツ好きで友達と野球をするなど外でよく遊んでいた。成績も優秀で、私立の中高一貫校に入学した。高校3年生のときに成績が悪くなったが、なんとか大学（経済学部）には合格した。大学ではバスケットボール部に入部したがあまりなじめず、部活動に参加することがほとんどなかった。大学卒業後はスポーツ用品メーカーへの就職を機に、実家から2時間ほど離れたところで一人暮らしを始めた。仕事は現在休職中である。

既往歴および入院治療に至った経緯
就職して1年（23歳）が経過したころから、職場での人間関係がうまくいかず悩むことが増えた。家族や友人に相談していたが、4年目（26歳）に入ると「仕事に行きたくない」「職場の人が自分の悪口を言っている」

眠が出現し、出勤できなくなった。心配した〇〇が診療を勧め、医師の診察の結果、精神科病院〇〇院することになった（28歳）。初回入院は〇〇薬物療法、リハビリテーション療法を受け〇〇の入院期間を経て退院した。

退院後は、実家で1か月の休養を経て職場〇〇その後、1年間は通院ができていたが、2〇〇仕事が忙しくなり通院を中断した。2週間〇〇てからメスが増え、髭も生やしたまま出勤〇〇だしなみも整っておらず、昼食もとっていな〇〇ら心配した上司が声をかけてもおびえるよ〇〇視線が合わなくなった。

1週間前から連絡もなく仕事を休み、心〇〇が本人の自宅に行くと、部屋の中は荒れ放〇〇溜まっており、カーテンも閉まったままで〇〇ンセントも抜かれていた。同僚は山田さん〇〇絡をし、翌日両親が自宅に訪れた。

すると、山田さんは「自宅の前でずっと〇〇のことを見ている」と訴えおびえているた〇〇た両親が付き添い精神科病院を受診した。

山田さんは診察中も周囲を気にしておび〇〇

【右上吹き出し】
事例の状態像を示し、事例を通じての「学習のねらい」を示しています。

シナリオ：服薬を拒否する患者の服薬支援と看護アプローチを学ぶ（山田修さん）

1 学習のねらい
服薬を拒否する患者への背景について理解し、服薬支援する際の看護実践について考えることができる。

2 学習内容

西条看護師が、退院に向けて服薬継続をしてもらうために話をするが、山田さんが「自分には必要ない」と話す場面

①山田さんは、服薬についてどのようなことに困っているのでしょうか。
②あなたは、山田さんの様子や発言から服薬継続できない理由はどのようなことだと考えますか。
③あなただったら、山田さんにどのようなことを話しますか。
④山田さんにとって服薬はどのようなセルフケアに影響していると考えますか。
⑤山田さんが服薬を継続するには、どのような支援が必要でしょうか。

学習のポイント
◆薬を拒否する患者には、まず患者の服薬に対する思いをしっかり看護師が受け止めて、服薬継続の前提で話をするのではなく、服薬を拒否する理由を考えることが重要です。2回目の入院となり、今後山田さんが継続して服薬できるように入院中から山田さんの不安を軽減するための支援を考えていきましょう。山田さんのこれまでの生活やこれからの目標など、退院後に希望する生活を踏まえて考えていきましょう。

【キーワード】
急性期、服薬支援、副作用、再入院、怠薬・服薬への思い

【吹き出し】
本事例の学習のポイントを示します。また、本事例で需要になるキーワードを上げています。

【左吹き出し】
動画に沿った学習内容を示しています。この内容を意識しながら動画を見てみましょう。

---

3 指導参考例

【患者の思い・希望を聞く】
➤統合失調症の症状をコントロールするために服薬継続は非常に重要です。看護師は「退院＝服薬継続」と思っていても、患者自身は病感や病識が乏しく、服薬の必要性を理解することが難しいこともあります。山田さんは「仕事に戻りたい」という希望をもっています。そのため、まずは、山田さんが「退院後どのような生活を送〇〇か〇〇をていねいに聴いて、自己決定を支えていくための支援がとても大切になります。

【看護師自身が患者の服薬の効果を説明する】
➤看護師自身が、患者の服薬の効果について説明できることがとても重要です。例えば、山田さんの場合は少なくとも入院中に服薬することで、妄想に支配されている時間が減ったり、食事や睡眠の時間が確保できていまそのため、入院前の生活と比べて現在服薬の効果が現れているセルフケアについて説明できることも大切です。

【通院や内服薬の工夫（回数や形態）】
➤抗精神病薬の効果や副作用、有害事象は人によって異なります。山田さんは初めて内服した際、眠気が生じ〇〇事に支障をきたしたことから服薬を中断し、今回は入院前に仕事が忙しくなり服薬が中断しています。慢性〇〇における服薬管理は日常生活に取り入れることができるのかを一緒に考えていくことがとても重要〇〇なります。そのために、内服の回数や形態、薬剤（持続性注射薬等）について患者の生活や意向に沿った通院〇〇や服薬方法を検討していくことも大切です。

【入院前の日常生活を具体的に振り返る】
➤統合失調症の症状は自覚に乏しく、内服して症状が改善しても服薬によって改善したと感じにくいことがあり〇〇す。山田さんは、入院前に被害妄想や注察妄想が見られましたが、それ以外に食事や睡眠、対人関係、仕事〇〇日常生活にも影響が出ています。まずは、入院前の生活（食事・睡眠・仕事・人との付き合いなど）を具体的に〇〇り返ってみることも大切です。

【主治医と処方薬について話し合う機会を設ける】
➤山田さんは西条看護師には服薬に対する思いが話せていますが、主治医には話せていません。その理由を考え〇〇とともに、退院後通院を継続してもらうためにも主治医と一緒に服薬について話し合う機会を設けてみること〇〇〇〇

【吹き出し】
本事例での学びについての具体的な指導参考例を示します。

【左下吹き出し】
ワークブックとして、それぞれの動画を見て、学習内容から何を学んだのかを実際に書いてみましょう

状態像別事例：服薬を拒否する患者の服薬支援と看護アプローチを学ぶ（山田修さん）

学習のねらい
服薬を拒否する患者への背景について理解し、服薬支援する際の看護実践について考えることができる。

学習を通して感じたこと、気づいたこと、考えたことを整理してみましょう。
▼

①山田さんは、服薬についてどのようなことに困っているのでしょうか。
_____
_____
_____
_____
_____
_____

②あなたは、山田さんの様子や服薬継続できない理由はどのようなことだと考えますか。
_____
_____

CONTENTS

第1章

精神看護学における
看護過程

1 精神科看護の定義

　精神科看護とは，精神的健康について援助を必要としている人々に対し，個人の尊厳と権利擁護を基本理念として，専門的知識と技術を用い，自律性の回復を通して，その人らしい生活ができるよう支援することである．これは，一般社団法人日本精神科看護協会が定義しているものであり，以下の3つを骨子として精神科看護を定義している．

(1) 精神科看護の対象

　精神科看護は，精神的健康について援助を必要としている人々を対象としている．精神的健康は単に精神疾患に起因するものだけではなく，人々が生きる過程で直面する多様な心の問題を含んでいる．よって，精神科看護は，精神疾患を有する人々にとどまらず，すべての人々を対象とする幅広い支援活動を意味している．

　精神医療を取りまく社会的環境は，入院医療主体から地域を拠点とした地域生活支援へと変化してきている．また，日々精神保健への関心が高まる社会情勢の中で，個人が心の健康を保とうとするニーズも顕在化しつつある．

　このような社会的環境の変化を受け，精神科看護職は，疾病の予防や治療に限らず，心の健康を保持・増進する活動に積極的に参加し，精神保健福祉の向上に寄与しなければならないのである．

(2) 個人の尊厳と権利擁護

　生命・自由・幸福の追求は日本国憲法で定められた，国民の権利であり人間がもつ根源的かつ普遍的な願いである．しかしながら，我が国の精神障害者の処遇をめぐる歴史的経緯は，人権が尊重されてきたとは言いがたい．精神科看護職は，この歴史的経緯を重く受け止め，対象となる人々の生命，人格に対する深い尊厳とともに，高い職業倫理をもって判断し，行動しなければならないのである．

　精神障害者をめぐる法整備は精神衛生法から精神保健法，さらに精神保健福祉法へと変遷し，対象者主体の医療がすすめられている．精神科看護職は，精神保健福祉法に規定された精神医療の特性を踏まえ，良質な医療を提供するために，治療上必要な行動制限に対しては，十分な説明のもとに，可能な限り対象となる人の同意を求めながら，必要最小限となるように専門的知識や技術をもって応えなければならない．

(3) 自律性の回復とその人らしい生活

　精神科看護の対象は，精神的健康について援助を必要としているすべての人々である．「自律性の回復」とは，対象となる人自らが，思考・判断・行動することを通して，自身のより良い生き方を見出すことを指している．

　精神科看護は，対象者自ら精神的健康について考え，より良い生き方を見出せるように支えることを目的としている．人はだれしも固有の生活史と生活環境を有し，個別性を持って生きている．その人らしさは，その人自身の自律性の回復をもとに実現可能となる．したがって，精神科看護者は，患者-看護師関係を基盤に対象の個別性を尊重し，自律性の回復に向けて支援しなければならないのである．

（一般社団法人日本精神科看護協会「精神科看護の定義」より引用）

2 精神看護学における看護過程とは

　看護とは，人間に元来備わっている自然治癒力が弱まったり，心身の問題について修復する力が低下したり，自身で欲求を充足することができなくなったりしたときに，その対象者の回復や必要な選択を補うための一連の相互作用ともいえる．とくに精神科看護においては，対象者のセルフケア活動が一時的に低下しているだけでなく，精神障害によって恒久的に低下している状況も見られるため，患者との関係性を育み，継続していくことは看護師の責務といえる．精神科看護では，対象者のセルフケア活動をどのように補えばよいかを考え，必要な看護を導き出すためにも患者-看護師関係の形成が欠かせないのである．

　看護過程は知識体系と経験に基づいて，対象者の問題を解決するために指向するプロセスであり，一般的に①情報収集およびアセスメント，②問題の明確化，③計画立案，④実践，⑤評価といった5つのステップから構成される（図1）．この看護過程のステップは，患者-看護師関係を通じて展開され，看護師との関係性によって患者の状態像やニーズは日々変化していくのである．

　看護師は，患者の健康上の課題*などの解決に向けて目標指向性をもち，共感性をもって患者に必要な看護援助を継続する責任を負っている．しかし精神科看護の対象となる患者は，病識や治療・ケアの必要性の乏しさなどによって，看護援助に対して両価的な反応を呈することも少なくない．看護過程を展開するにあたっては，このような特徴もアセスメントしておき，患者の状態像に応じてコミュニケーションを活用することも看護計画として立案しておくことも必要となる（図2）．

*健康上の課題とは，病気や症状の有無にかかわらず，心身の変化によって生活活動に支障をきたしており，自身で対処し解決することができない問題が生じていることをいう．

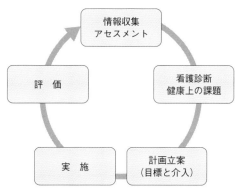

図1　看護過程の5つのステップ

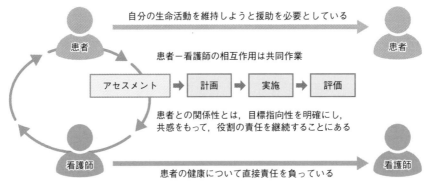

自分の生命活動を維持しようと援助を必要としている

患者

患者－看護師の相互作用は共同作業

アセスメント ➡ 計画 ➡ 実施 ➡ 評価

患者との関係性とは，目標指向性を明確にし，
共感をもって，役割の責任を継続することにある

看護師

患者の健康について直接責任を負っている

図2　精神科看護における患者－看護師関係のプロセス

【情報収集】

　　臨床現場では何かしらの看護理論を枠組みとしてデータベースが整理されていることが多い．データベースから情報収集する場合は，①患者自身の基本情報，②疾患や症状について，③治療（検査含む）内容や経過などの情報を収集する．②③に関しては，患者の反応や変化などについても情報収集を行う必要がある．

　　精神科看護では患者から直接情報収集することが求められる．例えば入院中であればどのような入院生活を送っているのか，症状の程度や影響，セルフケア活動レベル，他者との相互関係など，参与(参加)観察しながら情報収集を行っていく．

【アセスメント】

　　アセスメントは情報収集と情報の解釈・分析を行うことで，それによって看護介入の必要性を査定する．病気や症状があるからといって看護介入がなされるのではなく，情報を統合させることによって看護の介入の必要性を判断していく必要がある．

【看護診断または健康上の課題】

　　看護診断は，アセスメントで得られた情報や分析内容をもとに問題の要因を特定し，「看護診断」を命名する．看護診断を活用する場合には，用いる際のルールを学習して使用する必要がある．

　　患者の健康上の課題を明らかにするために，必ずしも看護診断で命名しなければならないわけではない．重要なことは，情報に基づいて正しくアセスメントし，健康上の課題を誰でもわかるように簡潔に表現することである．

＊NANDA（北米看護診断協会）インターナショナルの「NANDA-Ⅰ看護診断－定義と分類」は常に検証し改訂していくため，最新版の活用が推奨される．

【計画立案・実施・評価】

　　看護診断または健康上の課題に関して，どのように看護援助が行えるのかを患者固有の問題を考慮して立案し，実施する．評価は，援助した結果，患者の状況・反応・行動・対処能力・セルフケア活動などがどのように変化したのかについて着目し，看護援助の適性を評価するため，患者の状態像やニーズによっては計画の修正が求められる．

3 看護診断活用のポイントと関連図の作成

1 看護診断を活用する場合のポイント

　看護診断とは看護過程の構成要素の1つであり，看護過程におけるアセスメントの結論といえる．看護診断が活用される以前は，アセスメントの結論を示す言葉を看護師個々が命名していたため，同じ言葉や表現を用いていたとしても，共有した定義とはいえなかった．そこでアセスメントの結論を体系的にまとめ，すべての看護師の共通言語として開発されたのが看護診断である．

　精神科看護においては，改めて心と身体が密接に結びついていることを理解しておく必要がある．例えば便秘や下痢などの消化器症状を伴っている場合は，実のところ内的な不安や緊張が強いことが考えられたり，食事が摂取できない背景には，妄想状態が影響していることもある．また，統合失調症の急性期状態では，知覚障害や思考障害によって生理的ニーズや安全のニーズが不足する一方で，慢性期においては社会的相互作用などの課題を補う必要があるなど，精神疾患患者に生じやすい健康上の課題もある．そこで，以下に精神科看護でよくあげられる看護診断を以下に紹介する．

■ 精神看護学領域で用いられることの多い看護診断項目

領域①ヘルスプロモーション　類①健康自覚　診断名：気分転換活動参加減少

定義	レクリエーションやレジャー活動からの刺激，またそのような活動への関心や参加が減少した状態
診断指標	□気分の変化　□感情鈍麻　□退屈　□頻回の昼寝　□状況への不満　□体調の悪化
関連因子	□活動への参加が許されない現状　□モチベーションの不足　□環境上の制約　□身体持久力の不足　□利用できる活動の不足　□心理的苦痛

T. ヘザー・ハードマンほか編：NANDA-I 看護診断－定義と分類 2021-2023, 原著第12版（上鶴重美訳）. p.154, 医学書院, 2021.

領域①ヘルスプロモーション　類②健康管理　診断名：非効果的健康維持行動

定義	健康行動の基礎となる，健康の知識・健康に対する姿勢・健康習慣の管理が，ウェルビーイングの維持や向上，あるいは病気やけがの予防には不十分な状態
診断指標	□健康問題を予防する行動がとれない　□基本的健康習慣についての知識不足　□危険因子を減らす行動がとれない　□健康目標の達成に向け，日常生活における選択が無効　□ヘルスリテラシーの不足　□健康探求行動が欠如している傾向　□健康改善への関心不足
関連因子	□認知機能障害　□ソーシャルサポートの不足　□医療従事者に対する信頼の不足　□意思決定の経験が少ない　□無効なコーピング方法　□抑うつ状態　□自己効力感が低い　□偏見を感じている　□犠牲者だと感じている　□健康資源（リソース）の不足

T. ヘザー・ハードマンほか編：NANDA-I 看護診断－定義と分類 2021-2023, 原著第12版（上鶴重美訳）. p.167, 医学書院, 2021.

領域①ヘルスプロモーション　類②健康管理　診断名：非効果的健康自主管理

定義	慢性疾患を抱えた生活に固有の，症状や治療計画の管理，身体・心理社会・スピリチュアル面への影響の管理，ライフスタイル変化の管理が不十分な状態
診断指標	□疾患徴候の悪化　□疾患症状の悪化　□生活の質(QOL)への不満　□治療計画を日常生活に組み込めない □危険因子を減らす行動がとれない　□疾患徴候に注意を払わない　□疾患症状に注意を払わない □健康目標に向け，日常生活における選択が無効
関連因子	□文化的信念と健康習慣との対立　□健康行動と社会規範との対立　□感じている生活の質(QOL)の低下 □抑うつ症状　□意思決定が困難　□行動計画へのコミットメントの不足　□治療計画についての知識不足 □ソーシャルサポートの不足　□治療計画の実行力に限界がある　□病気(疾患)を受容しない

T. ヘザー・ハードマンほか編：NANDA-I 看護診断－定義と分類 2021-2023, 原著第12版(上鶴重美訳). p.169, 医学書院, 2021.

領域②栄養　類⑤水和　診断名：体液量過剰

定義	体液を余分に保持している状態
診断指標	□血圧の変化　□精神状態の変化　□呼吸パターンの変化　□尿比重の変化　□不安 □ヘマトクリット値低下　□ヘモグロビン値低下　□浮腫　□中心静脈圧(CVP)上昇 □摂取量が排泄量よりも多い　□乏尿　□精神運動性激越　□肺うっ血　□短期間での体重増加
関連因子	□過剰な水分摂取　□過剰なナトリウム摂取　□無効な薬剤自主管理

T. ヘザー・ハードマンほか編：NANDA-I 看護診断－定義と分類 2021-2023, 原著第12版(上鶴重美訳). p.216, 医学書院, 2021.

領域③排泄／交換　類②消化管機能　診断名：便秘

定義	便の排出が低頻度または困難な状態
診断指標	□標準的診断基準の症状がある　□硬い便　□兎糞状の便　□週3回未満の排便　□肛門直腸の閉塞感 □残便感　□排便時にいきむ
関連因子	□習慣的な行動の変化　□平均的な1日の身体活動量が年齢・性別推奨量以下　□認知機能障害 □便意の習慣的な無視　□水分摂取不足　□物質(薬物)乱用

T. ヘザー・ハードマンほか編：NANDA-I 看護診断－定義と分類 2021-2023, 原著第12版(上鶴重美訳). p.230, 医学書院, 2021.

領域④活動／休息　類①睡眠／休息　診断名：不眠

定義	睡眠を開始または継続できず，機能が低下する状態
診断指標	□感情の変化　□注意力の変化　□気分の変化　□早期覚醒　□日中に頻回の昼寝が必要 □健康状態の悪化　□身体持久力の不足　□体力が回復しない睡眠覚醒サイクル
関連因子	□不安　□平均的な1日の身体活動量が年齢・性別推奨量以下　□抑うつ症状 □睡眠に対する非機能的な信念　□環境外乱　□恐怖　□通常の概日リズムと一致しないライフスタイル

T. ヘザー・ハードマンほか編：NANDA-I 看護診断－定義と分類 2021-2023, 原著第12版(上鶴重美訳). p.249, 医学書院, 2021.

領域④活動／休息　類①睡眠／休息　診断名：睡眠パターン混乱

定義	外的要因による，限られた時間の覚醒
診断指標	□日常的な機能が困難　□入眠困難　□睡眠状態の継続が困難　□睡眠に対する不満　□疲労感 □体力が回復しない睡眠覚醒サイクル　□意図しない覚醒
関連因子	□側に寝ている人によって生じる中断　□プライバシー不足　□環境外乱

T. ヘザー・ハードマンほか編：NANDA-I 看護診断－定義と分類 2021-2023, 原著第12版(上鶴重美訳). p.254, 医学書院, 2021.

領域④活動／休息　類②活動／運動　診断名：活動耐性低下

定義	必要な，あるいは希望する日常活動を完了するには，持久力が不十分な状態
診断指標	□活動時の異常な血圧反応　□活動時の異常な心拍反応　□活動が必要になると心配(不安)になる □労作性(時)不快感　□労作性(時)呼吸困難　□倦怠感を示す　□全身の脱力
関連因子	□筋力の低下　□抑うつ症状　□痛みの恐怖　□活動に不慣れ　□栄養不良(失調)　□体調の悪化 □坐位中心ライフスタイル

T. ヘザー・ハードマンほか編：NANDA-I看護診断ー定義と分類 2021-2023, 原著第12版(上鶴重美訳). p.255, 医学書院, 2021.

領域④活動／休息　類⑤セルフケア　診断名：セルフネグレクト

定義	社会的に許容される健康とウェルビーイングの水準を維持できないセルフケア活動を1つ以上含む，文化的に限定される一連の行動
診断指標	□不十分な環境衛生　□不十分な個人の衛生意識　□保健活動へのノンアドヒアランス
関連因子	□認知機能障害　□施設入所への恐れ　□実行機能障害　□コントロールを保持できない □ライフスタイルの選択　□神経行動学的症状　□ストレッサー(ストレス要因)　□物質(薬物)乱用

T. ヘザー・ハードマンほか編：NANDA-I看護診断ー定義と分類 2021-2023, 原著第12版(上鶴重美訳). p.302, 医学書院, 2021.

領域⑤知覚／認知　類④認知　診断名：慢性混乱

定義	3か月以上持続する，意識・注意・認知・知覚の不可逆性・進行性・潜行性の障害
診断指標	□人格の変化　□話している時に情報検索が困難　□意思決定が困難　□実行機能スキル障害 □心理社会的機能障害　□少なくとも1つ以上の日常生活ができない　□支離滅裂な会話 □長期記憶の喪失　□行動の著しい変化　□短期記憶の喪失
関連因子	□慢性悲哀　□坐位中心ライフスタイル　□物質(薬物)乱用

T. ヘザー・ハードマンほか編：NANDA-I看護診断ー定義と分類 2021-2023, 原著第12版(上鶴重美訳). p.309, 医学書院, 2021.

領域⑤知覚／認知　類④認知　診断名：非効果的衝動コントロール

定義	自分や他者に悪影響をもたらす可能性を考慮せずに，内的あるいは外的刺激に対して，拙速で無計画な反応を示すパターン
診断指標	□考えずに行動する　□嫌がっているにもかかわらず，他人に個人的なことを尋ねる　□危険な行為(行動) □貯金や財産を管理できない　□イライラした気分　□知らない人に親しくし過ぎる　□刺激追求 □感情爆発
関連因子	□認知機能障害　□絶望感　□気分障害　□喫煙　□物質(薬物)乱用

T. ヘザー・ハードマンほか編：NANDA-I看護診断ー定義と分類 2021-2023, 原著第12版(上鶴重美訳). p.311, 医学書院, 2021.

領域⑤知覚／認知　類④認知　診断名：思考過程混乱

定義	認知機能が崩壊し，概念やカテゴリーの発展・推論・問題解決に関わる精神機能に影響を及ぼしている状態
診断指標	□言語によるコミュニケーションが困難　□手段的日常生活動作(IADL)が困難　□支離滅裂な思考の順序性 □非現実的な考え　□出来事についての解釈障害　□判断力の衰え　□状況に対する情動反応の不足 □日常生活で解決策を見つける力に限界がある　□意思決定力に限界がある □期待される社会役割を果たす力に限界がある　□活動計画力に限界がある □衝動をコントロールする力が乏しい　□強迫観念　□恐怖性障害　□疑う
関連因子	□急性混乱　□不安　□見当識障害　□恐怖　□悲嘆　□非精神病性抑うつ症状 □ストレッサー(ストレス要因)　□物質(薬物)乱用　□トラウマに未対応

T. ヘザー・ハードマンほか編：NANDA-I看護診断ー定義と分類 2021-2023, 原著第12版(上鶴重美訳). p.315, 医学書院, 2021.

領域⑥自己知覚　類②自尊感情　診断名：自尊感情状況的低下

定義	現状を受けて，自己価値・自己受容・自己尊重・能力・自分に対する態度についての認識が，肯定的から否定的へと変化した状態
診断指標	□抑うつ状態　□孤独(感)を示す　□無力　□優柔不断な態度　□不眠 □非主張的(ノンアサーティブ)な行動　□目的がない　□深く考えすぎる　□自己否定的発言 □状況への対処能力を過小評価する
関連因子	□価値観と一致しない行動　□環境管理の減少　□社会的役割の変化を受け入れることが困難 □ボディイメージ混乱　□倦怠感　□拒絶への恐れ　□他者からの尊敬の不足 □ソーシャルサポートの不足　□無効なコミュニケーション能力(スキル)　□自己効力感が低い □不適応な完璧主義　□否定的な諦め　□無力感　□スティグマ形成　□文化規範と一致しない価値観

T. ヘザー・ハードマンほか編：NANDA-I看護診断－定義と分類 2021-2023, 原著第12版(上鶴重美訳). p.334, 医学書院, 2021.

領域⑦役割関係　類③役割遂行　診断名：社会的相互作用障害

定義	社会的交換が，量的に不足か過剰，あるいは質的に無効な状態
診断指標	□他者との交流時の不安　□他者との交流が機能不全　□人と満足できる相互関係を構築するのが難しい □社会的役割を遂行するのが難しい　□社会的状況への違和感　□社会的つながりに対する不満 □心理社会的サポート体制が十分にない　□社会活動レベルが低い　□他者との交流が最小限 □社会との関わりへの不満　□競合する不健康な関心　□他者との協力に気が進まない
関連因子	□自己概念の変化　□認知機能障害　□抑うつ状態　□思考過程混乱　□環境上の制約 □コミュニケーション能力(スキル)の不足　□相互関係を良くする方法についての知識不足 □不十分な個人の衛生意識　□ソーシャルスキル(社交術)の不足　□ソーシャルサポートの不足 □不適応悲嘆　□神経行動学的症状　□社会文化的不調和

T. ヘザー・ハードマンほか編：NANDA-I看護診断－定義と分類 2021-2023, 原著第12版(上鶴重美訳). p.370, 医学書院, 2021.

領域⑨コーピング／ストレス耐性　類②コーピング反応　診断名：不安

定義	漠然とした差し迫った危険・大惨事・不運を予期するような，広範な脅威に対する情動反応
診断指標	□精神的・肉体的な激しい苦悶　□ライフイベントの変化についての不安　□苦悩(苦痛) □不安定な気持ち　□どうすることもできない無力感　□過覚醒　□不眠　□イライラした気分 □食欲不振　□心拍数増加　□動悸　□注意力の変化　□思考の遮断を訴える
関連因子	□人生の目標への葛藤　□疼痛　□ストレッサー(ストレス要因)　□不慣れな状況　□満たされないニーズ □価値観の対立

T. ヘザー・ハードマンほか編：NANDA-I看護診断－定義と分類 2021-2023, 原著第12版(上鶴重美訳). p.395, 医学書院, 2021.

領域⑨コーピング／ストレス耐性　類②コーピング反応　診断名：非効果的コーピング

定義	認知面や行動面の努力を伴う，ストレッサー評価が無効なパターンで，ウェルビーイングに関する要求を管理できない状態
診断指標	□感情反応の変化　□注意力の変化　□コミュニケーションパターンの変化　□他者への破壊的な行為 □自分への破壊的な行為　□情報整理が困難　□倦怠感　□よく病気になる □助けを求めることができない　□情報に注意を向けることができない　□状況に対処できない □役割期待に応えられない　□問題解決能力(スキル)の不足　□リスクをいとわない行動
関連因子	□高度な脅威　□間違った脅威の評価　□状況に対応する能力に十分な自信がない □ストレッサーへの準備不足　□コントロール感が十分にない　□ソーシャルサポートの不足 □無効な緊張緩和方法

T. ヘザー・ハードマンほか編：NANDA-I看護診断－定義と分類 2021-2023, 原著第12版(上鶴重美訳). p.398, 医学書院, 2021.

領域⑪安全/防御　類③暴力　診断名：自傷行為リスク状態		
定義	緊張を和らげるために，致命傷にならないように意図的に自分を傷つけ，組織にダメージを与える行動が起こりやすい状態	
診断指標	☐ボディイメージの変化　☐分離状態　☐人間関係の乱れ　☐過度の情動障害 ☐重要な人間関係喪失への危機感　☐自尊感情の機能障害　☐緊張を言葉で表現できない ☐無効なコーピング方法　☐対自己暴力への抑えがたい衝動　☐不安定な行動 ☐問題解決状況に対するコントロールの喪失　☐自尊感情が低い　☐社会的孤立	
ハイリスク群	☐青年期の若者　☐虐待された小児　☐収監されている人　☐重要な人間関係の喪失を経験している人	

T. ヘザー・ハードマンほか編：NANDA-I看護診断－定義と分類 2021-2023, 原著第12版(上鶴重美訳). p.528, 医学書院, 2021.

＊看護診断項目はすべてが看護師に必要というわけではない．看護診断項目があるから活用するのではなく，患者情報に基づいて適用できるかどうかをよく考えながら使用する必要がある．看護診断項目に該当しなくとも患者の健康上の課題が生じている場合には，定義を明確にして，「健康上の課題」を命名することも必要である．

2 関連図の基本的な描き方

　関連図とは，患者情報の関連を示した図のことで，これによって患者の内外で起きている病気や症状だけでなく健康状態やセルフケア活動の状況が把握でき，アセスメントの妥当性を確認することもできる．看護で用いられる関連図は大きく「病態関連図」と「全体関連図」の2つがある．

　病態関連図とは，病態そのものを理解するときに用いられる関連図で，主に病気に関する情報を整理していく．一般的に病気の原因，身体的所見(変化)，状態像，疾患，症状といった流れで図が示される．

　全体関連図とは，病態だけでなく，患者の生活背景や習慣といった個人の情報，治療による反応や変化など心理社会的側面の情報を含めた，患者の全体像を把握するためのものである．精神疾患は長期的な経過をたどる病気であり，慢性疾患同様に継続した治療や看護が求められるため，患者の生活背景や習慣などを把握しておく必要がある．また，治療や看護アプローチに対してアンビバレンツ(両価的)な反応を示すこともある．このような特徴を踏まえて精神科看護領域では，全体関連図が活用されることが多い．関連図作成にあたっては，患者情報やその解釈の示し方に一定のルール(順序や関係性など)があり，基本的なフレームを理解しておくことによって整理しやすくなる(図3)．

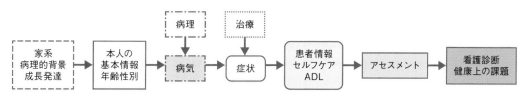

図3　関連図作成にあたっての基本的なフレーム

(1) 例題①

　Aさん，40歳，男性，統合失調症．毎日強い喉の渇きがあり，1日で5〜8Lの水分を摂っている．検査の結果，尿比重1.005と低く，血中ナトリウム110mEq/Lと著しい低下をきたしており，過剰な水分摂取に伴う心身のリスクが生じている．

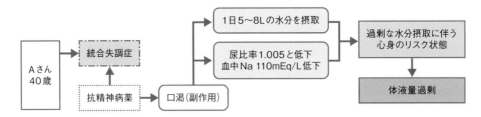

(2) 例題②

　Aさん，40歳，男性，統合失調症．抗精神病薬投与に伴い副作用が出現し，錐体外路症状（EPS）に悩まされ，体が緩慢で動かしづらく，そのことで自分の身体について悪いイメージを抱いている．また「体も動かせず何の役にも立たない人間だ」といい自分の価値を否定的に捉えている言動が聞かれている．

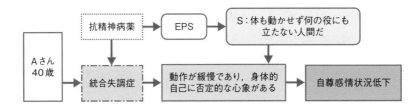

(3) 全体関連図の一例

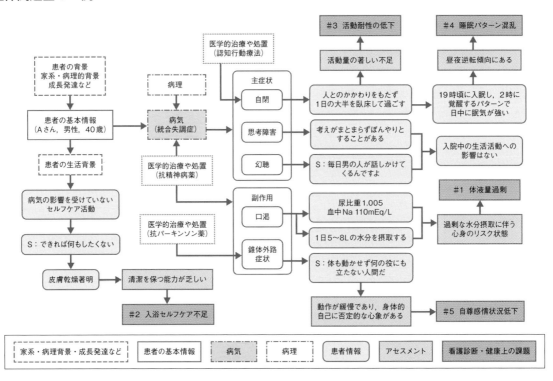

（1）基本的条件づけの要素（患者の基本的データ）

　基本的条件づけの要素は，その個人を正しく理解して，個人的な特徴を把握するうえで必要な情報である．その個人は「患者」であるということではなく，病気や障害があろうがなかろうが，その個人を特徴づけている情報なのである．

①年齢

　その人の実年齢が何歳であるかということだけではなく，心理的成長・物事の考え方・自我の強さ・対人関係能力を養っているかなど，その年齢に見合ったものかどうかということも含まれる．

②性別

　生物学的に男性か女性かということだけではなく，心理的・社会的・文化的役割としての性別を含んでおり，特定の社会での価値観や社会的・文化的役割の違いについても情報を得る．

③成長・発達レベル

　生物的，心理的，社会的な成長・発達過程についても含まれる．その個人が，その年齢にふさわしい考え方や行動をとっているかどうか，集団や社会の中で生きていくうえでの役割やその認識をもち得ているかどうかということも含まれる．

④ライフスタイル

　人生観・価値観・習慣などを含めた個人の生き方であり，社会的，経済的，文化的な条件のもとで示す生活のスタイルである．個人が誰とどこで，どのような生活をしているのか，個人の一般的な生活スタイルや習慣，個人の収入源，収入レベルを情報として得る．

⑤生育歴

　生育歴は個人が生まれてから現在まで育ってきた，その個人の歴史である．基本的データに包含されているものだが，個人の生きてきた軌跡を整えることによって，個人が経験してきた出来事や経過を理解することができる．

⑥健康状態及び発病の契機

　病気や障害に伴う健康状態について情報を得る．病名はもちろんのこと，どのような状況から発病したのか，どのような経過をたどっての現在の治療に至っているのかなどの情報を知るために必要な項目である．さらに自身の健康状態や治療に対して，個人はどのような態度や反応を示し，適応しようとしているのかなども情報として得る．

⑦社会・文化的オリエンテーション

　社会・文化的オリエンテーションとは，個人が社会や文化を通じて，その個人の行動や活動がどのように表れ順応しているかといった方向性を示している．例えば，個人の地域，文化的背景や宗教を知り，個人の社会・文化的な特徴が一般的な社会・文化的な特徴と一致しているのかどうか．個人の社会的地位や役割などについても情報を得る．

⑧ソーシャル・サポート・システム

　社会関係の中でやりとりされる家族，友人，職場の上司，同僚などとのかかわりと精神的あるいは物質的な支援である．かかわりをもつさまざまな人間関係の中で，周囲の人たちがその個人にどのような期待をもっているのかということについても情報を得る．

(2) 過去最高のセルフケアレベル

　セルフケア看護モデルにおける過去最高レベルとは，基本的に発病前の最も高い普遍的セルフケア要素についての情報である．この情報は基本的条件づけの要素と普遍的セルフケア要素の情報を取得したのちに整理される．過去にどれくらいのセルフケア活動が遂行できていたのか，そのセルフケア活動はどの要素がどの程度まで回復できるのかといった看護アプローチの焦点を絞ることができ，看護の中期・長期目標を立てる際の指標となる．

(3) 普遍的セルフケア要素

　普遍的セルフケア要素は，すべての人が生きていくうえで欠かすことのできない普遍的で基本的なニーズであり，身体的・心理的・社会的・霊的（精神面）などのさまざまな要素を含んでいるものである．オレム・アンダーウッド理論では，精神科看護領域において普遍的セルフケア要素が極めて重要であると述べられており，患者への観察とアプローチの焦点として，以下の6つの要素を示している．

> 1. 空気・水・食物の十分な摂取とバランス
> 2. 排泄の過程と排泄に関するケア
> 3. 体温の調整と個人衛生の維持
> 4. 活動と休息のバランスを保つ
> 5. 孤独と人の付き合いのバランスを保つ
> 6. 生命と安寧に対する危険の防止

1. 空気・水・食物の十分な摂取とバランス

看護の視点例	情報の範囲例
● 十分なガス交換が行われているか ● 呼吸に対する違和感やストレスがないか，あるいは安楽な呼吸を促進する方法を知っているか ● 生活している環境においての空気環境は整っているのか ● 個人に応じた適切な栄養摂取量であるか ● 食事に対する興味や満足感はあるか ● 食行動の自立度（摂取行動，食材の調達・調理）はどの程度か ● 栄養摂取に影響を及ぼす個人因子（咀嚼・嚥下障害など）はあるのか ● 内服薬の有無と必要性等の認識の程度	● 呼吸数，肺雑音，呼吸機能 ● 呼吸苦，息切れ，咳，喫煙歴，アレルギー，大気汚染 ● アレルギー（薬・食物など）の有無 ● 血液データ・レントゲン等の検査 ● 食事摂取量（水分含む），回数の増減 ● 食欲や食への関心度・満足感 ● 咀嚼・嚥下機能，口腔内の状態

＊本書では薬物療法（内服等）に関しての情報を「空気・水・食物の十分な摂取とバランス」に示してあるが，セルフケア要素に及ぼす影響によっては，その他の要素で取り扱う必要もある．

2. 排泄の過程と排泄に関するケア

看護の視点例	情報の範囲例
● 正常な排泄であるか ● 排泄行動の自立度(清潔な状態を維持できるかなども含む) ● 排泄行動に伴う心理的な反応や変化があるか ● 排泄習慣の変化や見直す必要があるか ● 月経周期や妊娠の有無 ● 消化器症状などの問題が生じているか	● 排泄回数, 性状, 量, 尿意, 便意 ● 発汗, in-out バランス, 食事, 水分摂取状況 ● 尿失禁, 尿閉, 便秘, 下痢等の有無と腹部膨満, 腸蠕動音等の腹部の状態 ● イレウスなどの消化器疾患や症状の有無

3. 体温の調整と個人衛生の維持

看護の視点例	情報の範囲例
● 体温調整に必要な内的・外的な条件を踏まえてバランスを保つことができているか ● 体温の変化に対する個人の認識はどうか ● 体温に影響を及ぼす要因があるか ● 身体の清潔を保持できているか ● 清潔行動の自立度(整理整頓, 更衣, 入浴など) ● 身体の清潔を保つことへの認識はどうか	● 体温, 呼吸数, 脈拍数, 血圧などのバイタルサインやin-out バランス ● 皮膚の状態や身体的な変化 ● 環境の変化への認識と適応力 ● 生活リズムや生活習慣(洗面, 歯磨き, 入浴, 洗髪, 更衣, 洗濯, 身だしなみ) ● 保清に関する個人の認識と判断 ● 認知機能障害・感染症などの有無

4. 活動と休息のバランスを保つ

看護の視点例	情報の範囲例
● 身体機能(筋骨系・循環系・代謝系など)の程度はどうか ● 社会的活動や生活における活動習慣を維持・遂行することができているか ● 遊びや余暇を楽しむことができているか ● 十分な睡眠や休息をとることができているか ● 生活リズムの乱れや睡眠パターンの変化はないか ● 意欲や気分, 身体の変調などをきたしていないか ● 安眠・安楽を妨げる要因があるか	● ADLの評価, 麻痺や骨折の有無, 生活上の安静度 ● 社会的活動の内容・量と個人の認識 ● 意欲の有無や程度・活動に関する興味や関心 ● 日中の過ごし方 ● 生活習慣や生活活動のパターン ● 睡眠パターンとその変化(昼夜逆転など) ● 睡眠の質(熟睡感, 中途覚醒, 入眠困難, 早朝覚醒等) ● 痛み, 不安, 精神的緊張, 孤独感などの心理的変化の有無

5. 孤独と人の付き合いのバランスを保つ

看護の視点例	情報の範囲例
● 一人の生活時間と人と触れ合う時間のバランスはどうか ● 対人関係能力，コミュニケーション能力に問題はないか ● 自分の欲求，関心，希望などを表出しているか ● 人や環境から受ける刺激に対しての反応や対処方法はどうか ● 重要他者やサポートシステムの有無や関係性に変化があるか ● 社会的な役割（仕事や家族関係など）についての認識や受け止め方についてはどうか	● 個人の特性（社会性，コミュニケーション，想像力など） ● 表情，言動，性格，家族や医療者との関係性 ● 人や環境から受ける刺激に対しての反応や適応力（自尊心の程度も含める） ● 他者及び集団との付き合い方やコミュニケーションパターン ● 自閉・抑うつ・認知機能障害・パニック症状などに伴う対人関係面への影響の有無や程度

6. 生命と安寧に対する危険の防止

看護の視点例	情報の範囲例
● 自分の生命と安寧に対する認識はどうか ● 過去または現在において自分の安全を脅かす状況があるか ● 他者に対して，身体的・情動的・性的に害を及ぼすような行動をとりやすい状態にあるか ● 病気やそれに伴う治療など医療行為に関する認識はどの程度あるのか	● 希死念慮の有無や程度 ● 自殺企図の既往の有無 ● 病的な条件と病的な状態が及ぼす影響の有無や程度 ● 病識や治療に関する認識の有無や程度 ● 悲嘆，怒り，虚無感などの感情の変化 ● 対自他暴力への抑えがたい衝動の有無

＊生命と安寧に対する危険の防止は，基本的に①〜⑤の普遍的セルフケア要素に包含されているものであるが，精神科看護領域においては，患者の心理社会的な要因等によって自傷行為のハイリスク状態に至ることもあるため，①〜⑤の普遍的セルフケア要素に該当しないリスクに関して査定する．

(4) セルフケア看護の独自性

　精神症状のある患者を例にあげて説明すると，「幻覚・妄想状態」のような症状は内的な精神機能の問題であり，治療者（主に医師）が症状の緩和や消失を目的とした治療を行う．一方，看護は「幻覚・妄想状態」に対して直接アプローチするのではなく，その症状によって患者の普遍的セルフケア要素が低下し，自身の能力では補えない状況に対してアプローチを試みるのである．つまり，看護師は患者の内的な精神機能ではなく，患者個人と環境の接点（インターフェイスに普遍的セルフケア要素が存在する）に焦点をあてて看護介入を行う専門職であり，このような専門的な視点がセルフケア看護の独自性といえる．例えば，被毒妄想によって食事が摂れない患者に対して看護師は，妄想状態の消失させることを目的とするのではなく，栄養状態の変化に着目した看護を展開するのである．

　しかし，アプローチが違うからといって，精神機能とセルフケア要素を切りわけて考えるのではない．当然のことながら看護師は，精神情緒状態を観察していく必要があり，精神病理も理解しておく必要がある．看護は，普遍的セルフケア要素に看護独自の関心を向けつつも，それらに影響を与えている精神機能や病理にも関心を向けておく必要がある．そのための精神症状査定に関して以下に解説する．

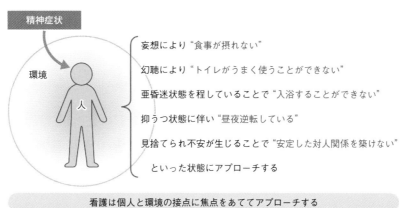

妄想により"食事が摂れない"

幻聴により"トイレがうまく使うことができない"

亜昏迷状態を程していることで"入浴することができない"

抑うつ状態に伴い"昼夜逆転している"

見捨てられ不安が生じることで"安定した対人関係を築けない"

といった状態にアプローチする

看護は個人と環境の接点に焦点をあててアプローチする

(5) 精神科看護におけるメンタル・ステータス・イグザミネーション(MSE)

　MSEは「精神的現在症の査定」といわれるもので,簡単に説明をすると「患者の精神機能や精神症状に関する自覚的症状や他覚的な所見をアセスメントするための枠組み」のことである.普遍的セルフケア要素に関心を向けることは最も重要な看護の視点であるが,セルフケア活動を脅かす要因を理解するためには,精神機能や病理を査定して理解する必要がある.

項目	アセスメント内容
意識	意識とは自分自身のことや周りの環境を認識し,外界に表出することのできる認知機能である.意識が障害されると意識の明瞭さが低下する意識混濁,注意の広がりの障害である意識狭窄などを起こす.
記憶	記憶とは,さまざまな情報を脳内に保存し再生する機能である.記銘,保持,再生,再認の4つの段階がある.記憶障害には,新しい出来事を記銘できない記銘力の障害,ある特定の期間のことが追走できなくなる健忘,自分の置かれている環境(日時,場所,人物など)が正しく認識できなくなる見当識障害などがある.
知覚	知覚とは,感覚器官から外界の情報をとらえ,それの意味を知ることを指す.知覚の障害には錯覚と幻覚があるが,錯覚は「ある物を間違って捉えること」であるのに対して,幻覚は「ない物をあると捉える」という点で違いがある.幻覚は精神疾患の診断基準のひとつとなり,幻視,幻聴,幻嗅,幻味,体感幻覚などがある.
思考	思考は,言語を媒介として,目標に到達するために概念・言葉を操作することである.思考障害には,考えが突然途切れてしまう思考途絶や考えが滞ってしまう思考静止などの思考過程の障害,誤った考えや意味づけに異常な確信をもち訂正できない妄想状態のような思考内容の障害がある.
気分と感情	気分・感情は,人やものなど外的,あるいは内的な環境に関連した自己の状態であり,言語や行動によって,外部に表出されるものである.気分・感情の障害では,抑うつ気分や多幸感,統合失調症に見られる感情鈍麻(感情の平板化)や両価性もこの項目に該当する.

欲動と意思	欲動とは何かをしようとすることで，意思とは欲動を抑制したり推進したりすることを指す．欲動が亢進すると精神運動性興奮，衝動性・攻撃性の亢進，衝動的な自傷・他害などの行動に発展することがある．一方，低下すると，意欲減退，無為，自閉的な生活，自発性の低下，長時間同一姿勢のままでいるカタレプシー，常同症などが起こることもある．
知的機能	知的機能とは，脳でさまざまな情報を適切に処理する能力のことを指す．知能が障害される疾患では精神遅滞，認知症などがあるが，うつ病などでも，計算や記憶などの機能が一時的に低下することがある．
判断と洞察	判断とは，ある自体を正確に評価しその状況下で適切に行動する能力のことで，洞察とは，状況の原因や意味を理解する能力のことをいう．低下すると，認識（病識など）が欠如したり，行動や衝動などを抑制することができなくなることもある．

5 援助を必要とする介入レベルの査定

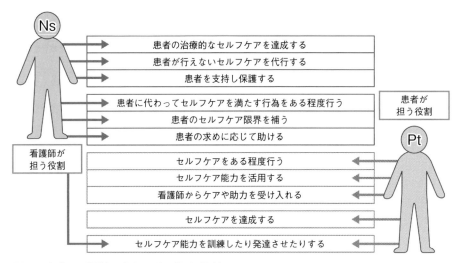

図4　患者と看護師がそれぞれ担う役割

　図4は患者のセルフケア要素が満たされるように，患者と看護師がお互いに責任をもって担う必要のある役割（行為のレベル）を示したものである．援助と聞くと，看護師が行う看護実践に意識が向きがちであるが，セルフケア看護で重要なことは，セルフケアを通して人の依存（助けてもらうこと）と自立のバランスを判断するということである．その判断によって，患者と看護師双方の役割と責任が明らかとなる．
　以下に援助するレベルの評価方法を示す．

全代償的援助（レベル1）

　この状態の患者は，自分のセルフケア要素を満たすための行動が全くできない状況にある．このレベルが考えられる場合は，患者の治療的なセルフケアを達成するために，看護師が患者のセルフケア遂行のための全責任をとり，患者が行えないセルフケアを代行することで，安全かつ有効なケアを保障することが必要となる．

　例えば，意識が混濁して自分のおかれている状況も判断できない患者や，意識はあるものの自分の力で移動できない，食事が摂取できない患者に対して必要となる状況に該当する．

一部代償的援助（レベル2〜3）

　この状態の患者は，セルフケアの主な部分は自分で行えるが患者の知識・行動・能力に限界があり，部分的に看護師の介入の必要がある状態である．一方で患者には，不足したセルフケア要素を自分自身で満たすために，積極的な活動を行うことも求められるため，患者が看護師のケアを受容する関係性が重要であることも理解しておく必要がある．

支持的・教育的援助（レベル4）

　この状態の患者は，看護師のサポートや指導，発達のための環境の提供，または行動を導くための教育があれば，自分でセルフケア要素を満たすことができる状態である．服薬心理教育や認知行動療法の導入，新たな生活習慣の獲得などが必要な患者はこのレベルにあたる．このレベルでは，リハビリテーションアプローチだけでなく，新たな能力を獲得するためのハビリテーションアプローチがケアとして求められる場合がある．ただし，レベル4に関しては，社会的関係の中で得られている支援の有無によっては，必ずしも看護介入の必要性が生じるわけではない．

自立（レベル5）

　看護援助の必要なし．

6 介入レベルに伴う援助方法

　援助の方法には直接的な介入が強い順に，①他者に代わって行動する（全介助），②方向づけをする（部分介助），③サポートする（部分介助〜声かけ），④治療的な環境を設定する（声かけ〜支持・教育），⑤教育する（支持・教育・提案），という方法などがある．

　例えば，食事が摂れない（栄養が補給できない）場合に，点滴が必要なのか，食事介助が必要なのか，食欲が回復するための提案が必要なのかによっては，看護師の看護行為は異なるように，患者のセルフケア不足の程度によって看護援助の方法を検討しなければならない．患者がある程度のセルフケア活動が行えるのに看護師がそれを代行することは回復の妨げになることもある．一方で，患者自身が十分にセルフケアを補えない状況にもかかわらず，自立を促すアプローチを行ってしまうことにも注意が必要である．基本的ニーズをどのように満たすかは基本的に患者側に主導権があり，看護師は「小さな親切，大きなお世話」にならないバランスを考えて側面的な介入を心がける必要がある．

5 精神看護学実習をスムーズに展開するために

1 精神科看護におけるリフレクションの活用

看護学実習における情報収集は，記録（電子カルテや紙カルテなど）から収集する方法と患者から直接収集する方法がある．精神看護学実習の場合，現在の「健康上の課題」を明確にするためには，患者から直接収集する情報が必要不可欠であり，患者とのコミュニケーションを通じて情報を得ることが求められる．しかし，患者の自閉・感情の不安定さ・意欲低下といった症状や病識の程度によっては，必ずしもスムーズにコミュニケーションが図れるとは限らない．そのようなときに意識してもらいたいのがリフレクションという考え方である．

看護におけるリフレクションとは，看護師（学生を含め）が看護実践の中で行っている「考えるというプロセス」とその結果生じた変化の自覚によって，そのときの経験を再認知して，分析し，自分の行為に意味づけをしていく手法のことである．つまり，患者とのかかわりの中で得た「気づき」に価値を置き，自身の「変化・成長」に焦点を絞って看護実践自体に変化をもたらすことが目的となる．

2 リフレクションのための思考のフレーム

リフレクションプロセスは構造化されているものであり，**図5**のような思考過程のサイクルの中で展開していく．必ずしもすべてのプロセスを追っていかなければならないわけではないが，まずは，「何が起こったのか?」をしっかり描写し，どのような状況で何を行い，どのような反応を受けたのかを意識することが重要となる．その描写を再度見直し，そのときに気づかなかった自分自身の内面で起きている感情を振り返ってみる．そこには快・不快といった感情だけはなく，他者に知られたくない感情にも気づくかもしれないが，自分自身で素直に向き合うことが大切である．その「気づき」を基に自分の行動・行為について相手はどうだったか，何が良くて何が悪かったのか，この状況から意図されるものは何かを考察することで，評価に結び付けていくのである．その一連のプロセスによって，そこに存在する問題や課題を明らかにし，他に何か選択肢はないかを想像，推察して探求していくことができる．

※一般的にリフレクションとは「内省・省察・熟考・反省して得た考え・意見・感想を基に自分の考えや行為を振り返る過程である」と解釈されているが，統一した定義はない．

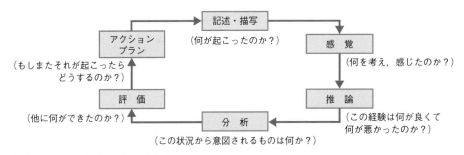

図5　リフレクティブサイクル

(サラ・バーンズ，クリス・バルマン，田村由美ほか監訳：看護における反省的実践—専門的プラクティショナーの成長．ゆみる出版，2005．p.123を参考に作成)

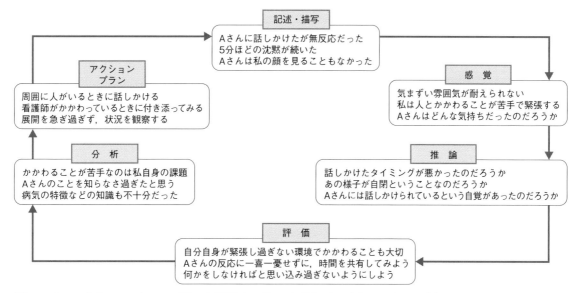

図6　リフレクションプロセス例：自閉傾向の強い患者（Aさん）とかかわった場面

---

❸　精神看護学実習の流れとコミュニケーションポイント

　精神看護学実習の流れは，各看護系教育機関で違いがある．本項では2週間の精神看護学実習を行う場合を例に
あげて，実習の流れとコミュニケーションポイントを解説する．

ステップ① 実習初日　POINT：患者としてではなく個人の理解に努めよう！

【実習の視点（情報収集）】

　受持ち患者とはじめて会ったときは，事前に学習してきた疾患などの印象から，そのイメージに患者を当て
はめようとしてしまうこともあります．まずは，基本的な情報を整理しながら，病気の有無にかかわらず個人
の特性の把握に努めていきましょう．多くの情報はカルテや医療者から取得できますが，患者本人から得られ
る情報はとても重要であり，日々の変化・セルフケア活動についての認識・入院中の様子などについて話をし
てみることも大切です．また，声をかけるだけが情報の取り方ではありません．少し離れたところから生活の
様子を観察することによっても多くの情報が得られるため，患者の生活リズムや習慣を大切にしながら，その
環境に参加させてもらう気持ちで交流することが必要となります．

【患者とのコミュニケーションポイント（学生にも患者にも必要なのは安心感）】

　患者にとっても学生は，はじめて出会う人になります．学生だけでなく患者も緊張していることでしょう．
実習では誰に対しても，笑顔を作りはっきりした声であいさつをして，お互いの緊張を和らげることに努めて
みましょう．学生自身が人と接することが苦手であったり，患者の病状などによって円滑なコミュニケーショ
ンが取れないこともしばしば見受けられます．その際は，学生だけで困難感を抱え込まずに，チームでかか
わっている意識をもって，学生仲間や教員，実習指導者と連携を図りながら実習を展開していきましょう．

　対人交流においては，人の緊張感や不安感は相手に伝染することがあります（情動感染）．とくに実習に際し
ての学生の緊張感と患者の不安感などが交錯するような状況では，思うようなコミュニケーションが図れない

こともあるでしょう．まずは，学生自身の不安を軽減するためにも，実習開始時間前には実習スケジュールや目標を確認することで1日の見通しを立て，患者と関係性を築いていく意味を明確にしておきましょう．加えて，実習環境が病棟であれば，看護職員など病院関係者への挨拶や連絡・報告・相談をこまめに行うことも，実習環境を整える大切な要素となります．

ステップ② 実習2日目　POINT：看護の必要性を明確にしよう！

【実習の視点（アセスメント）】

　基本データとセルフケア要素に基づいて情報が整理できれば，"看護介入の必要性"について検討（分析）をはじめます．看護学実習では，初日と2日目の情報量と質によって，その後の看護展開に大きな差が生じるといっても過言ではありません．とくにセルフケア要素の査定，過去最高レベルの情報，患者や家族の希望などが取得できていなければ，具体的な計画を立案することが難しくなってきます．情報が不十分であれば，どのような情報が不足しているかを明確にして，実習指導者や教員の指導を仰いでみましょう．患者の問題を探すという作業ではなく，患者の全体像を理解したうえで，看護介入が必要な状況の有無や程度についてしっかりと検討してみることが大切になります．

【患者とのコミュニケーションポイント（かかわり方は多種多様）】

　受け持ち患者によってコミュニケーションのあり方はさまざまです．話すことが好きな人もいれば，長時間話をすることが苦手な人もいます．話が苦手な患者だと感じた場合は，1回のかかわりを短時間にとどめ「それでは，また○時頃に伺いますね」と言って何回かにわけて交流を図ることも関係性を築くうえでのコツといえます．一方，話すこと好きな患者は，一見かかわりやすくて学生も安心できる対象者なのですが，何を目的にコミュニケーションを図っているのかが不明確になることもあります．ただ単にスキンシップを図っているのではなく，患者の健康回復に向けた支援を行うために関係性を築いていることを意識して実習に取り組みましょう．

　患者とのかかわりの中では，1対1の関係の中で得られる情報もあれば，集団の中だからこそ見えてくる情報もあります．自分が直接かかわらなくとも，他者がかかわっていることで得られる情報もあるため，かかわり方には多様性があることも理解しておきましょう．

ステップ③ 実習3日目　POINT：看護計画の実施は，違和感を感じたらすぐに見直す！

【実習の視点（看護計画と実施）】

　アセスメントが妥当であれば，看護計画立案にそれほど困ることはないと思いますが，計画の見通しが立たないときには，必ず情報とアセスメントに立ち戻る習慣を身につけておいてください．必ずしも看護診断を使用しなければならないわけではありませんが，「看護介入する必要のある患者の健康上の課題（問題）」を表わしている，誰でもわかる言葉を用いるようにしてください．

　精神看護学実習においての短期目標は実現可能なレベル（イメージとしては1週間～1か月で達成可能なレベル）に設定するように心がけてください．ただし，自分が実習中に直接介入できないものの，看護計画として取り扱う必要性が示唆されたものについては，指導者や教員としっかり話し合っていきましょう．

　実践の評価については，メモを取ることを習慣にしておきましょう．そうすれば，その都度看護計画と看護

実践の必要性や妥当性が確認でき，タイムリーに見直すことができます．

＊看護診断を活用している場合の長期目標は，その看護診断の解決を示すもので，短期目標は関連因子に焦点をあてるのが一般的です．また看護学実習の多くは，実習期間に終了できるものを長期目標として設定しています．

【患者とのコミュニケーションポイント（患者のニーズを常に考え，看護を提供する）】

　実施時には，患者に簡潔明瞭に看護援助について説明できるよう準備をしておきましょう．また，「計画を実施することありき」にならないように注意しましょう．基本的ニーズをどのように満たすかは患者に主導権がありますから，もしも実施ができなかったり，実施した結果に違和感を感じたりしたら，即座に計画の見直しを行いましょう．うまくいかなかった結果をネガティブに解釈しすぎず，患者が果たす役割と看護師が患者のセルフケアを補う役割のバランスについて見直してみましょう．

ステップ④　実習4日目から5日目　POINT：カンファレンスは積極的に参加しよう！

【実習の視点（実施と評価）】

　実施している看護の中間評価を行います．1週目では実施した看護の成果が得られる時期ではありませんから，看護過程のプロセスについて焦点を絞って検討するカンファレンスを開催しましょう．学生の報告を聞いていると記録上に記載のない情報が，報告の際にアセスメントの根拠として語られることがあります．おそらく頭の中で解釈してアセスメントしているのだと思いますが，看護記録と一貫性があるということが看護過程の妥当性の評価にもなりますので，見えない情報を可視化することも中間評価で行っていきましょう．

　精神看護学領域では，看護師が一方的に看護援助を提供するだけでなく，患者との相互作用によって看護師が成長し，その結果，患者の回復に影響を与えることから，患者-看護師関係自体を治療プロセスと捉えています．そのため，カンファレンスでは学生が経験を通して何に気づき，考え，どのような感情を抱いたのかについてもしっかりと言葉にして話し合ってみましょう．

【患者とのコミュニケーションポイント（患者-看護師関係を振り返る）】

　実習指導者は学生が実習を通して"何を理解し，何に気づいたのか"ということに関心をもっています．実習経験を通して，リフレクションすることで"気づき"が生まれ，考え方や行為に変化をもたらすことができます．固定観念にとらわれず，改めて今自分が経験していることに関心を向けて，今までの経過を整理してみましょう．さらにカンファレンスでは，他の学生の報告を通して，自分自身の看護経験が深まることもあります．グループメンバーの看護活動にも関心をもって，積極的に自分が感じたことや考えを表現していきましょう．

引用・参考文献
1）南裕子，稲岡文昭監，粕田孝行編：セルフケア概念と看護実践，へるす出版，1987．
2）野嶋佐由美監，粕田孝行，宇佐美しおり著：セルフケア看護アプローチ，日総研出版，1996．
3）スティーブンJ.カバナ著，数馬恵子訳：オレムのセルフケア・モデル，医学書院，1993．

第2章

精神科疾患の看護過程

1 精神科救急病棟（閉鎖病棟）に入院した統合失調症患者の看護

統合失調症の40歳・男性である．拒薬したことで妄想と易怒性が目立つようになり，精神科救急病棟（閉鎖病棟）に入院した．個室での入院生活が10日経過したが，妄想による食事の偏りがみられ，入浴も拒否している．

演習問題

1. セルフケアモデルに基づいた情報を収集し整理しなさい．
2. 健康上の課題/看護診断：＃1を抽出する際に必要なアセスメントをしなさい．
3. 健康上の課題/看護診断：＃1の看護目標と看護計画を立てなさい．

▶ MOVIE

事・例・紹・介

● **氏名・年齢・性別**：黒田さん（仮名）・40歳・男性
● **診断名**：統合失調症
● **入院日**：8月24日

事例の概要

　黒田さんは2名同胞中第1子長男として出生した．幼少期から温和な性格で友達も多く，地元の経済大学を卒業後，地元の会社に就職したが3か月で退職し，以後は無職であった．両親と弟の4人で生活していた．

　27歳のときに幻覚妄想が出現し，精神科を受診したところ統合失調症の診断を受け入院となった．入院中は薬物療法を中心とした治療が行われ，服薬も継続していたが，病識がなく，退院後には服薬をやめてしまうことで幻覚妄想状態が再燃し，入院治療を繰り返していた．

　自宅では精神状態が悪化するたびに誰かと話しているような独語が一晩中続いていた．また，「食べ物に毒が入っている」と言っては，母親の作った料理は食べずに即席カップ麺や菓子，ジュースばかりを摂取していた．さらに「水道水には皮膚がんになる物質が含まれている」と，洗顔や入浴も行わなくなったことから体臭がきつくなるなど，個人衛生も保てない状況に陥っていた．

　自宅では1年前に父親が病死したあとは，母親が本人の世話をしていたが，疲労困憊の状態であった．弟は耐えかねて本人が33歳のときに，遠方に引っ越し，現在も疎遠である．

　今回の入院2週間前からまったく薬を飲まなくなり，妄想のような話ばかりして会話も成り立たず，易怒性も出てきたため，本人の世話に不安を感じた母親が親族の協力を得て本人を連れて受診し，医療保護入院となった．

　入院直後には，「自分はアメリカ大統領の息子で，母親は他人である」と話していた．

■家族構成

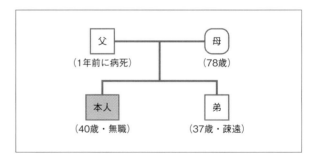

治療計画

　服薬中断による統合失調症の急性増悪で，血統妄想と被毒妄想，幻聴などが主症状である．薬剤に対するこだわりないし警戒心が強い．これまで主にオランザピン（ジプレキサ®）とリスペリドン（リスパダール®）が投与されていたが，一定の効果はあるものの最大用

量を投与しても十分とは言い難かった．クロザピン（クロザリル®）は本人の服薬拒否のため，継続できなかった．

今後，持続性注射剤（LAI：long acting injection）への移行も視野に入れて抗精神病薬のアリピプラゾール（エビリファイ®）を主剤とした．アリピプラゾール（エビリファイ®）12mg／日を昼・睡眠薬のフルニトラゼパム（サイレース®）1mgを就寝前に服用している．症状が日常生活に影響しない程度に軽減することを目的に，薬物療法が導入されている．

■ 受診時の様子

表情は硬く，会話はまとまりがない．着衣は整っているが，髪はべたついていて，体臭が強い．

診察中に突然「床はガスが溜まっているから危険だ！」とイスの上に飛び乗り，母親が注意すると「あなたは母じゃないのだから黙って！」と声を荒げる．

医師から入院して薬物療法が必要であると説明されると「薬は脳が溶けるから必要ない」と答える．

身長170cm，体重70kg．

■ 入院1日目

黒田さんは入院に納得していなかったが拒む様子もなく，病室に案内されると自分でベッドを最も高くしてその上に座り，床をのぞき込んでいる．看護師から転落が心配であると伝えるが，「ガスの方が危ない」と言う．

夕食には手をつけないで自分で下膳している．「少しだけでも食べてみませんか？」と食事を勧めるが「毒が入っているのに食べられるわけがない」と言い，持参しているジュースやスナック菓子を食べている．

服薬を促すと「いらないよ．あなたが飲めばいい．飲むと脳が溶けるから試してごらん」と言う．

歯磨きや洗顔も「水道水は危険だよ」と言って拒否する．

夜間も1〜2時間しか眠らず，小声で誰かと話をしているような独語を続けている．主治医から病棟内のみで過ごすよう指示が出されるが，その旨の説明には

学習ノート

- **易怒性**：少しの刺激で怒りや不快感を生じやすく，過度の興奮が起きやすい状態．
- **血統妄想**：自分が高貴な生まれであると思い込む状態．
- **被毒妄想**：自分の食べ物や飲み物に毒が入っているのではないか，という強い思い込みに囚われる状態．
- **アカシジア**：静座不能症ともいう．座ったままでじっとしていられず，そわそわと動き回るという特徴がある．
- **アドヒアランス**：治療や服薬に対して患者自身が積極的にかかわり，その決定に沿った治療を受けること．
- **セネストパチー**：体感異常症，体感幻覚症．身体各部における異常感覚と奇異な表現で執拗に訴え，それを説明しうる客観的身体所見を欠く病的状態．

関心を示さない．

■ 入院2〜4日目

薬に対する拒否は続いている．睡眠は22時〜1時頃に眠っている程度である．

他患者との交流はないが，看護師には話しかけてくるようになる．会話は一方的で内容はまとまりがなく，「いつアメリカに着くの？今，飛行機で向かっているけどあと何時間かかるかな？」などと唐突な内容であることが多い．

食事は牛乳など未開封のものや家族の差し入れのお菓子は摂取するが，ごはんやおかずは「未開封のものじゃないと，誰かが毒を入れているから体に良くない」と言い拒否している．

看護師から話しかけたときには受け流して自分の話を続けるが，薬や家族の話になると表情が硬くなり，口調も強くなる．

排便習慣は，元々1日おきで，入院後も排便習慣に変化はない．

入浴の促しにも，口調は穏やかだが「皮膚がんになったらどうするの？」と拒否され，歯磨きと洗顔も同じ理由で拒否をしている．

■ 入院5〜7日目

入院5日目に主治医から薬物治療は病状改善に必要な治療であるため，服薬できないようであれば胃管を

留置して経鼻的に注入するなどの治療方法も検討する必要があると説明を受けた．黒田さんは服薬することに同意したが，薬に対する不安感は払拭されておらず，「脳が溶けるのではないかと心配している」と話す．睡眠状態は3時間ほどで，入院時と変わらない．

食事も病院食にはほとんど手をつけず，ペットボトルのジュースや即席カップ麺，菓子を多量に摂取している．看護師から栄養面についての指導をすると，「安心して食べられるし，欲しいから食べているので放っておいてください」と言って聞き入れることはない．

ただ看護師とのやりとりは好んでいるようで，自主的に話しかけてくることが増えてきている．話の内容は「10人くらいの人が悪口を言ってくる．夜中も意地悪してこないように見張っている」などと病的体験についての話題が多い．

夜間も自室で独語しているか，スタッフステーションに来て一方的に話し続けていることがある．

食事の案内をすると食堂に出てきて食事を受け取るが，内容を見て牛乳やゼリーなど自身で選んだものだけを摂取して下膳する．病院の売店で購入してきたパンや野菜ジュースなどは摂取できる．

「喉が渇く」と言い，買ってきてあるジュースを「全部飲むから持ってきて」と希望する．

幻聴は活発に聞こえている様子で，「そんなこと言わないでよ．わかっているから」等とベッド上で独語が聞かれる．看護師が食事や睡眠などの生活活動について相談したり助言をしたりするものの，表面的な理解に留まってしまう．

黒田さんは水道水を危険であると感じているため，歯磨きにペットボトル入りのミネラルウォーターを使用することを提案すると「それならまぁ，いいか」と同意が得られた．

しかし，2Lのペットボトルの水をすべて使用するほどうがいを続けたり，うがいをせずに飲み干すこともあるため，毎回看護師が付き添っている．

▌現在の様子（入院10日目）

睡眠は5〜6時間とれるようになってきている．

▌▌精神状態の査定

項目	情報の収集と整理	程度
1. 意識	● 受診時，表情硬く，会話のまとまりがない．夜間，自室で会話形式の独語を続けているか，スタッフステーションに来て一方的に話し続ける．妄想により病院自体を飛行機と捉えることはあるが一時的である．	中
2. 記憶	● その場のことは認識できるが，次々と考えたことを話し続けているうちに前のことは忘れている	中
3. 知覚	● 母親は偽物であると話す．「10人くらいの人が悪口を言ってくる」と言い，夜間も小声で会話形式の独語を続けている．	重
4. 思考	● 会話は一方的で内容もまとまりがない．唐突に会話を始める．こちらの言葉は受け流して話し続ける． ● 「食べ物に毒が入っている」「水道水には皮膚がんになる物質が含まれている」「自分はアメリカ大統領の息子で，母親は偽物である」「床はガスが溜まっているから危険だ」「薬を飲むと脳が溶ける」などと話す．	重

5. 気分と感情	●病室内で過ごすときは，通常の声の大きさは普段と変わらない．家族や薬の話になると強い口調になる．洗顔，歯磨きを誘導したときに大声をあげて拒否した．	中
6. 欲動と意思	●看護師に唐突に話しかけてくる．看護師の言葉は受け流して自分の話を一方的に続ける．普段は穏やかだが，薬や家族の話になると表情が硬くなり，口調も強くなる． ●髪はべたついていて体臭が強い．自主的な清潔保持行動はない．受け入れ可能な内容であれば，清拭や歯磨きに応じることができる．	重
7. 知的機能	●地元の経済大学を卒業後，地元の会社に就職．3か月間の就労経験あり．	無
8. 判断と洞察	●発病後，入院経験は何度かあるものの，病識は獲得されていない．自分自身の状況を把握して，必要なことは何かを判断できていない．食事の案内から更衣の促しも看護師のサポートを要す．声を荒げた後も行動の振り返りができない．	重

オレム・アンダーウッドモデル[1]を参考
＊重症度の目安
　重度：日内変動が激しいか，日常生活への支障が強い
　中等度：1〜2日ごとの変動もしくは日常生活への支障がまあまあある
　軽度：3日〜1週間安定しているか，もしくは日常生活への支障が軽い

■ セルフケアレベル

セルフケアの項目	アセスメント	ケアレベル
1. 空気・水・食物の十分な摂取とバランス ●「食べ物に毒が入っている」と言い，母親の作った料理は食べずに，即席カップ麺や菓子，ペットボトルのジュースばかり摂取していた． ●病院食に対しても「毒が入っている」と言い，牛乳などの未開封のものを選択して摂取する．菓子やジュースを一度に多量に摂取することがあり，母親の同意を得て，看護師が保管して適宜渡している． ●入院時の身長170cm，体重70kg．入院10日目の体重69kg ●総コレステロール210mg/dL，中性脂肪170mg/dL，空腹時血糖95mg/dL，尿糖（−）	被毒妄想による食事内容の偏りがみられる．また，摂取量の調整も困難な状態．入院後に体重が1kg減少した．血糖に問題はないが脂質異常があるので食事と運動のバランスを整えていく必要がある． 　口にするものをすべて拒むわけではなく，未開封のものは安心できているという強みをケアに活かすこととする．	2
2. 排泄の過程と排泄に関するケア ●排便は1日おきにある． ●5日前から抗精神病薬を服用し始めている．	排泄は自立しているが，抗精神病薬の抗コリン作用により便秘が出現する可能性がある．また，食生活の偏りがあるため下痢や便秘が生じることも視野にいれておく必要がある．	5

3. 体温の調整と個人衛生の維持 ● 着衣は整っている. 髪はべたついていて, 体臭が強い. 水道水には皮膚がんになる物質が入っていて危険であるという思いがあり, 歯磨きや洗顔, 入浴も拒否している. ● 看護師の提案によりペットボトル入りのミネラルウォーターを使用しての歯磨きに応じられる. 一度の歯磨きで2Lの水を使用するほどうがいを続ける. ● 週に2回の更衣の促しには応じる. ● 日中も会話形式の独語をしていることが多く, 自主的に洗濯物をまとめたり, 依頼することはない. 看護師が病室の整頓や洗濯出しを行っている.	被毒妄想による水道水への恐怖心から全身の清潔が保てない. また, 思考の混乱があり, 身の回りのことを意識する段階にきていない. 　納得できることであれば看護師の提案を受け入れることができるので, 黒田さんの安心できる方法を模索しながら体と生活環境の清潔を保つケアを提供していく.	2
4. 活動と休息のバランスを保つ ● 「10人くらいの人が悪口を言ってくる. 夜中も意地悪してこないように見張っている」と話す. ● 夜間の睡眠は5〜6時間. 日中の午睡はない. 病棟の日課は把握できておらず, 食事などに毎回案内を要する. ● 「そんな言わないでよ. わかっているから」等の対話様の独語が聞かれる. ● 病室で過ごすか, 看護師に一方的に話を続ける.	覚醒している間は幻聴との対話と, まとまりのない一方的な話を続ける. 被害妄想により安心感が得られていない. 　夜間の睡眠は短時間に限られていたが, 徐々に休息がとれるようになってきている. 　今後も黒田さんが安心できる環境を提供しながら, 心身の休息確保を目指す.	2
5. 孤独と人との付き合いのバランスを保つ ● 黒田さんは元来温和な性格. 人との交流も好きで自分から話しかけていた. 大学卒業後3か月の就労経験がある. その後は家族との交流のみ. 発病後には弟が家を出て行き, 昨年父親が他界したことで母親と2人暮らしになっていた. 母親のことを偽物と感じている. ● 入院後は個室の病室内で独語していることが多い. 他患者との交流はないが, 看護師には話しかけてくる. 会話は一方的でまとまりがない. ● 入院直後に「母親は他人」と言う. 母親からの差し入れのお菓子は食べている.	対人交流は母親と病院職員のみで限定的である. 血統妄想があり母親を他人と思っているが, 面会や差し入れを拒絶することはない. 看護師には一方的ではあるが, 自分から話しかけてきている. これは, 人との交流が好きという黒田さんの人柄が窺える部分である. 　現在は黒田さんが心を許してかかわることができる対象者は少ないが, 今の関係性を大切にして信頼できる関係を深めていく.	2
6. 生命と安寧に対する危険の防止 ● 「食べ物に毒が入っている」と言い, 出される料	黒田さんは, 内面で生じている現象と, 外的な現実との境界が理解できていない. 食べ物や病室,	2

理は食べずに菓子類や即席カップ麺，ジュースを摂取している．「床はガスが溜まっているから危険だ」とベッドを高くしてその上に登る．母親や看護師の言動に対して声を荒げることがある．

● 「10人くらいの人が悪口を言ってくる．夜中も意地悪してこないように見張っている」と話す．

● これまで病識はなく，入院中は服薬するが，退院後は拒薬し入退院を繰り返している．薬剤に対する警戒心が強い．入院5日目に主治医から「経鼻的な与薬を検討する」と説明を受けてから服薬に応じているが，「薬を飲むと脳が溶けるのではないか」とも言う．

水道水にまで脅威を感じている．幻覚妄想に没入してしまい自己防衛のためにとる行動が逆に黒田さん自身の身の危険になってしまうことも有り得る（ベッドからの転落や暴飲暴食など）

病識はないが，経鼻的な与薬方法を提示されたことで仕方なく服薬に応じている．「脳が溶ける」という妄想も見受けられ，薬に対する警戒心は持続していると思われる．

アドヒアランスが向上するように，疾病や治療内容の理解を促進する必要がある．

オレム・アンダーウッドモデル[1]を参考
＊ケアレベル
　1：全介助，2：部分介助，3：声かけ・指導，4：教育指導・支持，5：自立

■ 総合アセスメント

黒田さんは27歳で発病した後，入院中は薬を服用するが，退院して時間が経過すると服薬を拒否しており継続した薬物療法が受けられていない．今回も服薬中断による統合失調症の急性増悪にて易怒性や血統妄想，被毒妄想，幻聴などがみられている．黒田さんにとっては現実的感覚よりも病的体験が勝っているため，日常生活に相当な支障が出ている．そのため，セルフケアにおいて排泄以外のケアレベルは1に近い2に低下している．栄養バランスの偏り，摂取量のコントロール不良，個人衛生の管理能力低下，不眠，対人交流の限定，治療に対するアドヒアランス不良と多岐にわたる．

黒田さんが感じている脅威を受容し，安心できる環境を提供できるようなかかわりが求められる．

■ 想定される健康上の課題 / 看護診断

● 思考過程混乱

● セルフネグレクト

● 非効果的健康自主管理

関 連 図

凡例
健康上の課題	治療・ケア
顕在する問題	患者情報
潜在する問題	

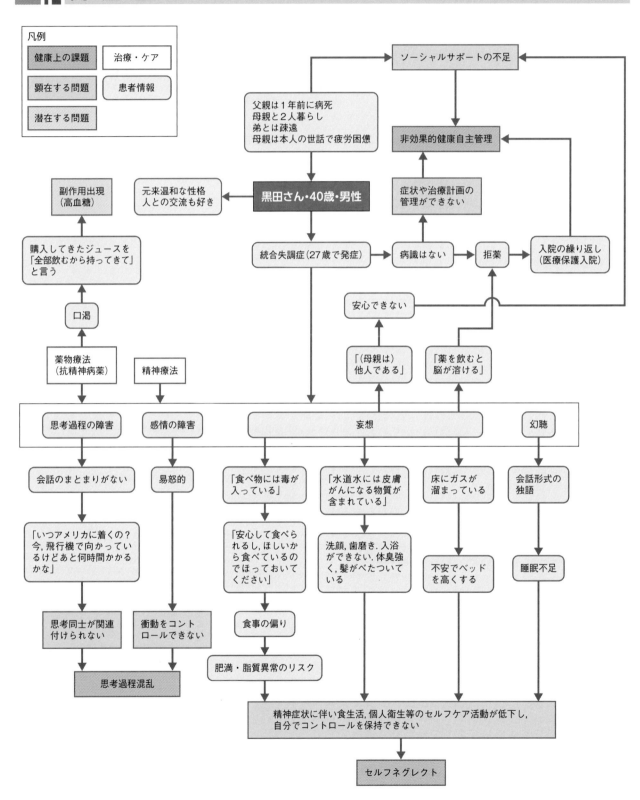

ソーシャルサポートの不足

父親は1年前に病死
母親と2人暮らし
弟とは疎遠
母親は本人の世話で疲労困憊

非効果的健康自主管理

副作用出現
(高血糖)

元来温和な性格
人との交流も好き

黒田さん・40歳・男性

症状や治療計画の
管理ができない

購入してきたジュースを
「全部飲むから持ってきて」
と言う

統合失調症(27歳で発症)

病識はない

拒薬

入院の繰り返し
(医療保護入院)

口渇

安心できない

薬物療法
(抗精神病薬)

精神療法

「(母親は)
他人である」

「薬を飲むと
脳が溶ける」

思考過程の障害

感情の障害

妄想

幻聴

会話のまとまりがない

易怒的

「食べ物には毒が
入っている」

「水道水には皮膚
がんになる物質が
含まれている」

床にガスが
溜まっている

会話形式の
独語

「いつアメリカに着くの?
今,飛行機で向かってい
るけどあと何時間かかる
かな」

「安心して食べら
れるし,ほしいか
ら食べているの
でほっておいて
ください」

洗顔,歯磨き.入浴
ができない.体臭強
く,髪がべたついて
いる

不安でベッド
を高くする

睡眠不足

思考同士が関連
付けられない

衝動をコント
ロールできない

食事の偏り

肥満・脂質異常のリスク

思考過程混乱

精神症状に伴い食生活,個人衛生等のセルフケア活動が低下し,
自分でコントロールを保持できない

セルフネグレクト

32

看 護 過 程 の 展 開

1 健康上の課題／看護診断の抽出

● 思考過程混乱

情報と解釈・分析	統合のアセスメント
27歳のときに統合失調症の診断を受ける．拒薬が続き妄想的な話ばかりして会話も成立しなくなり，易怒性も現れてきた．母親が親族の協力を得て本人を連れて受診し，医療保護入院となった．入院後も拒薬していたが，5日前から服薬に応じるようになっている．振戦やアカシジアは出現していないが，口渇の訴えがでてきている．	黒田さんは，服薬中断による統合失調症の急性増悪にて易怒性や血統妄想，被毒妄想，幻聴などが顕著に現れている．

○（客観的情報）

■ 外見
● 会話はまとまりがない．薬や家族の話になると表情が硬くなり，口調も荒くなる．

■ 行動
● 病室内で独語しているか，スタッフステーションに来て一方的に話をする．

■ 気分
● 家族や薬の話になると強い口調になる．
● 洗顔や歯磨きに誘導したときに大声をあげて拒否した．

■ 思考過程
● 会話は一方的で内容はまとまりがない．
● 唐突に会話を始める．こちらの言葉は受け流して話し続ける．

■ 言語
● 現実の会話よりも幻聴とのやりとりの割合が高い．

■ 認識
● その場のことは認識できるが，次々と考えたことを話し続けているうちに前のことは忘れている．

■ 洞察と判断
● 自分自身の状況を把握して，必要なことは何かを判断できていない．
● 声を荒げた後も行動の振り返りができない．

■ 空気・水・食べ物
● 牛乳などの未開封のものを選択して摂取する．菓子やジュースを一度に多量に摂取することがあり，母親の同

統合のアセスメント（続き）：
　精神症状をすみやかに改善し，社会的機能の低下を最小限にするために薬物療法が開始されている．黒田さんは服薬を開始して5日であるが，精神症状の大きな変化は認められない状態に至っている．今後，副作用の出現と精神症状の変化を観察していく必要がある．

　黒田さんは，内的な世界と外界との境界がはっきりしなくなることで，周囲の影響を受けやすくなっている．そのため食べ物や病室，水道水にまで脅威を感じている．幻覚妄想に没入してしまい，自己防衛のためにとる行動が逆に黒田さん自身の身の危険になってしまうこともあり得る（ベッドからの転落や暴飲暴食など）ため，安全を確保していくことが優先される．

　そして，脅威にさらされている黒田さんの心情を受容しながら，周囲からの刺激をコントロールするなど，安心できるようにかかわっていく必要がある．

意を得て，看護師が保管して適宜渡している．

■ 活動と休息のバランス
● 夜間の睡眠は5～6時間．病棟の日課は把握できておらず，食事などに毎回案内を要する．

■ 危険の予知
● 「床はガスが溜まっているから危険だ」とベッドを高くしてその上に登る．母親や看護師の言動に対して声を荒げることがある．

S（主観的情報）

■ 思考内容
● 「食べ物に毒が入っている」「水道水には皮膚がんになる物質が含まれている」「母親は他人である」「床はガスが溜まっているから危険だ」「薬を飲むと脳が溶ける」

■ 活動と休息のバランス
● 「10人くらいの人が悪口を言ってくる．夜中も意地悪してこないように見張っている」

看護上の問題/看護診断：♯ 思考過程混乱
　定義：認知機能が崩壊し，概念やカテゴリーの発展・推論・問題解決に関わる精神機能に影響を及ぼしている状態
　診断指標：非現実的な考え，衝動をコントロールする力が乏しい
　関連因子：急性混乱，恐怖，ストレッサー
　関連する状態：精神障害

T. ヘザー・ハードマンほか編：NANDA-I看護診断－定義と分類 2021-2023, 原著第12版（上鶴重美訳）. p.315, 医学書院, 2021.

● セルフネグレクト

情報と解釈・分析	統合のアセスメント
<div align="center">O（客観的情報）</div>**■ 外見** ● 着衣は整っている．髪はべたついており，体臭が強い． **■ 行動** ● 食事や入浴の促しを拒否する． **■ 空気・水・食べ物** ● 母親の作った料理は食べずに，即席カップ麺や菓子，ジュースばかり摂取していた．病院食も，牛乳などの未開封のものを選択して摂取する．菓子やジュースを一度に多量に摂取することがあり，母親の同意を得て，看護師が保管して適宜渡している． ● 入院時の身長170cm，体重70kg．入院10日目の体重69kg，総コレステロール210mg/dL，中性脂肪170mg/dL，空腹時血糖95mg/dL，尿糖（－）	被毒妄想による食事内容の偏りがみられる．また，摂取量の調整も困難な状態である．入院後に1kg体重減少した．血糖に問題はないが脂質異常があるので食事と運動のバランスを整えていく必要がある． 　口にするものをすべて拒むわけではなく，未開封のものは安心できていることから，黒田さんの行動や考え方も尊重しながら，栄養状態等のセルフケア活動に配慮する必要がある． 　排泄は自立しているが，抗精神病薬の抗コリン作用により便秘が出現する可能性がある．また，食生活の偏りがあるため下痢や便秘が生じることも視野にいれておく必要がある． 　被毒妄想による水道水への恐怖心から全身の清潔が保てない．また，思考の混乱があり，身の回りのことを意識す

■ 排泄
● 排便は１日おきにある.
● ５日前から抗精神病薬を服用し始めている.

■ 個人衛生
● 水道水には皮膚がんになる物質が入っていて危険であるという思いがあり，歯磨きや洗顔，入浴も拒否している．看護師の提案によりペットボトルの水を使用しての歯磨きに応じられる．一度の歯磨きで2Lの水を使用するほどうがいを続ける．週に２回の更衣の促しには応じる．日中も会話形式の独語をしていることが多く，自主的に洗濯物をまとめたり，依頼することはない．看護師が病室の整頓や洗濯出しを行っている.

■ 活動と休息のバランス
● 夜間の睡眠は５〜６時間．日中の午睡はない．病棟の日課は把握できておらず，食事などに毎回案内を要す．「そんな言わないでよ．わかっているから」等の対話様の独語が聞かれる．病室で過ごすか，看護師に一方的に話を続ける.

S（主観的情報）

■ 思考内容
● 「食べ物に毒が入っている」「水道水には皮膚がんになる物質が含まれている」「10人くらいの人が悪口を言ってくる．夜中も意地悪してこないように見張っている」

る段階にきていない．納得できることであれば看護師の提案を受け入れることができるので，黒田さんの安心できる方法を模索しながら体と生活環境の清潔を保つケアを提供していく.

夜間の睡眠は徐々に確保されてきているが，覚醒している間は幻聴との対話と，まとまりのない一方的な話を続ける．被害妄想により安心感が得られていない．保護的な環境を提供しながら心身の休息確保を目指す.

看護上の問題／看護診断：# セルフネグレクト
　定義：社会的に許容される健康とウェルビーイングの水準を維持できないセルフケア活動を１つ以上含む，文化的に規定される一連の行動
　　　（出典：Gibbons, Lauder, & Ludwick, 2006）
　診断指標：不十分な個人の衛生意識
　関連因子：ストレッサー，コントロールを保持できない
　関連する状態：精神障害

T. ヘザー・ハードマンほか編：NANDA-I看護診断―定義と分類 2021-2023, 原著第12版（上鶴重美訳）．p.302, 医学書院, 2021.

● 非効果的健康自主管理

情報と解釈・分析	統合のアセスメント
O（客観的情報） ■ 洞察と判断 ● 発病後，入院経験は何度かあるものの病識は獲得されていない．自分自身の状況を把握して，必要なことは何かを判断できていない．	黒田さんは，病識はないが経鼻的な与薬方法を提示されたことで仕方なく服薬に応じている．「脳が溶ける」というセネストパチーも見受けられ，薬に対する警戒心は持続していると思われる．アドヒアランスが向上するように，疾病や治療内容の理解を促進する必要がある．

■ 孤独と人との付き合いのバランス

● 黒田さんは元来温和な性格．人との交流も好きで自分から話しかけていた．現在は母親と2人暮らしだが，母親のことを偽物と感じている．

● 入院後は個室の病室内で独語していることが多い．他患者との交流はないが，看護師には話しかけてくる．

●「母親は他人」と言う．母親からの差し入れのお菓子は食べている．

■ 危険の予知

● 27歳のとき，統合失調症の診断を受けた．入退院を繰り返してきたが病識はない．入院中は服薬するが，退院後は拒薬する．薬剤に対する警戒心が強い．入院5日目に主治医から」経鼻的な与薬を検討すると説明を受けてから服薬に応じているが「薬は必要ないですよ」と話す．

S（主観的情報）

■ 思考内容

●「薬を飲むと脳が溶ける」

これまでの経過をみると，退院後に見守ってくれるのは母親に限定されている．入院中，看護師には一方的ではあるが自分から話しかけてきている．これは，人との交流が好きという黒田さんの人柄が伺える部分である．現在は黒田さんが心を許してかかわることができる対象者は少ないが，今の関係性を大切にして信頼できる関係を深めていく．そこから，退院後の支援者への関係性の引き継ぎを行う必要もある．

看護上の問題 / 看護診断：# 非効果的健康自主管理
　定義：慢性疾患を抱えた生活に固有の，症状や治療計画の管理，身体・心理社会・スピリチュアル面への影響の管理，ライフスタイル返還の管理が不十分な状態
　診断指標：疾患症状の悪化，危険因子を減らす行動がとれない
　関連因子：病気を受容しない，ソーシャルサポートの不足

T. ヘザー・ハードマンほか編：NANDA-I 看護診断－定義と分類 2021-2023, 原著第12版 (上鶴重美訳). p.169, 医学書院, 2021.

---

2 健康上の課題 / 看護診断の優先順位

　看護介入の視点でみると，黒田さんの入院生活における食事や入浴などへの援助が中心になるが，黒田さんは服薬中断による統合失調症の急性増悪の状態であるので，急性期治療を安心・安全に受けられる環境を整えることが最優先となる．そのため，#1「思考過程混乱」とした．

　次に黒田さんが幻覚・妄想によって排泄以外のセルフケア全般のレベル低下を呈しており，できうる対処をともに考えながら援助する必要があるので，#2「セルフネグレクト」とした．

　最後に，黒田さんは，病識がないことから服薬中断を繰り返しており，入院中の服薬も必要性を感じているわけではない．服薬アドヒアランス向上にむけて，急性期で混乱しているときから，病気や治療のていねいな説明を続けることが重要である．

　また，回復のスピードに合わせて，病気の経過や治療効果を振り返ることで，今後の服薬継続が黒田さんの利益になると感じ取れるようになることを目指していくため，#3「非効果的健康自主管理」とした．

3 | 看護目標と看護計画の展開

#1 思考過程混乱

目標(期待される結果)	計画
現実検討力が回復し，不安や恐怖が軽くなったと表現できる．	**O-P(観察計画)** ●表情，言動 ●幻覚・妄想の内容と程度 ●睡眠状況 ●家族や医療者，他患者などとの交流状況 **T-P(援助計画)** ●穏やかな口調で話しかけ，受容的な雰囲気を提供する． ●黒田さんにとっての現実を理解し，感情に寄り添う． ●刺激の内容と量をコントロールする(多床室を避ける，空調の音が気になるときは風量を弱にする，など)． ●声を荒げていたり，表情が硬いときは「改めて伺います」などと声をかけ，一度離れて刺激しない距離で観察する． ●黒田さんの行動に無理のない程度に付き添いながら，行動を整えていく． **E-P(教育計画)** ●治療により，不安や恐怖が軽減していくことを説明し，いつでも見守っていることを伝える． ●黒田さんの自覚的服薬体験に焦点をあてながら，内服時は薬物療法についての説明をていねいに行う． 　＊自覚的服薬体験とは，「患者が薬を使用する中で生じる感情，感覚，思いなどを含めた経験内容のことである． ●母親に対して労をねぎらい，母親自身の心身の休息が必要であることを伝える．心のゆとりがある状態で面会することが，互いにとって有益であると説明する．

#2 セルフネグレクト

目標(期待される結果)	計画
支援を受けることで，セルフケアを行うことができる．	**O-P(観察計画)** ●幻覚・妄想の内容と程度 ●食事・水分の摂取場所，内容，量 ●体重変動 ●検査結果(尿糖，血糖，総コレステロール，中性脂肪など) ●排便回数と便の性状 ●腹部状態(腹部膨満，腸蠕動音など) ●歯磨き・洗面・入浴・更衣の状況 ●皮膚・髪・頭皮・体臭の状態

	● 病室内の状況
	● 睡眠状況
	T-P（援助計画）
	● 黒田さんが安心して摂取できる食べ物を確認し，病院食で対応できることがないか栄養士に相談する．
	● 経済状況に合わせて，未開封の食べ物を売店で購入して提供する（野菜ジュース，缶詰，レトルト食品など）．
	● 被毒妄想の軽減に合わせて病院食を中心に摂取できるように補食量を調整する．
	● 水道水への抵抗感が和らぐまでは，ペットボトル入りのミネラルウォーターを使用して，看護師の見守りと支援のもとで，歯磨きや全身清拭を行う．ドライシャンプーも可能であれば実施する．
	● 病室内の整頓や洗濯は，病状の経過に合わせてできない部分を支援する．
	● 排便の状況を黒田さんが適切に申告できないこともあるので，腹部状態の観察を毎日行う．
	● 睡眠が確保できるように病室内の環境調整を行う（ガスが出てくると感じる箇所を可能な範囲で覆うなど）．
	E-P（教育計画）
	● 栄養の偏りに関して，黒田さんの知識を確認しながら説明する．
	● 黒田さんと母親に治療経過や検査結果を説明し，回復の経過を共有する．

#3 非効果的健康自主管理

目標（期待される結果）	計画
治療継続の必要性を言葉で表すことができる．	**O-P（観察計画）**
	● 精神症状の変化
	● バイタルサインや検査データの推移（CK上昇，プロラクチン低下，ALT上昇など）
	● 過去の治療歴と現在の薬物療法の内容
	● 薬の副作用の有無と程度（悪性症候群，錐体外路障害，麻痺性イレウス，不眠，神経過敏，アカシジア，振戦など）
	● 服薬時の様子
	● 薬物治療に対する黒田さんの思い
	T-P（援助計画）
	● 服薬に関する思いや経過を聞く．
	● 黒田さんが服薬したことでの良かったこと，悪かったことを整理する．
	● 服薬後の黒田さんの変化を客観的に伝える（「お薬を飲み始めてから表情が柔らかくなりましたね」など）．
	● 副作用が出現したときは，すみやかに主治医に報告する．
	● 服薬したくない様子のときは，無理強いせず黒田さんの思いを確認する．
	● 薬の必要性を説明したうえで，服用するかどうかは黒田さんの意思決定に沿う．

E-P(教育計画)

● 他患者との交流もできるようになった時期に，集団での心理教育への参加を促す.

● 黒田さんと母親に対して，ソーシャルワーカーとともに地域の社会資源について情報提供する.

● 主治医の許可をとり，薬剤師から薬の説明が受けられるように調整する.

学 習 の 振 り 返 り

今回，黒田さんの事例を通して統合失調症患者の急性期の看護を展開した．急性期では一般的に不安や緊張感，敏感さが極度に強まり，幻覚・妄想などの症状が顕在化する．また，知覚や思考の障害が著しいため，行動や反応の多くが反復的，強迫的な状況を呈す

ることが多い．この時期に求められる看護は，患者の安全を最優先に考え，必要な治療が継続できるように支援することにある．そして，黒田さんが病気と向き合えるように，看護師は意図的にかかわる必要がある.

学習課題(この事例のチェックポイント)

1)統合失調症の病態，症状，経過について学習しなさい.

2)統合失調症の治療について学習しなさい.

3)急性期の看護として留意する点を述べなさい.

4)精神科の入院形態について学習しなさい.

引用・参考文献

1）宇佐美しおりほか：オレムのセルフケアモデル―事例を用いた看護過程の展開 第2版．ヌーヴェルヒロカワ，2003.

2）T. ヘザー・ハードマンほか編：NANDA-I看護診断―定義と分類 2021-2023，原著第12版（上鶴重美訳）．医学書院，2021.

3）武藤教志編著：他科に誇れる精神科看護の専門技術―メンタルステータスイグザミネーション Vol.1，精神看護出版，2017.

2 訪問看護における 統合失調症患者の看護

統合失調症の45歳の男性である．母親の援助を受けながら精神的な変調をきたすことなく，デイ・ケアに通所していたが，母親の援助を受けられなくなったことで，服薬リズムが崩れデイ・ケア通所が行えなくなり，訪問看護導入することとなった．

演習問題

1．セルフケアモデルに基づいた情報を収集し整理しなさい．
2．健康上の課題／看護診断：＃1を抽出する際に必要なアセスメントをしなさい．
3．健康上の課題／看護診断：＃1の看護目標と看護計画を立てなさい．

▶ MOVIE

事・例・紹・介

- ●**氏名・年齢・性別**：加藤さん（仮名）・45歳・男性
- ●**診断名**：統合失調症
- ●**時期**：訪問看護開始直後

■ 事例の概要

大学卒業後，一般企業に就職が決まり，地元を離れて単身生活を始める．入社3年目で新人教育に携わるようになったが，その頃から業務量が増加し，残業時間が増えていった．仕事上の負担が増えていることを上司に相談したが，会社の人員不足の問題などもあることから業務量は変わらなかった．

加藤さんは睡眠不足を感じながらも仕事を続けていたが次第に遅刻が増え始め，会社に連絡なく仕事を休むことも目立つようになってきた．同年6月に，「私は神様だ！」「私の言うことは神様のお告げだ！」とアパートの近辺で叫んでいるところを近所の住民に通報される．

その後も同じ行動で警察に通報されることが繰り返され，会社にも出社しなくなった．会社から連絡をもらった両親がアパートに行くと，室内を真っ暗にして物は散乱している状態であった．その様子を心配した両親は加藤さんを実家へ連れて戻ることにした．

実家に戻った加藤さんは，食事以外の時間は自室にひきこもって生活をしており，夜中も部屋から誰かと話すような声がしていた．両親には「頭はおかしくない，神様の声が聞こえるだけだ」と話していたが，両親が心配していることを伝えると渋々受診に応じた．

初めての診察で「統合失調症」と診断され，加藤さんは「病気と言われても…」と実感がもてずにいたが，入院治療に同意し，任意入院となる．入院後に薬物療法が開始され「最近神様の声が聞こえなくなってきている」という発言や，疾病教育を受けることで「神様の声は，病気の症状だったのかもしれない」という発言が聞かれるようになった．

退院後は通院治療を継続し，デイ・ケアへの通所も開始した．時にデイ・ケアを休んだり，自宅で家族と頻繁に揉めるような時期はあったが，精神状態が著しく悪化することなく生活を続けていた．就職を考えた時期もあったが「仕事をする自信はない」「長い時間働ける気がしない」「病気になってしまったから，もうまともじゃないし無理だ」と仕事に就くことはなかった．

■家族構成

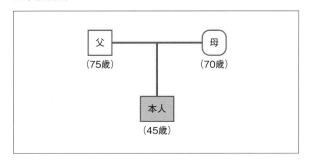

■ 訪問看護導入の経緯

週に3日デイ・ケアに通所をしていたが，次第に休むことが目立つようになり，身だしなみが整っていないことも度々見受けられるようになった．

外来受診時に看護師が家での生活を聞くと，父親の介護が必要な状態となり，それまで加藤さんの生活を手助けしていた母親から十分なサポートが得られない状況であることが明らかになった．

母親は，「最近，夫のことが手一杯であまりかかわってあげられていない」「そろそろ自分達も高齢なので自分のことは自分でして欲しいとは思っているんだけど」「最近は昼に寝ていることも多いみたいだし，部屋もゴミが溜まっていって．病気が悪いときに戻っているんじゃないか心配で」と加藤さんの健康状態に不安を抱えていた．

デイ・ケアへの通所が行えなくなり，自宅でも母親の十分なサポートが受けられない状況にあることから，医師より訪問看護を勧められ説明を受けることになった．

■ 訪問看護導入前の面接

自宅に訪問看護師が赴き，訪問看護の制度について説明を行い，導入について加藤さんの思いを確認した．加藤さんは「先生や看護師さんが使ってみたほうがいいんじゃないかって言ったから」「最近，起きられなくてデイ・ケアに行ってないからかな．あとは父さんが病気で母さんも大変だから，僕が生活に困っているんじゃないかなって心配してくれているのかな」と話す．

デイ・ケアについては「ずっと家にいるとしたいこともないので，デイ・ケアでプログラムに参加しているほうが楽しい」と話す．

・訪問看護師：「統合失調症と診断されてから20年近く通院やデイ・ケアも続けて，病気とうまく付き合ってこられたのですね．ただ，ここ最近は生活リズムが整わず，困っていると聞いています．訪問看護は利用者が症状や障害と付き合いながら健康的な生活を組み立てていくお手伝いをするものです．生活リ

- **デイ・ケア**：精神科デイ・ケア．社会参加，社会復帰，復学，就労などを目的として，さまざまなグループ活動を行う通所施設．スポーツや創作活動，パソコン学習などさまざまなプログラムを行う．精神科リハビリテーション治療の一つであり，精神疾患の再発防止効果があり，健康保険が適用される（医療サービス）．
- **感覚過敏**：周囲の音や匂い，味覚，触覚などの外部からの刺激を過剰に感じてしまうことで激しい苦痛を伴って不快になる状態．刺激は，聴覚，視覚，触覚，味覚，嗅覚などあらゆる感覚領域に対して起こり，その症状や度合いは人によってさまざまである．

ズムが整わないということは何かしら健康上の問題があると思いますが，加藤さんはどう感じられますか？　一緒に生活リズムを見直してみませんか？」

・加藤さん：「みんな心配してくれているし，使ってみましょうか」

・訪問看護師：「症状や障害との付き合い方がわかってきたら，他には何かご希望はありますか？　今後どのように生活をしていきたいとか？」

・加藤さん：「またデイ・ケアに行けたらいいですよね」「あとはお母さんが心配しているので，自分のことは自分でできるように…」

このような導入前のやりとりを経て，訪問看護利用が開始となった．

■ 訪問看護開始前の情報
【デイ・ケアからの情報】

身長168cm，体重70kg．週に3日デイ・ケアに通所している．体調がすぐれないときなどには加藤さんは連絡をしてくるが，時に「朝起きられなかった」と連絡なく休むこともあった．プログラムへの参加は自発的というよりも，スタッフが声をかけると参加することが多い．

昼食は残すことなく摂取されており，片付けも自分で行っていた．個人ロッカーには必要な物だけがあり，ゴミなどが溜まっていることはない．服装はトレーナーにジーンズ姿でいつも同じような柄ではあるが，清潔な物を着用している．

●表1　主治医からの訪問看護指示書

投与中の薬剤の用量・用法	リスペリドン (2mg) 2錠, 朝・夕食後 フルニトラゼパム (1mg) 1錠, 眠前
病名告知	あり
治療の受け入れ	良い

精神科訪問看護に関する留意事項
①生活リズムの確立：デイ・ケア再開に向けての支援を行う.
②家事能力, 社会技能等の獲得：両親が高齢であり, 必要は感じる.
③対人関係の改善 (家族含む)
④社会資源活用の支援
⑤薬物療法継続への援助：睡眠リズムが崩れているため, 服薬状況の確認が必要.
⑥身体合併症の発症・悪化の防止
⑦その他

他の利用者と会話をしている姿を見るが, いつも聞き役のようであり, 加藤さんから話題を出したり積極的に会話に入っていく姿は見られなかった. 自身が必要だと思う時には周囲の人に話しかけている様子がある.

現在の通所の目的は「生活リズムを維持したい」「やりたいことが見つかればいいかな」と話していた.

▎訪問看護の頻度

週3回から訪問看護を開始する. 導入前の面接で疎通もよく, 幻聴が顕在化しているものの, 症状に左右されるような様子は見られなかった.

しかし, 今までの生活様式が変化し, 生活リズムが著しく崩れているため, 開始時は訪問看護の利用頻度を多く設定した.

▎初回訪問看護

部屋は物と雑誌で溢れている. 座る場所もなかったが, 「どうぞ」と, 雑誌を寄せて座れる場所を作ってくれる. 母親からは「片付けるように言うのですが片付けないし, 部屋に入ろうとすると怒るからこのままなんです. 前はここまで散らかっていなかったのですが」と話す. その言葉に加藤さんは「ゴミは出しているでしょ. 本が多いだけだよ」と不満そうな表情を浮かべている.

室内には, 食物の空袋や空き缶など明らかにゴミと思える物は見られない. 埃を被った雑誌, 使い終わった髭剃り, 何に使うのかはわからない工具, 段ボール箱やビニール袋の中には山になって入っている封書やチラシがある.

・訪問看護師：「今日は加藤さんの生活の様子や健康状態を見させていただいて, 日常生活の支援を考えていきたいと考えていたんですが, お部屋のお話が出たので, この話を聞いてもいいですか？」
・加藤さん：「いいですよ」
・訪問看護師：「元々こんなに物や雑誌が多かったんですか？」
・加藤さん：「病気してからかな. ただ学生の頃は物が多くても皆にびっくりされるくらいピシっと整理していましたね. だんだんかな, このままでもいいかなって. 片付けないといけないと思うけど, 面倒になって. 必要だなって思うものはこうやって箱に入れたり袋に入れたりして整理するようにはしているんですけどね」
・訪問看護師：「そうだったんですね. 面倒だと感じてしまうんですね. 一度に片付けをすると, 面倒くさいって感じますよね. 他にもやろうと思って面倒くさく感じることってどんなことがありますか？」
・加藤さん：「どこにしまおうかなとか, これいるか

な，いらないかなって考えるのも面倒くさくなるのかな．読んだ雑誌もいらないなって思う内容だったら捨てていたんだけど，ただ体調が悪かったら本を読むのも疲れて，だんだんと読んでいないものが溜まっていってしまって．このペットボトルもね，応募券が付いてるから応募しようと思っていたんだけど，なんかやり方がわからなくなってしまって溜まっている」

・訪問看護師：「そうだったんですね．いらないって思った物は捨てているんですね．いっぱい物があって困ることってありますか？」

・加藤さん：「病気のことで言うと，薬かな．埋もれてしまって時々どこに行ったかわからなくなってしまうんです．これまでは母さんが一緒に通院してくれて，薬も管理してくれていたけど，今は一人で通院して，自分で持って帰ってきてそのへんに置いていたらどっかに行ってしまうんですよ．ビニール袋がたくさんあるから，どれがどれかわからなくなってしまって」

・訪問看護師：「お薬がわからなくなってしまったらどうするんですか？」

・加藤さん：「探して見つからなかったときには，まあいいか，寝る時間だしって飲まずに寝ています．でも，途中で目が覚めて飲むこともあるかな」

・訪問看護師：「以前，『朝起きられない』って話していたのは就寝時の薬を内服する時間が変わっていることも原因にあるのでしょうか？　就寝時のお薬以外に朝夕食後のお薬もありますけど，こちらも内服する時間帯が変わっていたりしますか？」

・加藤さん：「朝は起きられないから飲めないことがありますね．でも続けて飲まないことがあると，神様の声までは行かないけど，なんか音が気になってしまうんですよ．そうしたら，やろうと思っていたこともしたくなくなってしまうし，煩わしくなるんですよね．もともと面倒くさい・煩わしいって感じるんだけど，もっと感じてしまいます．そうなると，忘れてるかもって気づいてまた飲むんですけどね」

・訪問看護師：「音が気になる，音が出てくるってい

う感じですか？　神様の声じゃないけど，症状の1つなんですか？」

・加藤さん：「症状かもしれないですね」

・訪問看護師：「色々煩わしくなるということですが，どんなことがありますか？」

・加藤さん：「この部屋の整理もあるし，あとはそんなときに何か頼まれると，パニックになってしまうことがありますね」

・訪問看護師：「音が煩わしく感じたときやパニックを起こしそうになるときなどに，お薬を飲む以外に何か対処していることはありますか？」

・加藤さん：「煩わしくても何かしているときだとそのまま終わるまでしたり，横になったりしてちょっと休憩というか一息入れたりしていますかね．何もしていないときってテレビか動画を見ているんですが，音を消して映像だけ見ているって感じですかね」

・訪問看護師：「なるほど．薬を飲む以外にもそういった工夫があるんですね．今，お部屋に物がたくさんあるっていう話と，お薬についてお話をしてくれましたが，訪問看護ではそういった生活習慣に関しても支援を考えたいと思います．そのうえで加藤さんが望まれる目標は，デイ・ケアに通えるようになることですね」

・加藤さん：「はい．元の生活に戻したいですね」

・訪問看護師：「今の生活とデイ・ケアに通っていたときの生活で違うところは，『お薬を飲む時間が変わった』ということでしたが，他にも加藤さんの病気のことや生活のことをお聞かせいただけますか？」

・加藤さん：「大丈夫です」

・訪問看護師：「ご自身でどのような性格だと思いますか？」

・加藤さん：「自分から色々と喋らないほうです．話しかけられるのは嫌じゃないし，あんまり目立つことは好きじゃないですね．静かにゆっくりと過ごしたいです．揉めたくないから我慢するほうですかね．両親には言ってしまいますけど」

・訪問看護師：「病気に対してどのように説明を受け

●表2　加藤さんから聞き取った生活状況

時間	デイ・ケア通所時	時間	現在の生活状況
7：00	起床 トイレ，洗面，髭剃り(3日に1回)，更衣，朝食(母親準備)，朝食後服薬(母親準備)	8：00	目が覚めるが布団の中で過ごして二度寝することが多い．起床後の洗面はしたりしなかったりである
8：00	自宅を出発	10：00	朝食は食べたり食べなかったりと起きた時間による
9：00	デイ・ケア到着 プログラムに参加，プログラムがない時間は，ついているテレビを見たり，読書をしている		テレビ(決まったものは見ていない)を観る．朝食後の薬は朝食を食べなかったら飲まない
15：30	デイ・ケア終了		
16：30	帰宅 郵便受けを確認する	12：00	昼食(母親準備) 日によって過ごし方が違い，1日中横になって過ごしているときもある
17：00	風呂掃除を行う(毎日)	17：00	郵便受けを確認する 風呂掃除を行う(毎日)
18：00	夕食(母親準備) 夕薬服薬	18：00	夕食(母親準備) 夕食後薬服薬
19：30	入浴(1日おき) 入浴後，雑誌を読んだり，郵便受けにあった物を整理する	19：30	入浴(3日おき)，更衣
21：30	眠前薬を服用する(母親準備)	21：30	眠前薬は見つかれば服用
22：00	就寝	22：00	就寝
		3：00	眠前薬を飲んでいないときには目が覚めるので探して服用していた
	〈デイ・ケアがない日の状況〉 ●就寝・起床時間に変化はない． ●食事時間は決まっている． ●体調がいい日は雑誌を読んで過ごす．郵便物や雑誌の整理は週1回行っていた． ●気分が乗らないときには，1，2時間程度テレビや動画を見て過ごす ●母親から頼みごとをされたら手伝っている(買い物，ゴミ出し，庭掃除．料理は手伝わないが食器の片付けをしている)． 〈母親が声をかけていた内容〉 ●服薬 ●部屋の片付けについては，母親から声をかけられても自分のペースで行っていた．		〈ここ1か月の変化〉 ●雑誌を読む機会：ほとんどなし． ●郵便物の整理：封書は開けているものと開けていないものあり．袋に入れるだけとなる日もある． ●母親からの頼みごと：断ることが増えている． ●内服薬は毎回どこに置いたのかがわからなくなり，その状況によって内服できたり，できなかったりしている．

ていて，どのような症状があると思いますか？　それが影響することは何かありますか？」

・加藤さん：「統合失調症って言われています．神様の声が聞こえていて，それをなんとかしないとって．働いていたときは症状が出ていたんでしょうね．今は神様の声はないです．薬を飲んでいれば大丈夫って先生も言っていたし，飲んでいておかしなこともありません．なんかやる気が出なかったり，本を読んでいてもすぐ疲れてしまうことはあります」

現在の生活状況とデイ・ケア通所していたときの生活についても聞かせてもらった(表2)．

一緒に生活を振り返るなかで，「デイ・ケアに行っていたときと違うなと思っていたけど，だいぶ違っている」「デイ・ケアに行っていた頃の生活に戻せたらいいんだけど，どうやったら戻るんだろうな」「ここのところ動いてないからだるいのかな．何かしていたときのほうが調子はいい気がしますね」と発言もあった．続きはまた次回の訪問でやりとりすることとなる．

準備していたお薬カレンダーやお薬BOXの利用について，加藤さんがどのように思うか聞いてみた．加藤さんは「前に母親が準備してくれたんで使ったことあるんですけど，結局このなかに埋もれてしまって．ダメでしたね．受診した後，お薬をそこに移すのも結構手間に感じてしまったんですよね．なので，お母さんはそのつど僕に渡すようになったんですよね．1日分とか3日分とか．渡してもらったのは，テレビのところに置いていましたね」と話された．

まずは次回の訪問看護までの薬2日分をこれまで行ったことのある，「テレビの前に準備する」という方法を試すことになった．

・初回訪問時間：約60分．
・生活環境：1軒屋，自室は6畳和室，テレビ，机，ベッドが置いている．
・身長168cm，体重68kg．
・身だしなみ：Tシャツにスウェット（自宅にいるときの服装），髭は剃っている，目脂やフケなど見られない．
・残薬数：朝食後薬10包/28日分，夕食後薬0包/28日分　眠前薬0包/28日分

▌精神状態の査定

項目	データ	程度
1. 意識	●意識は鮮明で，見当識の異常もなく，疎通は良い ●睡眠：眠前薬の服用をしないと中途覚醒がある．	軽
2. 記憶	●発病時のことも覚えており，最近の生活については記憶がしっかりとしている．薬を飲み忘れたときの状況や，過去の服薬管理方法なども記憶している．	無
3. 知覚	●発症当時には「神様の声が聞こえるだけ」という発言があったが，現在は神様の声は幻聴という症状と認識している． ●特定の音が不快に感じるといった感覚過敏がある．また，音が聞こえてくるような感覚を伴うこともある．	中
4. 思考	●発症当時には幻聴の内容から「私は神様だ」「私の言うことは神様のお告げだ」といった発言があった．異常体験に対して誤った意味付けをする説明妄想であったと考えられ，現在はそういった感覚に陥ることはない． ●話しかけられた内容に関して，考えながら正確に返答できる．聞かれた質問から返答がずれることなし．	無
5. 気分と感情	●デイ・ケア通所中には「ずっと家にいてしんどいなぁと思うより気持ちが楽だった，プログラムに参加して何かしていると楽しい」と感じていた． ●家族と頻繁に揉める時期が過去にあった，母親に不満そうに発言する姿がみられるが，気分の浮き沈みはない．	軽
6. 欲動と意思	●就職を考えた時期もあったが「仕事をする自信はない」「長い時間働ける気がしない」「病気になってしまったから，もうまともじゃないから無理だ」という発言があり，人生の中での目標喪失を感じた時期があった可能性がある．	

	● 加藤さんから話題を出したり積極的に会話に入っていく姿はない. 自身が必要だと思うときには周囲の人に話しかけている様子がある. ● 気分が乗らないときがある, 何となくやる気が出なかったり, 本を読んでいてもすぐ疲れてしまうことがあると言い, 意欲の低下によって生活リズムへの影響がみられる. ● 母親からの頼まれごとを断ることが増えている. ● もう一度デイ・ケア通所を再開したいという思いをもっている.	中
7. 知的機能	● 最終学歴は大学卒業 ● 社会人4年の経験あり, 入社3年目に新人教育に携わる. ● 知的機能が生活にもたらす影響はない.	無
8. 判断と洞察	● 入院治療中に疾患教育を受けたことで「神様の声は, 病気の症状が出ていた」という認識があり, ある程度の病識はもっていると思われる. ● 訪問時に看護師の座る場所を作るなど, 周囲への配慮ができている. ● 週3日デイ・ケア通所していたときの生活と現在の生活が変化していることに気づいている. ● 薬を置いた場所がわからなくなるなど, 集中力の低下, 注意力の低下が考えられる. ● 服薬管理方法について話し合い, さまざまな方法を試してみることについての選択や判断は可能である.	軽

オレム・アンダーウッドモデル[1)]を参考
＊重症度の目安
　重度：日内変動が激しいか, 日常生活への支障が強い
　中等度：1〜2日ごとの変動もしくは日常生活への支障がまあまあある
　軽度：3日〜1週間安定しているか, もしくは日常生活への支障が軽い

■ セルフケアレベル

セルフケアの項目	アセスメント	ケアレベル
1. 空気・水・食物の十分な摂取とバランス ● 食事は母親が準備したもの3食摂取している. ● 食事に関する動作は自立しており, 食欲もある. ● 朝起きられずに3食から2食になっていることがある. ● 身長168cm, デイ・ケア通所時体重70kg, 訪問開始時の体重68kg.	もともとの食事回数は1日3食摂取しており, 母親が食事の準備をしている. 時々起床時間が遅くなることにより, 2食となることがある. 　デイ・ケア通所中断後, 体重減少が2kgあるが, BMIは24.09で普通体重である. 　2食となる頻度は明らかになっていないが, 体重減少がみられるため, どの程度食事が減っているのか, 摂取する内容の観察は必要と考える.	4
2. 排泄の過程と排泄に関するケア ● 排泄行動は自立しており, 排尿や排便の習慣も整っている.	排泄行動は自立しており, 排泄機能に問題なし.	5

3. 体温の調整と個人衛生の維持

- 以前はいつも同じような服装でも清潔感があった。しかし，デイ・ケア通所中断前から身だしなみが整っていない様子が見受けられるようになった。
- 現在，更衣する回数が減っており，部屋は物と雑誌に溢れている。
- 室内には，食物の空袋や空き缶など明らかにゴミと思える物は見られないが，埃を被った雑誌，使い終わった髭剃り，何に使うのかはわからない工具，段ボール箱やビニール袋の中には山になって入っている封書やチラシ等が散乱している。また，「応募券が付いている」ということでペットボトルをため込んでいる。
- 以前は「物が多くても皆にびっくりされるくらいピシッて整理していましたね」といい，部屋の片付けは自分のペースで行っていた。現在は，母親が部屋に入ろうとしたり片付けようとすると拒むことが多い。
- 入浴は1日おきから3日おきになっている。髭剃りは3日に1回，洗面は毎日行っていたが，現在は不定期である。

室内は物で溢れており，座る場所もないくらいの状況である。応募券が付いているからとペットボトルためているが，廃棄に至っていない。山積みとなっている物に関しては「片付けたい」という気持ちは持っていながらも，母親が行うことは拒んでおり自身のペースで行いたいという考えがある。

このようなやや融通性に乏しく，ひとつひとつに区切りをつけて行動する様子からは，強迫的性格特徴を有していると考えられる。ただし，元来整理整頓する能力があることや日課にも片付け・整理の項目が入っていたこともあるため，加藤さんの考えを尊重して，室内環境に対する許容範囲をどのように捉えているかなどに関して知ることなどから始める必要がある。

3

4. 活動と休息のバランスを保つ

- 週に3日デイ・ケアに通所していたが現在は通所していない。現在の日常生活リズムもだいたい決まったスケジュールで生活している。
- デイ・ケア中断後は，日中寝て過ごすことが増えている。
- 母親から買い物，ゴミ出し，庭掃除，食器の片付けなど頼まれたら行っていたが，断ることが増えている。
- 母親が，服薬，部屋の片付けなどの声かけを行っていたが，父親の介護を行うようになってから頻度が減っている。
- 以前は日中雑誌を読んだり，テレビを見て過ごしていることも多かったが，最近はぼんやりと過ごしていることも多い。
- 環境音が煩わしく感じると行動したくなくなる。
- 22時に就寝し，眠前薬を服用していないときには3時頃覚醒して再入眠することが多い。朝8時に目覚めるが2度寝している。眠前薬を飲み忘れると中途覚醒がみられる。

長年デイ・ケアに通所し，体調を崩すことなく毎日同じペースで生活を営めていたのは，母親の手厚いサポートがあったためと考えられる。その中でも，服薬を母親が管理し，ほぼ決まった時間に行っていたことは大きな要因であったと思われる。現在，母親のサポートが得られない状況においては，眠前薬を服用せずに就寝したり，途中覚醒時に服薬することなどによって睡眠パターンに影響が及んでいると判断される。

また，音が気になる，煩わしく感じると行動したくなくなるという様子からも，不確実な服薬習慣により症状が再燃し，生活活動に影響を受けている可能性も考えられる。

加藤さんの役割としての郵便物確認と風呂掃除は維持されており，決まった役割に関して遂行しようとする力が維持されていることは評価できる。しかし，デイ・ケア通所時の活動量と現在の様子を比べると，臥床して過ごす時間が増えるなど，1日の活動量が減っていることについては注意が必要である。

3

5. 孤独と人との付き合いのバランスを保つ ● 「自分から色々と喋らないほうです．話しかけられるのは嫌じゃない．あんまり目立つことは好きじゃないですね．静かにゆっくりと過ごしたい．人と揉めたくないから我慢するほうですかね．両親には言ってしまいますけど」と自身の性格について答える． ● デイ・ケア中，他の利用者と会話をしている姿を見るが，いつも聞き役のようであり加藤さんから話題を出したり積極的に会話に入っていく姿は見られなかった．自身が必要だと思うときには周囲の人に話しかけている様子がある． ● 初回訪問時に1時間ほどの会話で「疲れました」という．	もともと生活の中で自発的・能動的な活動を行うタイプではなく，家族以外の人とのかかわりに関しても，必要以上の関係性はもたないようである．一方で，他者の思いを受け入れたり提案を受け入れることをしていたり，自身の意思も言葉にすることをされている様子から，他者と良好な関係を築くためのコミュニケーション能力は備わっていると思われる．ただし，他者と揉めたくないという思いから「我慢」することを選択することもあるため，個のかかわりを大切にしながら，1つ1つ加藤さんの考えや思いを確認しながら看護を提供していく必要があると考える．	4
6. 生命と安寧に対する危険の防止 ● 統合失調症と診断されており，「神様の声」は症状と認識している．音が気になるという発言があり，現在幻聴は潜在化している． ● 続けて薬を飲まないことがあると，幻聴まではいかないものの，聴覚が過敏になり，音が気になる． ● 朝食後薬が10日分ほど残っている．	母親が内服の声かけを行っていたときには，飲み忘れなく継続しており，音が気になった際にも服薬しているため，内服薬の必要性は感じていると考える． 音が気になる，煩わしく感じると動きたくなくなるという様子がみられることから，不確実な服薬習慣が続くことは，発症当時に出現していた症状（幻聴）の再燃につながり，生活へ支障をきたす可能性が考えられる． 服薬状況，音の出現する時間帯・わずらわしく感じる頻度の関係性について，観察し，幻聴・感覚過敏の程度や出現していないか，その影響を受けての行動変容でないかのアセスメントは継続して必要となってくる． 現在，安全を保つことはできているため，病状に伴う影響はない．	3

オレム・アンダーウッドモデル[1]を参考
＊ケアレベル
　1：全介助，2：部分介助，3：声かけ・指導，4：教育指導・支持，5：自立

■ 総合アセスメント

　24歳時，統合失調症を発症．「神様の声が聞こえる」と幻聴がみられ「私のいうことは神様のお告げだ」と説明妄想と考えられる言動があり入院治療を行い，薬物療法開始後に幻聴は消失した．疾患教育も受けており，現在は「神様の声」は症状という認識をもっている．退院後は薬物治療を中心に治療を継続，生活リズムの維持を目的にデイ・ケアを利用していた．長年同じペースで生活し体調を崩すことなく生活できたのは母親の援助があり成立していたものであった．なかでも，服薬の管理を母親が行い，ほぼ決まった時間に内服を行えていた

が，自己管理するようになってからは眠前薬を服用せずに就寝したり，途中覚醒時に服薬することなどによって睡眠パターンに影響が及んでいる．睡眠が不規則になることで，疲労感や意欲の低下につながり，自室の不衛生な環境を改善することができなくなっていたり，デイ・ケア通所中断など，活動機会も減少していることが考えられる．「もとの生活に戻したい」という思いをもっており，自身の役割である行動は維持しながらも睡眠を改善するための服薬管理の方法については知識も認識も不十分な状態である．また，音に対する感覚過敏について言葉にすることもあり，不確実な服薬や不規則な生活によって症状が再燃する可能性も考える必要がある．

■ 想定される健康上の課題 / 看護診断

● 睡眠パターン混乱
● 非効果的健康維持行動

関 連 図

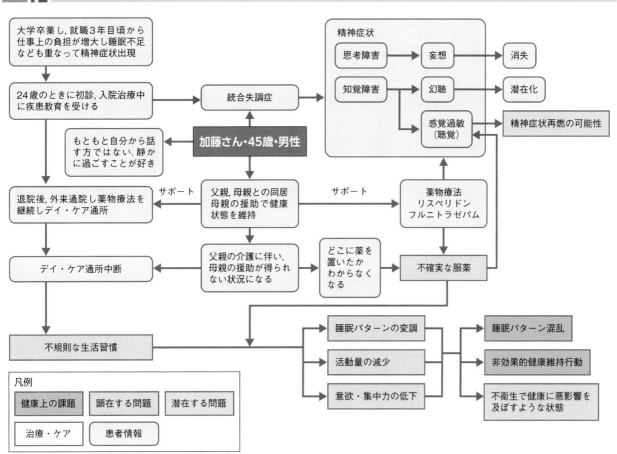

大学卒業し，就職3年目頃から仕事上の負担が増大し睡眠不足なども重なって精神症状出現

24歳のときに初診，入院治療中に疾患教育を受ける

もともと自分から話す方ではない，静かに過ごすことが好き

退院後，外来通院し薬物療法を継続しデイ・ケア通所

デイ・ケア通所中断

不規則な生活習慣

加藤さん・45歳・男性

父親，母親との同居母親の援助で健康状態を維持

サポート

父親の介護に伴い，母親の援助が得られない状況になる

どこに薬を置いたかわからなくなる

統合失調症

精神症状

思考障害 → 妄想 → 消失

知覚障害 → 幻聴 → 潜在化

感覚過敏（聴覚）→ 精神症状再燃の可能性

薬物療法リスペリドンフルニトラゼパム

不確実な服薬

睡眠パターンの変調

活動量の減少

意欲・集中力の低下

睡眠パターン混乱

非効果的健康維持行動

不衛生で健康に悪影響を及ぼすような状態

凡例

健康上の課題	顕在する問題	潜在する問題
治療・ケア	患者情報	

49

1 健康上の課題 / 看護診断の抽出

● 睡眠パターン混乱

情報と解釈・分析	統合のアセスメント
■ 行動 ● デイ・ケア通所を中断している. ● 内服薬が母親管理から加藤さんの自己管理に代わってから,服薬のリズムが不規則となり始めている. ● 薬は処方されたまま袋に入れて保管してある. ● 保管場所の室内は物が散乱しているため,どこに置いているのかがわからなくなりやすい. ● 残薬数:朝食後薬 10 日分 /28 日分,夕食後薬 0 日分 /28 日分　眠前薬 0 日分 /28 日分.食後に服用するものという指示を守っており,服薬をしないことにつながっている可能性がある. ● 眠前薬の服用を忘れると中途覚醒がある. **■ 意識** ● 服薬の必要性は感じながらも,薬の飲み忘れ,飲み遅れがある. **■ 記憶** ● 薬を置いた場所がわからなくなる. ● 薬を飲み忘れたときに起こること,薬を定期的に飲むためにした行動なども記憶している. **■ 活動と休息のバランス** ● 眠前薬を服用せずに就寝したり,途中覚醒時に服薬することなどによって,睡眠パターンに影響が及んでいる.また,臥床して過ごす時間が増えるなど,1 日の活動量が減っていることについては注意が必要である. **S(主観的情報)** **■ 思考内容** ● 「薬を飲んでいれば大丈夫って先生も言っていたし,飲んでいておかしなこともありません」 ● 「探して見つからなかったときには,まあいいか寝る時間だしって,飲まずに寝てしまうんですよね.でも途中で目が覚めて飲むこともあるかな」	もともとは母親が服薬を管理して内服を促していたが,加藤さん自身が自己管理するようになってからは,朝食後薬の飲み忘れや眠前薬の飲み忘れが起きている.眠前薬を飲み忘れることで,中途覚醒が見られる.また,催眠・鎮静作用の持続時間が約 7 時間のフルニトラゼパムを途中覚醒のあった 3 時に服用することで,起床時間の延長につながっていることが考えられる.必要によっては使用薬剤について医師へ相談する必要も視野に入れておく. 　再入眠に至るまでの時間や途中覚醒の頻度がどのくらいあるのかの情報を得ながら日中の眠気に影響がないか観察が必要となってくる.

看護上の問題 / 看護診断:# 睡眠パターン混乱
　定義:外的要因による,限られた時間の覚醒

T. ヘザー・ハードマンほか編:NANDA-I 看護診断―定義と分類 2021-2023,原著第 12 版(上鶴重美訳). p.254,医学書院,2021.

● 非効果的健康維持行動

情報と解釈・分析	統合のアセスメント
O(客観的情報) **■ 知覚** ● 環境音を煩わしく感じること，音が聞こえてくるような感覚に陥ることがあり，感覚過敏による行動への影響がある． **■ 欲動と意志** ● 気分が乗らないときがある，なんとなくやる気が出なかったり，本を読んでいてもすぐ疲れてしまうことがあるといい，意欲減退が見られる． **■ 洞察と判断** ● 自身の疾患は統合失調症であるという認識はもっており，服薬により症状が抑えられていること，音に対する感覚過敏は症状と捉えている． ● 週3日デイ・ケア通所していたときの生活と現在の生活が変化していることを自覚している． **■ 活動と休息** ● 部屋の片づけや食品の空き袋，空き缶の取捨選択を考えると面倒くさくなってしまい，内服薬の置き場所がわからなくなるなど，意欲・集中力・注意力などに繋がっていることが考えられる． ● 母親の声かけが減っているが，食事の準備以外のADLは自ら行っている． ● 雑誌やテレビを読む時間が減っており，横になる時間が増えている． ● 室内に書籍や物が積み重なっており，整理する頻度が減り，以前よりも増えている． **S(主観的情報)** **■ 思考内容** ● 「デイ・ケアに行っていた頃の生活に戻せたらいいんだけど，どうやったら戻るんだろうな」「ここのところ動いてないからだるいのかな．何かしていたときのほうが調子はいい気がしますね」	デイ・ケアに通所していた頃の生活に戻したい，何か活動をしているときのほうが調子よく感じている．感覚過敏を感じながらも行動をしていたり，決まった日課を遂行しようとしているのは，調子の良い状態を維持しようとする行動と考えられる．また母親の援助(声かけ)がなくなっているが，自身でこれまで行っていた日課や役割は行うようにしており，加藤さん自身が変化した環境に適応しようとしている行動と考えられ，支援しながら加藤さん自身の生活を組み立てていく支援が必要と考える． 加藤さんの日中の行動を阻害しているものとして，集中力の低下や意欲減退が見られるが，このような状態が生活リズムの変化によって起きているものなのか，精神症状の変化により強く出てきているものなのか，観察しながら支援していく必要がある．

看護上の問題／看護診断：# 非効果的健康維持行動

　定義：健康行動の基礎となる，健康の知識・健康に対する姿勢・健康習慣の管理が，ウェルビーイングの維持や向上，あるいは病気やけがの予防には不十分な状態．

T. ヘザー・ハードマンほか編：NANDA-I看護診断−定義と分類 2021-2023, 原著第12版（上鶴重美訳）. p.167, 医学書院, 2021.

2 健康上の課題/看護診断の優先順位

看護師の介入の視点でみると，感覚過敏，意欲減退，自発性・活動性の低下など，服薬が不規則になることにより精神状態悪化の兆候とも取れる状態が見られるが著しく生命にかかわるような状態の変化はない．それよりも，服薬リズムが変化したために，睡眠パターンが変化し，生活リズムへの影響を引き起こしている状態であり，もともと規則正しい生活を送る中で行えていた加藤さんの能力を考えると睡眠リズムを取り戻すことが優先と考え，＃1「睡眠パターン混乱」とした．

次に，母親の援助がなくなり，加藤さん自身で生活習慣を確立していく必要があるが，その過程で生活リズムが変化していったものと考える．デイ・ケア通所を中断している生活の中でも今までの日課を維持しようとしていたり，自身の役割を遂行している行動があるため，＃2「非効果的健康維持行動」とした．

3 看護目標と看護計画の展開

＃1 睡眠パターン混乱

目標（期待される結果）	計画
飲み忘れ，飲み遅れの少ない服薬管理方法の獲得により，服薬が行えるようになり，睡眠リズムを取り戻せる．	**O-P（観察計画）** ●精神症状の変化 ●睡眠時間，途中覚醒の頻度，再入眠までの時間 ●内服行動に対する加藤さんの思い，認識 ●内服薬の自己管理方法 ●服薬状況：服薬時間，飲み忘れ・飲み遅れの頻度 ●飲み忘れ・飲み遅れがないときの行動 ●煩わしく感じる音の程度や頻度 ●音を煩わしく感じたときの行動・生活の変化 ●日中の活動量，眠気や意欲低下の程度 **T-P（援助計画）** ●内服行動に対する加藤さんの思い，認識を聞く． ●内服薬の自己管理方法について，A氏が試行錯誤を行っていることを振り返りながら，より自己管理しやすい方法を一緒に探していく． ●飲み忘れ・飲み遅れがないときの行動や環境を振り返り，保管方法や服薬につながる行動を見つけていく． ●確実な服薬のために朝食後薬・眠前薬の服用時間について医師と相談し，服用時間に幅をもっても良いこと，眠前薬については時間によっては服用しなくても良いことを確認しておく． **E-P（教育計画）** ●眠前薬の効果時間について情報提供し，服用の選択が行えるようにかかわる．

#2 非効果的健康維持行動

目標(期待される結果)	計画
生活リズムの改善，日中の活動量が増える．	**O-P(観察計画)** ● 精神症状の変化 ● 服薬状況 ● 意欲が湧かず影響を受けた行動の有無 ● 感覚過敏を感じる頻度，影響を受けた行動の有無 ● 活動量(ADL，日課，役割の頻度，母親からの頼まれごと) ● 現在の生活に対する加藤さんの思い，認識 **T-P(援助計画)** ● 加藤さんの生活リズムに関する思いを聞く． ● どのような生活リズムになったらデイ・ケア通所の再開を考えているか思いを知る． ● 意欲が湧かないときの過ごし方，面倒くさいと感じながらも行った活動を振り返り，生活リズム維持・改善のために行っている行動を見つける． ● 感覚過敏を感じたときの過ごし方について振り返り，加藤さんの症状に対する対処行動を見つける． ● デイ・ケアの短時間利用が可能か相談を行う． **E-P(教育計画)** ● 加藤さん自身が調子によって変化する活動量を知る．

学 習 の 振 り 返 り

病院での治療を終え，在宅で生活を送っている精神疾患を持つ人には，さまざまなライフサイクル・ライフイベントが訪れる．今回の事例のように，家族関係が変化することで生活が変化し，精神状態，治療継続に影響を受けることも多く見られる．自宅に訪問し，加藤さんの部屋の状態を見たときに「片付け」「整理整頓」や生活リズムを整えることに着目しやすいが，その状態が何からもたらされているのかを情報収集しアセスメントすること，加藤さん自身がどのように捉えているのか，加藤さん自身がどの点から改善したいと考えているのかを知って，加藤さんと一緒に取り組んでいくことを考える必要がある．

> **学習課題(この事例のチェックポイント)**
> 1)訪問看護を導入するにあたり，必要な手続きについて学習しなさい．
> 2)訪問看護において，計画を立案するにあたって留意する点について述べなさい．
> 3)意思決定支援について学習しなさい．

引用・参考文献
1) 宇佐美しおりほか：オレムのセルフケアモデル－事例を用いた看護過程の展開 第2版．ヌーヴェルヒロカワ，2003.
2) T．ヘザー・ハードマンほか編：NANDA-I看護診断－定義と分類2021-2023，原著第12版(上鶴重美訳)．医学書院，2021.
3) 武藤教志編著：他科に誇れる精神科看護の専門技術－メンタルステータスイグザミネーションVol.1．精神看護出版，2017.
4) 武藤教志編著：他科に誇れる精神科看護の専門技術－メンタルステータスイグザミネーションVol.2 第2版．精神看護出版，2021.

3 双極性感情障害（躁うつ病）患者の看護

双極性感情障害（躁うつ病）の45歳の男性である．誇大妄想，精神運動興奮状態を伴う躁状態が出現し，家族への暴力が認められたため，警察が介入し精神科病院に医療保護入院した．保護室に入室し，環境調整と薬物治療を行い，現在入院10日目である．躁状態は目立たなくなり，一般病室で治療を継続し，退院・復職を目指すことになった．

▶ MOVIE

演習問題
1. セルフケアモデルに基づいた情報を収集し整理しなさい．
2. 健康上の課題/看護診断：＃1を抽出する際に必要なアセスメントをしなさい．
3. 健康上の課題/看護診断：＃1の看護目標と看護計画を立てなさい．

事・例・紹・介

●**氏名・年齢・性別**：河原さん（仮名）・45歳・男性
●**診断名**：双極性感情障害（躁うつ病）

事例の概要

河原さん（45歳・男性）は，3人きょうだいの次男として出生した．河原さんは，正常分娩で出生し，幼少時は物静かで引っ込み思案な子どもだった．小中高のいずれも成績は大変よく，国立大学（文系）に進学した．卒業後すぐに海外の大学院に進学し，MBA（Master of Business Administration：経営管理学修士）を取得して帰国し，証券会社に就職した．26歳で結婚し，30歳で課長補佐を命じられ，家庭も仕事も順調だった．しかし，34歳のときに過労が原因で体調を崩し，抑うつ状態（うつ病）を患った．6か月の休職と通院治療（クロミプラミンやフルボキサミンマレイン酸塩の内服）で復職後，40歳までは，内服治療を続けながら，仕事を続けてきた．

40歳のときに，通院先の主治医から「抗うつ薬をやめて様子を見てみないか」と提案され，以後6か月ごとの外来定期受診を続けてきた．昨年，職場では課長に昇進し，仕事も順調に続けていた．

河原さんは，元教員の両親（父72歳・母70歳），妻（44歳・教員），長女（高校3年生），長男（中学2年生）

の6人暮らしである．河原さんの兄（47歳）は県外で公務員として勤務し，弟（41歳）は海外の大学で研究職として活動している．兄や弟とは電話やメールでのやりとりはある．きょうだい仲は良いが，遠方に住んでいるためほとんど会うことはない．

■家族構成

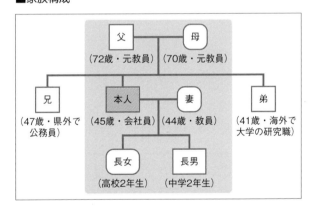

発病から入院までの経過

入院1か月前，職場の部下にハラスメントで訴えられた．ミーティングの場で部下を大声で叱責し，「お前のような無能な奴はやめてしまえ」など暴言を吐いたという．部下にだけではなく，人事部との面談においても，高圧的な言動を繰り返したため，降格処分となり，配置転換を命ぜられることとなった．この一件について，家族（妻・両親）は知らされていなかった．

入院2週間ほど前から，明らかに不眠が目立つようになった．寝床に就いても，何か気になるとパソコンの前に座り，朝方まで作業している姿が度々見られた．その様子を心配した妻が声をかけると，大声で「誰のおかげで生活できていると思っているんだ！　黙って俺の言うことを聞いていればいいんだ！　いちいち干渉するな!!」と怒鳴ることがあった．これまでに見たことのない河原さんの様子に妻もどうしてよいものかわからず，困惑していた．このとき，妻は「夫は職場で何かうまくいっていないのではないか」と自分の気持ちに折り合いをつけ，ただ見守ることにしたという．

入院1週間前，不動産会社から自宅に連絡が入り，電話で対応していた父親が不動産会社に事情を確認すると，河原さんが投資目的のマンション3室（1億円）を購入しようとしていることがわかった．父親名義の自宅を担保に入れて購入しようとしていたため，父親が河原さん自身に事情を問いただすと，一旦は興奮して怒り出した．父親から自宅を担保に入れることはできないことを伝えられ，購入予定のマンション3室についてはクーリングオフ（手付金300万円の返戻なし）することになった．

入院当日，家族とともに夕食を摂っていたところ，テレビで仮想通貨（バッドコイン）の下落が報じられた．ニュースを耳にした途端，テーブルをひっくり返したり，ソファを投げ飛ばしたりするなど激昂し，手が付けられない状態だった．止めに入った両親や妻にも手を挙げたため，長女が110番通報し，警察が介入することになった．

警察の事情聴取に対しても，まとまりのないことを捲し立てるように話し，興奮が収まらないため，警察官の23条通報により精神科救急病院を受診することになった．

■ 入院時の様子

入院時の診察場面で河原さんは，「どうしてくれるんだ!!　バッドコイン（仮想通貨）で一儲けして，マンションを買ってさらに儲けて，あんな会社（証券会

社）はさっさとやめてやろうと思っていたのに!!　これじゃ，すべて計画通りには進まないじゃないか!!　俺はこんなところにいる場合じゃないんだ！　何??　入院??　なんで俺が入院しなければいけないんだ．おかしいのは，人事部の田中だろ!!　俺は入院しないぞ！　こうなったら別の仮想通貨を買わなければ！　邪魔するな．俺はこれで3億稼ぐつもりなんだ！　お前たちのような無能な奴とは違うんだ！」と捲し立て，取り付く島もない状態だった．興奮が強く，「俺は何も悪いことをしていないのに，警察はなんで俺をここに連れてきたんだ！」と怒声をあげていた．

入院に応じられる状態ではないこと，警察官に保護された段階では，他害行為も見られていたことから，精神保健指定医の診察の結果，妻の同意のもと医療保護入院することになった．入院に対しては，納得しておらず，医療者に対する暴言や抵抗が強かった．そのため，アモバルビタールを静脈注射して緊張状態の鎮静後，ストレッチャーで保護室に入室した（隔離開始）．

主治医からは，妻と両親に対して，「服薬できるようになり，興奮状態が落ち着くまでの間は，保護室に入室してもらうこと」を説明した．

【指示内容】
- 終日隔離（開放観察なし：食事・洗面・入浴など生

● 入院時バイタルサイン

- 体温：36.8℃
- 心拍数：92／分
- 血圧：146/92mmHg
- 呼吸数：16／分
- SpO₂：98%

● 処方内容

- 炭酸リチウム（リーマス®）200mg・2錠・朝
- ゾテピン（ロドピン®）50mg・1錠・朝
- 炭酸リチウム（リーマス®）200mg・2錠・眠前
- ゾテピン（ロドピン®）100mg・1錠・眠前
- フルニトラゼパム（サイレース®）2mg・1錠・眠前

● 入院時検査の結果

- 血液検査
  WBC：6,800万／μL
  RBC：510万／μL
  Hb：12.8g/dL
  HbA1c：4.4%
  TP：6.9mg/dL
  ALB：4.0mg/dL
  TG：128mg/dL
  HDL-C：88mg/dL
  LDL-C：102mg/dL
  Na：139mEq/L
  K：4.0mEq/L
  Cl：106mEq/L

- 尿検査
  色調：淡黄色
  尿比重：1.014
  尿糖：（−）
  尿鮮血：（−）
  ウロビリノーゲン：（±）
  尿蛋白：（−）
- 心電図：異常なし
- 胸部X線：異常なし
- 腹部X線：異常なし
- 頭部CT：異常なし

活上必要な行動に関しては，看護師の見守りで一時中断しても可）．

- 保護室内への持ち込みは，コップ，ティッシュペーパー，鉛筆1本，ノート1冊のみ許可．
- スマートフォンは，7時〜21時までの間，公衆電話ボックス内で短時間（5分程度）のみ使用可能．充電は看護室内で行う．
- 面会は，家族・人権関係のみ許可．
- パソコンやタブレットの持ち込みは不可．

㊟　隔離に関して

入院患者の処遇は，患者の個人としての尊厳を尊重し，その人権に配慮しつつ，適切な精神医療の確保および社会復帰の促進に資するものでなければならないものであることが前提である．本事例の隔離処遇は，精神保健福祉法第三十七条第一項の規定に基づき，患者本人の医療又は保護を図る観点から隔離以外によい代替方法がない状況にあると精神保健指定医が判断したうえで適用した処遇であり，患者と家族に対しての十分な説明を行っているものである．

■ 入院初日から入院後2週間の様子

入院（22：00）と同時に保護室に入室し，隔離（終日）が開始された．アモバルビタールで鎮静された状態で

あるため，覚醒したときに改めて入院オリエンテーションを行うことにした．

入院当日は，午前3時までぐっすり眠れた．覚醒とともに，保護室のドアを蹴飛ばしているが，看護師の声かけに応じ，ベッドサイドに座ることができた．すぐに当直医師（主治医）にコールし，看護師2名付き添いのもとで，室内で診察を行った．

この1か月の間，何があったのかについて尋ねると，河原さんは目をギラギラさせながら，「忙しいのに，ミスばかりする部下を叱りつけたことを人事部に告げ口され，ハラスメントだと訴えられてしまった．別に俺は上司として悪いことをしているわけでもないのに，同僚たちからは白い目で見られ，配置転換までさせられて．人事部長は同期で仲も良かったのに，味方をしてくれない．むしろ，変人扱いをされた．お前，どうしたんだ？　そういうところが変だ，怒りっぽいと言われてしまうし…」

「自分ではそのことについてどう思うのか」と主治医に聞かれると，「確かに，怒りっぽいのかもしれない…．それよりも先生は仮想通貨はやっていないの？今の時代，投資が大事だよ…」と話は脱線してしまう状態であった．

主治医より「会社の方もご家族の方も，河原さんの今の気分の状態は高揚しており，実際に会社の方やご家族に対しても怒鳴ったり，興奮して手をあげたりしているため，入院が必要であると判断しました．入院

時，私たちに対してもかなり攻撃的な言動が見られたため，精神的な強い緊張を和らげるために，薬を使用して緊張状態を沈静化させてからお部屋に入室していただきました．ご家族のお話では，入院時の興奮していた河原さんは，本来の河原さんの姿ではないとおっしゃっておられました．双極性感情障害（躁うつ病）の躁状態であると考えられるため，今は気分を安定させるための薬を内服していただき，落ち着くまではこのお部屋で過ごしていただきたいと思います」と伝えられた．

主治医の説明に対して，河原さんは不服そうな表情を浮かべていたが，「今までうつにしかなったことがなかった．クリニックの先生も躁状態になる可能性はあるとは言っていたので，仕方ない」と一応の納得は示された．その後，朝までは一睡もせず，ベッドを机代わりにして，黙々とノートに書き続けていた．

入院2日目，朝食は室内で摂取され，洗面のために共用スペースに出てきたが，終了後は興奮状態を呈することもなく，自室に戻ることができた．身体計測にもスムースに応じられた（身長174cm，体重77kg）．朝薬は，看護師の前で，自分で薬を手に取り内服した．朝食後も休む様子はなく，黙々とノートに書き続けていた．

午後になり，1時間ほど臥床している姿が確認されたが，それ以外は書きものを続けていた．訪室した看護師が様子を確認すると，多弁に話し始める．海外の大学院に留学していた頃の話をしていたかと思うと，バッドコインの話になったり，投資の話になったり，その内容にはまとまりがなかった．

夕食後，激しくドアを蹴っており，理由を確認すると「家族に電話をしたいんだよ！」とのことだった．公衆電話ボックスでスマートフォンを用いて電話をかけると，その後はドアを蹴ることもなく，落ち着いて過ごしていた．

就寝前，薬を内服し，消灯もすぎてから「話し相手になってほしい．一人じゃつまらない」と訴える．30分という約束で看護師が話を伺うと，話の内容はまとまりがなく，自分の言う通りにやれば，絶対金儲けが

できるなど上調子の高いことを言い続けていた．その一方，30分が経過すると，約束は守ることができ，その後は入床（入眠）された．

入院2日目から入院5日目までは，22時過ぎに入床し，3時頃には覚醒していた．

食事は，集中できるときとできないときとがあり，「ノートの整理が終わっていない！」と数口でやめてしまったり，希望により家族が持参したお菓子なども食べかけのまま残ってしまったりすることが目立っていた．

洗面や入浴は，声かけにより行動できるが，落ち着きなくまとまりに欠けるせいか，髭を剃り残したり，シャンプーを十分に洗い流すことができないまま浴室を出てきたりすることがあり，看護師のサポート（声かけ）を必要とした．

入院6日目より，夜間の睡眠状態は安定し，朝方まで眠られるようになってきた．食事，洗面，入浴についても，落ち着いて行動することができるようになり，看護師に多弁に話し続けることも目立たなくなってきた．そのため，入院7日目に行動制限（隔離）は解除され，一般病室（個室）に転床することになった．

入院8日目，河原さんは日中に眠気を感じるようになってきた．ベッド上で過ごすことが多くなり，食事や入浴の声かけにより，共用スペースに出てくることはあっても，他の患者さんとの交流はほとんど見られなかった．手指の振戦，下痢，ふらつきなどは見られない．しかし，この3日間排便が見られず，就寝前，薬にセンノシド（プルゼニド®）2錠を追加内服することになった．

入院9日目，検温時に「今朝，排便がありました」と報告があった．気分について確認すると，「可もなく不可もなく．やっぱり入院したときは，おかしかったんですかね．朝，自宅に電話をして妻と話したんですよ．自分でもなんで投資用のマンションを購入することにあんなにこだわっていったのか…．あんなに無駄にバッドコインを購入してしまって．預金の残高を確認してもらうことにしました．今は，妻や両親に本当に迷惑をかけてしまったと後悔しています．会社にも

連絡をしないといけないですよね．妻から病気の治療のために入院するとだけしか伝えていないようです．人事部に電話をしてみます」と話していた．多弁さはなく，目がギラギラした感じもない．

河原さん曰く，「体の調子？　若干身体の重たい感じはありますね」ということであった．振戦やふらつきは見られなかった．また，リチウムの血中濃度採血を実施した（0.8mEq/L）．

入院10日目，家族（妻・両親）同席のもと，退院支援委員会が開催された．主治医より，病状の経過について説明がされ，今後の見通しとして以下のことが伝えられた．

● 現在内服中の薬は，気分を安定させるものと強い興奮を鎮めるためのものとを用いている．現在，興奮状態は収まってきたため，漸次気分を安定させる薬だけに切り替えていく予定である．

● 薬を切り替え，維持量を決定するまでは入院を続けてほしい．できれば，自分で副作用のモニタリングをできるようになってほしい．

● 現在服用している薬は，重篤な副作用が出現する可能性があるため，当面は1週間に1回は血中濃度を測定していく予定である．これは，外来通院に切り替えてからも通院日に同様に測定を継続する必要がある．退院にあたっては，平日に定期的に外来を受診できるように職場とも調整していただきたい．診

●処方内容

- 炭酸リチウム（リーマス®）200mg・2錠・朝
- 炭酸リチウム（リーマス®）200mg・2錠・寝る前
- ゾテピン（ロドピン®）50mg・1錠・寝る前

断書や職場復帰に関する意見書については，必要であれば準備する．

● 躁状態でたくさんのエネルギーを消費したため，まだ眠気，倦怠感はあると思うが，これは回復とともに消失するため心配はいらない．

● 1か月後の退院に向けて，少しずつ作業療法に参加して活動性を上げていくこと，再発予防のために心理教育プログラムにも参加することが望ましい．

● 本日付，河原さんの同意が得られれば，任意入院に切り替えて治療を継続したい．

【指示変更】

● 看護師・家族同伴で院内散歩可．
● 作業療法，心理教育プログラム（双極性感情障害（躁うつ病）の再発予防）への参加可．
● スマートフォンの自己管理可．ただし，充電は看護室で行うこと．

上記の説明について，河原さんはわからない部分は自分で説明を求めることができ，河原さん自身の同意を得られたため，任意入院で治療を継続することになった．面接後，河原さんは「まさか，自分が躁病になるなんて思わなかった．今は病気の怖さの方が大きいかな．くよくよしていてもしょうがないので，まずは一つずつやっていきます」と話していた．

また，家族（妻）も「ホッとしました．この1か月，何が何だかわからないことが起こって，人が変わったような夫の姿に頭が混乱していたんです．再発を繰り返さないように私もサポートしたいと思います」と語っていた．

▌▌精神状態の査定

項目	情報の収集と整理	程度
1.　意識	■ 意識（ 清明 ・意識混濁・意識狭窄・もうろう・せん妄・昏迷） 　□見当識の異常（あり・ なし ）　※ありの場合，以下をチェック 　□自分　　□他人　　□時間　　□場所 ■ 意識の状態が生活にもたらす影響（あり・ なし ）	無

58

2. 記憶	■ **記憶の異常**（あり・ なし ） □短期記憶の保持（ 可能 ・不可能） □長期記憶の保持（ 可能 ・不可能） □解離性遁走の既往（あり・ なし ） □HDS-R：＿＿＿＿点（もしくは ☑測定なし ） ■ **記憶の異常が生活にもたらす影響**（あり・ なし ）	無
3. 知覚	■ **五感の異常**（あり・ なし ） □視覚　　□聴覚　　□嗅覚　　□味覚　　□触覚 □被影響体験（あり・ なし ）　※考想化声，応答形式の独語，命令を伴う幻聴 □感覚過敏（あり・ なし ） ■ **知覚の異常が生活にもたらす影響**（あり・ なし ） □生活への具体的な影響　（あり・ なし ）	無
4. 思考	■ **思考内容に関する異常**（ あり ・なし） □被害関係妄想（あり・ なし ） □微小妄想（あり・ なし ） □誇大妄想（ あり ・なし） 　投資目的のマンション3室（1億円）の購入や仮想通貨（バッドコイン）への投資に散財してしまう（300万円以上を失う）．入院時，「どうしてくれるんだ‼　バッドコイン（仮想通貨）で一儲けして，マンションを買って，さらに儲けて，あんな会社（証券会社）やめてやろうと思っていたのに‼　これじゃ，すべて計画通りには進まないじゃないか‼　俺はこんなところにいる場合じゃないんだ！　何??　入院??　なんで俺が入院しなければいけないんだ．おかしいのは，人事部の田中だろ‼　俺は入院しないぞ！　こうなったら別の仮想通貨を買わなければ．邪魔するな．俺はこれで3億稼ぐつもりなんだ！　お前たちのような無能な奴とは違うんだ！」と捲し立てるように話していた． □被影響体験（あり・ なし ）　※考想奪取，考想伝播，思考吹入 □身体により説明可能か（はい・ いいえ ） ■ **思考過程・スピードに関する異常**（ あり ・なし） ☑観念奔逸　入院時，話にまとまりがなく，多弁だった． □連合弛緩　□思考途絶　□強迫観念　□思考制止 ■ **思考の異常が生活にもたらす影響**（ あり ・なし） 　躁状態により，思考は誇大的であり，万能感を伴っている．そのため，家族や職場の人に対しても高圧的に振る舞い，多額の財産を失いかねない．放置すれば河原さん自身の信用を失ってしまいかねない状態である．	重
5. 気分と感情	■ **気分の異常**（ あり ・なし） □抑うつ気分（あり・ なし ） □気分高揚（ あり ・なし）	重

59

入院2週間ほど前から，明らかに不眠が目立つようになった．床に就いても，何か気になるとパソコンの前に座り，朝方まで作業している姿が度々見られた．入院時「俺はこんなところにいる場合じゃないんだ！　何??　入院??　なんで俺が入院しないといけないんだ．おかしいのは，人事部の田中だろ‼俺は入院しないぞ．こうなったら別の仮想通貨を買わなければ．邪魔するな．俺はこれで3億稼ぐつもりなんだ．お前たちのような無能な奴とは違うんだ！」と大声で捲し立てるように話す．

□情動不安定（あり・なし）

入院1か月前，職場の部下にハラスメント訴えられた．ミーティングの場で部下を大声で叱責し，「お前のような無能な奴はやめてしまえ」など暴言を吐く．部下にだけではなく，人事部との面談においても，高圧的な言動を繰り返す．河原さんを心配した妻が声をかけると，大声で「誰のおかげで生活できていると思っているんだ！　黙って俺の言うことを聞いていればいいんだ！いちいち干渉するな‼」と怒鳴る．入院当日，TVのニュースで自身の投資している仮想通貨（バッドコイン）の下落が報じられると，テーブルをひっくり返したり，ソファを投げ飛ばしたりするなど激しく激昂する．止めに入った両親や妻にも手を挙げたため，警察が介入した．

□感情鈍麻（あり・なし）
□情動失禁（あり・なし）
□感情の平板化（あり・なし）

■ 感情の異常が生活にもたらす影響（あり・なし）

躁状態に伴い易怒的・高圧的であり，他者と円滑な関係を保つことが難しい．興奮すると手がつけられなく，第三者の介入を要する状態だった．このままでは，家族との関係に破綻をきたし，社会的にも信用を失いかねない．

6. 欲動と意思

■ 意思の発動（可能・不可能）

■ 欲求のコントロール（可能・不可能）

☑脱抑制　☑衝動性の亢進　□その他

ミーティングの場で部下を大声で叱責し，「お前のような無能な奴はやめてしまえ」など暴言を吐き，人事部での面談においても高圧的な言動を繰り返した．また，一儲けしようと無計画にマンションや仮想通貨に投資して失敗し，散財してしまう．入院時は，自宅で大暴れし，警察の介入を要した．状態の落ち着いてきた現時点では，当時のことを「自分でもなんで投資用のマンションを購入することにあんなにこだわっていったのか….あんなに無駄にバッドコインを購入してしまって．今は，妻や両親に本当に迷惑をかけてしまったと後悔しています」と話す．

■ 意欲や活動性の保持（可能・課題あり）

□意欲の低下　　□自発性の低下　　□活動性の低下
□アンヘドニア　☑その他

重

現在，回復期に入り，抑制の欠いた行動は目立たなくなってきているが，心身の消耗から回復する途上にあり，活動性は若干低下している．

■ **身体により説明可能か**（はい・いいえ）

■ **欲動や意思の状態が生活にもたらす影響**（あり・なし）

入院時は躁状態であったため，抑制を欠いた言動や衝動性が高く，家族や社会とのつながりに悪影響を及ぼすような行動が見られた．現時点では，躁状態は落ち着きつつあり，行動は自制できており，内省することもできる．

7. 知的機能	■ **知的機能の特徴** □IQ：116　※入院13日目に測定． □最終学歴：海外の大学院（修士課程）を修了し，MBAを取得 □読み書き（可能・不可能） □四則計算（可能・不可能） ■ **知的機能が生活にもたらす影響**（あり・なし）	無
8. 判断と洞察	躁状態に伴い，自己評価は過度に高く，尊大で，他者の権利や価値を踏みにじるような行動が見られた．また，抑制を欠いた状態であり，後先を考えずに投資に走ろうとしていた．入院治療により，躁状態は落ち着きつつあり，現時点では躁状態時に消耗した心身のエネルギーを回復する時期にある．躁状態時の行動について，河原さん自身が過度に自分を追い詰めてしまったり，また，うつ転によって衝動的に自殺に至ったりしないよう，病状の変化と安全の確保に努め，社会復帰に向けて働きかける必要がある．	重

オレム・アンダーウッドモデル[1] を参考

＊重症度の目安

重度：日内変動が激しいか，日常生活への支障が強い

中等度：1～2日ごとの変動もしくは日常生活への支障がまあまあある

軽度：3日～1週間安定しているか，もしくは日常生活への支障が軽い

■ セルフケアレベル

セルフケアの項目	アセスメント	ケアレベル
1．空気・水・食物の十分な摂取とバランス ■ **呼吸機能に影響を及ぼす疾患・状態像** なし・あり（COVID19 PCR検査 陰性） ●レントゲン所見：異常あり・異常なし ■ **酸素運搬機能に関するデータ** ●WBC：6,800万/μL，RBC：510万/μL， 　Hb：12.8g/dL ●呼吸回数：16/分，SpO$_2$：98%	躁状態により，気分が高揚し，注意が散漫な状態であった．そのため，食事に集中できないこともあったが，入院時検査の結果からは，栄養状態に問題はなく，正常範囲内にある．入院6日目以降，食事も全量摂取できていることから，影響は少ないものと考える． 　入院時より，気分安定薬と抗精神病薬を服用している．口渇，振戦，ふらつき，下痢などの有害	4

■ 栄養摂取に関するデータ

- 食事形態：常食（1,800kcal）
- ここ最近の食事摂取量：食事に集中できないときは数口でやめてしまうこともあった．家族の持参した食べ物も同様に食べかけのまま放置してしまうことがあった．この数日は全量摂取できている．
- 食べ方の様子：とくに問題はない．
- 食事の準備：自宅では妻と母が担っていた．会社には，弁当を持参している．
- 食事摂取方法：自立・声かけ・介助
- 間食：あり・なし
  あまりしない．煎餅の類を時々食べる程度．
- 嚥下機能：異常あり・異常なし
- BMI：25.4，HbA1c：4.4%，
  TP：6.9mg/dL，ALB：4.0mg/dL，
  TG：128mg/dL，HDL-C：88mg/dL，
  LDL-C：102mg/dL

■ 水分摂取に関するデータ

- 1日の水分摂取量：1,900mL
- 口渇：あり・なし
- 多飲水：あり・なし
- Na：139mEq/L，K：4.0mEq/L，
  Cl：106mEq/L，尿比重：1.014

■ 嗜好品の摂取状況

- 喫煙：なし
- 飲酒：缶ビール4缶/日程度．昼間から飲むことはない．

■ 服薬状況

- 服用中の薬（入院時〜入院10日目）
  ①炭酸リチウム（リーマス®）200mg・2錠・朝
  ②ゾテピン（ロドピン®）50mg・1錠・朝
  ③炭酸リチウム（リーマス®）200mg・2錠・寝る前
  ④ゾテピン（ロドピン®）100mg・1錠・寝る前
  ⑤フルニトラゼパム（サイレース®）2mg 1錠・寝る前
- 服用中の薬（入院10日目以降）
  ①炭酸リチウム（リーマス®）200mg・2錠・朝

反応は認められない．入院8日目のリチウム血中濃度も有効閾値内に留まっている．入院10日目時点では抗精神病薬が減量となっている．

現在のレベルは「4」と判定し，引き続き，食事量の観察と栄養状態のモニタリング，気分安定薬や抗精神病薬の副反応について観察し，必要に応じて助言する程度でセルフケアニーズは充足できると考える．なお，気分安定薬（炭酸リチウム）については，有効閾値が狭く，定期的な血中濃度の確認が必要な薬剤である．

河原さん自身が副反応をモニタリングできるように，教育的に支援していく必要がある．

②炭酸リチウム（リーマス®）200mg・2錠・寝る前

③ゾテピン（ロドピン®）100mg・1錠・寝る前

● 服用状況：拒否なくスムースに服用している.

● 副反応：振戦，下痢，ふらつきなど目立った副反応はない. 入院8日目に便秘により下剤を内服して翌日に排便が確認された. リチウムの血中濃度は0.8mEq/L.

2. 排泄の過程と排泄に関するケア

■ 排泄機能に影響を及ぼす疾患・状態像

なし ・あり（　　　　　　　　　　）

● レントゲン所見：異常あり・ 異常なし

■ 排泄に関するデータ

● この1週間の排便パターン：0～1回/1日

● この1週間の排尿パターン：7～8回/日

● 下剤の服用：通常はなし，入院8日目に，3日間排便が見られなかったため，下剤を内服した.

● 腸蠕動音：正常

● 腹部の緊満：なし

● 排泄過程の処理： 自立 ・声かけ・介助

排泄行動は自立しており，躁状態による影響もほとんどない. 入院5日目から8日目にかけて，排便が見られず，下剤を内服することがあった. 抗精神病薬の副反応の可能性も考えられるが，排泄パターンをモニタリングし，総合的に判断することが必要である. そのため，現在のレベルは「4」と判定し，セルフケアニーズは，ほぼ自分の力で充足できるものと考える. 引き続き，排泄状況の確認は継続する.

4

3. 体温の調整と個人衛生の維持

■ 保清に関するデータ

● 洗面・歯磨き：3回/日　 自立 ・声かけ・介助

● 入浴：4回/週　 自立 ・声かけ・介助

● 更衣：4回/週　 自立 ・声かけ・介助

● 洗濯：2回/週　 自立 ・声かけ・介助

　※自宅では自分で行ったことがない. 入院中は病棟のコインランドリーで洗濯を行う.

● 身だしなみ： 自立 ・声かけ・介助

● 爪切り： 自立 ・声かけ・介助

● コップの洗浄： 自立 ・声かけ・介助

● 発病後の傾向：証券マンであり，身なりには気を遣っていた. 入院時は，注意が散漫であり，洗面や入浴をしても，髭を剃り残したり，シャンプーを十分に洗い流すことができないまま浴室を出てきたりすることがあり，看護師のサ

元々，身なりには気を遣っていたが，入院時は，躁状態により注意が散漫になり，関心が移りやすく，清潔動作に対する注意力は低下していたと考えられる. そのため，看護師の声かけや支援によりセルフケアニーズを充足する状態だった. 現在は，高揚した気分も目立たなくなり，落ち着いて行動することができるようになった.

そのため，現在のレベルは「5」と判定し，セルフケアニーズは自分の力で充足できるものと考える. 引き続き，入浴や更衣など保清の状況を確認することにとどめ，河原さんの判断と行動に任せる.

5

ポートを必要とした．入院後6日目以降は本来の力が発揮できるようになった．

■ **身辺整理に関するデータ**

● 私物の整理：自立・声かけ・介助
● 食べ物の管理：自立・声かけ・介助・発病後の傾向：入院後5日目までは，ノートの破ったページが床に散乱していたり，食べかけのままお菓子を残していたりしたが，睡眠の安定してきた6日目以降は，室内も整然としている．

■ **体温調節に関するデータ**

● 季節感のある衣服の選択：自立・声かけ・介助

---

4. 活動と休息のバランスを保つ

■ **睡眠**

● 入床時間：不規則（病前23時）
● 起床時間：早朝覚醒（3時頃）（病前6時）
● 就寝前薬の服用時間：20時

■ **この一週間の睡眠状況**

● 睡眠時間：3～4→7～8時間
● 熟眠感：あり・なし
● 中途覚醒：あり・なし
● 早朝覚醒：あり・なし

入院2日目～入院5日目までは，22時過ぎに入床し，3時頃には覚醒．6日目以降は，朝まで眠れるようになった．

● 追加眠剤の服用：あり・なし

睡眠薬の服用歴はない．

■ **活動**

● 日中の活動：自発的・声かけ必要

入院時より保護室に入室（隔離処遇）．覚醒中は，ノートを書き続けていた．看護師の訪室時には，多弁にまとまりなく話しかけていた．洗面・入浴などの行動は，声をかけると自ら行おうとするが，入院5日目までは行動にまとまりが欠けていた．入院7日目に一般病室に転床後，日中も眠気を感じるようになり，ベッド上で過ごす時間が長くなってきた．

● 昼寝：あり・なし

元々昼寝の習慣はない．入院時より5日目まで

入院前は，気分が高揚し，抑制を欠いた行動が目立っていた．多動であり，睡眠も十分に得られない状態だった．入院後6日目から，まとまった睡眠がとれるようになり，行動にも落ち着きが見られるようになってきた．現在は，隔離処遇も終了し，一般病室で過ごしている．現在は，日中ベッド上で過ごす時間が多くなってきている．抗精神病薬の服用も少なからず影響しているとは考えられるが，躁状態により消費した心身のエネルギーを回復する時期に差し掛かっており，活動性が一時的に低下しても不思議なことではない．回復が進むにつれて，離床する時間も増えてくるものと予想される．

主治医からは，1か月後の退院に向けて，少しずつ作業療法に参加して活動性を上げていくこと，再発予防のために心理教育プログラムにも参加することが望ましいと説明を受け，河原さん自身も同意されている．

そのため，現在のレベルは「3」と判定した．セルフケアニーズを充足するために，睡眠状況の確認（主観的評価を含む），日中の活動量，気分の変化（とくに，うつ転）については，引き続き観察と確認を行い，河原さんの疲労を考慮しながらリハビリテーションプログラムに参加できるよう働きかける必要がある．

3

はじっとしていられない様子だったが，現在は眠気もあり，日中もベッド上で過ごすことが多い．

● プログラムの参加：あり・なし
入院10日目の退院支援委員会で，今後の治療方針について話し合う．躁状態から心身の回復を待ち，作業療法や心理教育プログラムに参加することになった．

■ 日中の生活パターン

● 入院前：5時30分起床，8時30分就業開始，19時過ぎに帰宅，食事や入浴を済ませ，23時頃に就寝．

● 入院後：入院時〜入院7日目までは隔離処遇．入院5日までは，睡眠は4〜5時間．早朝に覚醒し，ノートを書き続けるなどじっとしていられない状態だった．
入院7日目に一般病室（個室）に転床．以降6時起床し，食事や入浴などは共用スペースに出てくるが，それ以外の時間帯は自室で過ごすことが多い．20時就寝時薬を内服し，22時には就寝している．

5. 孤独と人との付き合いのバランスを保つ

■ 他者との関係

● 苦手なタイプ：（父親曰く）「元々引っ込み思案なところはあったが，海外の大学に行って一皮むけた．マイペースなところはあるが，誰とでもうまくやれるタイプ．パワハラのことを聞いて驚いている」

● 職場や学校での人間関係：（妻曰く）「うつ病のため休職した時期はあったが，上司や部下の方から大切にされ，職場での対人関係トラブルに巻き込まれたことはなかった．パワハラのことを聞いて，そんな前から具合が悪かったのか…と驚いている」

● 父親に対する思い：「厳しい．理詰めで言われる．でも良いことをしたときには褒めてくれるし，よく一緒に出かけたりした」

● 母親に対する思い：「優しい．怒られた記憶がない」

河原さんはこれまでに対人トラブルに巻き込まれたことはない．しかし，躁状態を呈したことで，職場では部下に対して高圧的な態度をとり，結果的に配置転換を命ぜられるなど，病気は対人関係に影響を及ぼしている．家族も，河原さんは元々周りの人を気遣うタイプだと認識しており，戸惑っている．そのため，河原さんが職場においても家庭においても，円滑な対人関係を保持するためには，病状をコントロールしていくことが重要である．

そのため，現在のレベルは「3」と判定した．再発予防のためのリハビリテーションプログラムに参加することによって，病気の自己コントロールができるよう支持的にかかわる必要がある．

3

● 兄弟姉妹に対する思い：「兄は超がつく真面目人間．弟は自由人，自慢の弟です．僕は気を遣う人．3人ともに性格が違うせいか，きょうだい仲は良いですよ」

■ **コミュニケーションのパターン**

● 引きこもり・自閉的：あり・ なし

● 積極性： あり ・なし

● 高圧的・攻撃的：あり・ なし (躁状態時)

● 過干渉：あり・ なし (躁状態時)

● その他：元々は，本人も言うように周りに気を遣うタイプ．躁状態による言動の変化に周囲も戸惑っている．

6．生命と安寧に対する危険の防止

■ **対自分**

● 自殺念慮：今もあり・過去にあり・ なし

● 自傷行為：今もあり・過去にあり・ なし

● 自殺企図歴：あり・ なし

■ **対他者**

● 暴力行為：今もあり・ 過去にあり ・なし

● 器物破損：今もあり・ 過去にあり ・なし

入院当日，自身の投資している仮想通貨（バッドコイン）の下落がテレビで報じられると，テーブルをひっくり返したり，ソファを投げ飛ばしたりするなど激しく激昂し，止めに入った両親や妻にも手を挙げたため，警察が介入した．

■ **精神症状の影響**　　　 あり ・なし

● 被刺激性の亢進： あり ・なし

● 精神運動興奮： あり ・なし

● 幻覚：あり・ なし

● 妄想：あり・ なし

● させられ体験：あり・ なし

● 抑うつ気分：あり・ なし

● 気分高揚： あり ・なし

● 見捨てられ不安：あり・ なし

■ **入院に対する考え**

● 入院回数：1回目

● 入院形態：任意・ 医療保護 ・措置

● 退院意欲： あり ・なし

躁状態に伴う気分の高揚や，抑制を欠いた行動により，本来の備わっている正常な判断ができなくなってしまっていた．家族への暴言や暴力，周囲の人への暴言など，対人関係に負の影響を及ぼした．会社内では配置転換が行われるなど，病気が河原さんの生活に与えた影響は大きい．

主治医から説明を受けているように，今後，気分安定薬の内服により，病気をコントロールしていくことが必要であり，河原さん自身が病気のコントロールのために自分でできることに取り組む必要がある．まずは，躁状態により消耗した心身のエネルギーを回復し，徐々にリハビリテーションプログラムに参加できるように働きかけていく必要がある．

また，過去に抑うつ状態を呈したことがあるため，うつ転に留意しつつ，河原さんの言動を観察する必要がある．

現在の河原さんのレベルは「3」と判定した．引き続き，病状の再燃やうつ転に留意しながら，病気を自己コントロールするための教育的な働きかけを行う必要がある．

3

- 入院理由（医療者）：気分高揚，脱抑制を伴う躁状態を改善し，早期に社会復帰できるよう支援すること
- 入院理由（本人の認識）：「入院？？　なんで俺が入院しないといけないんだ．おかしいのは，人事部の田中だろ‼　俺は入院しないぞ」（入院時）「今までうつ病にしかなったことがなかった．クリニックの先生も躁状態になる可能性はあるとは言っていたので，仕方ない．（入院後，若干興奮が収まってから）」「やっぱり入院したときは，おかしかったんですかね」（入院9日目）

■ 継続治療に対する考え
- 治療継続の意思：|あり|・なし
- 服薬や治療継続に対する思い：「この薬をしばらく飲み続けなければならないことはわかりました．自分のしでかしたことについて，職場が受け入れてくれるかどうかわかりませんが，職場に協力を求めてみたいと思います」
- 服薬自己中断歴：あり・|なし|

■ 継続治療に影響を及ぼす因子　|あり|・なし
- 金銭的問題：あり・|なし|
- 処方量・服薬回数：あり・|なし|
- 薬の副作用：あり・|なし|
  ※現在，副反応は見られないが，定期的なモニタリングの必要がある
- 仕事・学校：|あり|・なし
- 家庭内の役割：|あり|・なし
- 家族の意向：あり・|なし|
- 本人の意向：あり・|なし|

オレム・アンダーウッドモデル[1]を参考
＊ケアレベル
　1：全介助，2：部分介助，3：声かけ・指導，4：教育指導・支持，5：自立

【健康の障害と健康の段階】

　河原さんは，30代でうつ病を発症したが，数年前まで内服治療を行い，再発することなく経過していた．しかし，約1か月前から職場で高圧的な言動，尊大な態度をとるようになり，自宅においても，不眠，多動，易怒性の亢進などが見られた．入院時の河原さんの状態は，「気分高揚」「活動性の増大」「多弁」といった躁病エピソードに見られる諸症状に加え，「誇大妄想」「易刺激性」「興奮・攻撃性」「観念奔逸」のような精神病症状を呈していた．ICD-10によれば，河原さんの状態は，精神病症状を伴う躁病エピソードとしての双極性感情障害である．

　河原さんは，警察の介入により精神科病院を受診し，入院治療（医療保護入院）を受けることになった．入院時の河原さんは「誇大妄想」「易刺激性」「興奮・攻撃性」を示したため，行動制限（隔離）を行いながら薬物治療を行い，気分の安定化を図ってきた．その結果，入院6日目より睡眠状態が安定し，入院7日目には隔離解除に至った．

　入院10日目の段階では，躁病エピソードに見られる症状は，改善の方向に向かっており，河原さんの健康の段階は，「回復期」に相当すると考える．この時期は，躁病エピソード時に消耗した心身のエネルギーを回復する時期にあたり，日中の活動性は一時的に低下するが，生活行動そのものは落ち着きを取り戻す時期である．その一方，躁病エピソード時の行動を現実的に振り返る時期でもあり，うつ状態へと転じる可能性もある．そのため，河原さんの気分の変化とそれに伴う言動や生活行動の変化について十分な観察と介入が必要な時期である．

【発達過程の特徴】

　河原さんは壮年期に相当する．河原さんは，子どもの頃から成績優秀で，海外への留学経験を活かして職業人としてのキャリアを積み重ねてきた．途中，うつ病の罹患により，仕事と病気の治療とを両立しなければならない時期もあったが，それを乗り越え，現在に至る．今回の躁病エピソードの出現は，河原さんにとって職業上の対人関係や家族関係を保持していくことに影響を与えるような出来事であった．思春期の子どもを抱え，老年期にある両親の生活を支えていくという，河原さんの年齢相応の発達課題に取り組んでいる．河原さんの再発（躁病エピソード）は，河原さんのアイデンティティの危機に留まらず，家族の生活への脅威にもなりかねないという特徴をもっている．

【生活過程の特徴】

　うつ病から回復後の河原さんのセルフケアニーズは，おおむね自立していた．河原さんの躁状態は，おおむねすべてのセルフケアニーズの充足に影響を及ぼした．現在（入院10日目）の河原さんのセルフケアニーズは，「体温の調整と個人衛生の維持」については，元々の力が発揮できる状態である．「空気・水・食物の十分な摂取とバランス」や「排泄の過程と排泄に関するケア」についてもおおむね戻りつつある．

　その一方で，回復期に特有の活動性の一時的な低下が認められるほか，今後は気分安定薬を安全に服用し続け，対処していくことについて課題が残っている．これらを踏まえた看護支援や河原さん自身の対処力の強化を図ることが必要である．

【患者の強み】

● 家族など，河原さんを支える人がいること

● 職業人としてしっかりキャリアを積んできたこと

● 人一倍他者を気遣い行動すること

● 責任感が強く，他者との調和を大切にすること

● うつ病からリカバリーした経験をもつこと

【患者の望む生活を支える思い】

　病気がもたらした行動であっても，自分で協力を求め，乗り越えたい．

【看護援助の方向性】

　河原さんの看護援助の方向性として，以下の3点を挙げた．

①河原さんがうつに転じることなく，安全に回復期を乗り越えられるように支援すること

②河原さん本来の力が発揮できるように河原さんの療養生活を見守り，支援すること

③職場復帰を含めた再適応に向かって，過去にうつ病を乗り越えた経験を活かしながら，対処力を強化できるよう支援すること

　河原さんは，躁状態からの回復の途上にあり，うつ状態に転じる可能性を秘めている．まずは，安全に回復期を乗り越えられるように支援していくことが重要である．その経過のなかで，河原さん自身がもっている力が発揮され，河原さんのセルフケアニーズが充足されるように支援していく．また，河原さんは過去にうつ病を乗り越えた経験をもっている．

　今回は，その経験を活かしながら，再発予防のための心理教育プログラムへの参加を通して，病気とともにこれからの生活を歩むことができるように働きかけていく．

■ 想定される健康上の課題 / 看護診断

● うつ状態に転じる可能性

● 病気のコントロール

● 長期にわたる療養生活との両立

関 連 図

凡例

| 健康上の課題 | 顕在する問題 | 潜在する問題 | 治療・ケア | 患者情報 |

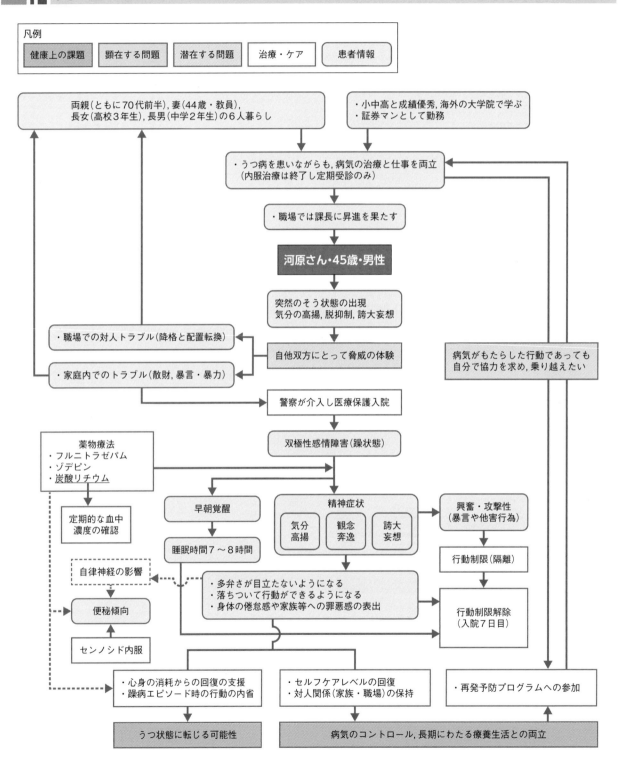

両親(ともに70代前半),妻(44歳・教員),
長女(高校3年生),長男(中学2年生)の6人暮らし

・小中高と成績優秀,海外の大学院で学ぶ
・証券マンとして勤務

・うつ病を患いながらも,病気の治療と仕事を両立
(内服治療は終了し定期受診のみ)

・職場では課長に昇進を果たす

河原さん・45歳・男性

突然のそう状態の出現
気分の高揚,脱抑制,誇大妄想

・職場での対人トラブル(降格と配置転換)

自他双方にとって脅威の体験

・家庭内でのトラブル(散財,暴言・暴力)

病気がもたらした行動であっても
自分で協力を求め,乗り越えたい

警察が介入し医療保護入院

双極性感情障害(躁状態)

薬物療法
・フルニトラゼパム
・ゾデピン
・炭酸リチウム

定期的な血中
濃度の確認

早朝覚醒

精神症状

気分
高揚 / 観念
奔逸 / 誇大
妄想

興奮・攻撃性
(暴言や他害行為)

行動制限(隔離)

睡眠時間7〜8時間

自律神経の影響

便秘傾向

センノシド内服

・多弁さが目立たないようになる
・落ちついて行動ができるようになる
・身体の倦怠感や家族等への罪悪感の表出

行動制限解除
(入院7日目)

・心身の消耗からの回復の支援
・躁病エピソード時の行動の内省

・セルフケアレベルの回復
・対人関係(家族・職場)の保持

・再発予防プログラムへの参加

うつ状態に転じる可能性

病気のコントロール,長期にわたる療養生活との両立

看護過程の展開

1 健康上の課題／看護診断の抽出

● うつ状態に転じる可能性

情報と解釈・分析	統合のアセスメント
○（客観的情報） ● うつ病で発症：34歳のときに過労が原因で体調を崩し、抑うつ状態（うつ病）を患った。通院による内服治療を続け、40歳より薬物治療を一旦終了し、6か月ごとの外来定期受診を続けてきた。 ● 躁状態の出現：入院1か月前、職場の部下にハラスメントで訴えられた（ミーティングの場で部下を大声で叱責し、暴言を吐く）ことをきっかけに、降格処分と配置転換になる。入院2週間前から不眠が目立つようになり、心配した妻に対して暴言を吐く。また投資目的で不動産や仮想通貨に手を出すなどの散財が見られ、投資していた仮想通貨の下落のニュースを耳にして自宅で激しく興奮し、家族に暴力をふるう。警察の介入により、精神科救急病院を受診し、そのまま医療保護入院。入院時、興奮著しく多弁であり、攻撃的な言動を繰り返した。そのため、保護室に入院となり、行動制限（隔離）を開始することになった。 ● 入院1日目から入院5日目は、睡眠も短時間であり、ノートへのメモ書きに1日の多くの時間を費やし、過ごしていた。話のまとまりがなく、抑制を欠いた言動が目立ち、注意力が散漫なため生活行動にも看護師の声かけや支援を必要とした。入院6日目から徐々に睡眠もしっかりとれるようになり、多弁さも目立たなくなってきたため、入院7日目に行動制限は解除され、一般病室（個室）に転床した。 ● 入院8日目から、日中に眠気を感じるようになり、ベッド上で過ごすことが多くなってきた。多弁さも目立たず、目のギラギラした感じも見られなくなった。 ● 服薬はしっかり行うことができ、リチウムの血中濃度は、0.8mEq/L（有効閾値内）。入院10日目から、処方薬のうち、抗精神病薬（ゾテピン）が減量になった。現在内服中の薬について説明がなされ、興奮状態は収まってきたため、漸次気分を安定させる薬だけに切り替えていく予定であることが伝えられた。	河原さんはうつ病で発病し、治療を受けていた。入院1か月前より、躁病エピソードと思われる行動が認められるようになり、それに伴い、職場や家庭においてさまざまな問題が起こってしまった。 　入院後、河原さんは保護室に入室し、行動制限（隔離）によって刺激が遮断され、気分安定薬や抗精神病薬を服用することになった。入院5日目までは、睡眠時間も短く、多弁・多動さは見られていたが、入院6日目以降は、睡眠時間もしっかり確保できるようになり、入院10日目の現在、躁状態としての行動は目立たなくなっている。 　一方、日中も含め活動性の低下が認められる。この時期は、躁状態時に消耗した心身のエネルギーを回復し、病前の生活に戻っていく段階である。また、場合によっては、そのままうつ状態に移行する可能性もある。 　そのため、河原さんの気分の変化と行動を観察し、うつ転することなく、回復期を乗り越えられるように見守り、支援していくことが重要である。

S（主観的情報）
●「（入院時の診察で）どうしてくれるんだ‼　バッドコイン（仮想通貨）で一儲けして，マンションを購入してさらに儲けて，あんな会社（職場）はさっさとやめてやろうと思っていたのに‼　これじゃ，すべて計画通りには進まないじゃないか‼　俺はこんなところにいる場合じゃないんだ！　何？？　入院？？　なんで俺が入院しないといけないんだ…」と怒声をあげる．
●「（入院当日の診察場面）忙しいのに，ミスばかりする部下を叱りつけたことを人事部に告げ口され，ハラスメントだと訴えられてしまった．別に自分は上司として悪いことは何もしていないけれども，同僚たちからは白い目で見られ，配置転換させられ，会社にも居づらくなった．…それよりも金儲けだよ．先生も仮想通貨はやっていないの？　今の時代，投資が大事だよ…」と話は脱線し，尋ねてもいないことを次々と話し出した．
●「（入院8日目，看護師の訪室時）可もなく不可もなく．やっぱり入院したときは，おかしかったんですかね．朝，自宅に電話をして妻と話したんですよ．自分でもなんで投資用のマンションを購入することにあんなにこだわっていったのか…．あんなに無駄にバッドコインを購入してしまって．預金の残高を確認してもらうことにしました．今は，妻や両親に本当に迷惑をかけてしまったと後悔しています．会社にも連絡をしないといけないですよね．妻から病気の治療のために入院するとだけしか伝えていないようなので．人事部に電話をしてみます」

● 病気のコントロール

情報と解釈・分析	統合のアセスメント
O（客観的情報） ●うつ病で発症：34歳のときに過労が原因で体調を崩し，抑うつ状態（うつ病）を患った．通院による内服治療を続け，40歳より薬物治療を一旦終了し，6か月ごとの外来定期受診を続けてきた． ●入院1か月前頃から躁状態が出現し，職場や家庭内でのトラブル，散財など躁状態に伴う行動が目立ち，入院と	河原さんは躁状態で入院し，現在10日目を迎えた．薬物療法および環境調整の効果により，躁状態としての行動は目立たなくなってきており，現在は回復期の段階にあると考える． 　入院時から炭酸リチウム（リーマス®）800mg，ゾテピン（ロドピン®）150mg（CP換算量にして227mg）を服用し，入院10日目よりゾテピン（ロドピン®）は50mg（CP

なった（医療保護入院）．入院時，興奮著しく多弁であり，攻撃的な言動を繰り返したため，保護室にて行動制限（隔離）を開始することになった．入院6日目から徐々に睡眠もしっかりとれるようになり，多弁さも目立たなくなってきたため，入院7日目に行動制限は解除され，一般病室（個室）に転床した．

■ 処方内容

【入院時〜入院10日目】

①炭酸リチウム（リーマス®）200mg・2錠・朝
②ゾテピン（ロドピン®）50mg・1錠・朝
③炭酸リチウム（リーマス®）200mg・2錠・眠前
④ゾテピン（ロドピン®）100mg・1錠・眠前
⑤フルニトラゼパム（サイレース®）2mg 1錠・眠前

【入院10日目以降】

①炭酸リチウム（リーマス®）200mg・2錠・朝
②炭酸リチウム（リーマス®）200mg・2錠・寝る前
③ゾテピン（ロドピン®）50mg・1錠・寝る前

● リチウムの血中濃度は，0.8mEq/L（入院8日目）
● 手指の振戦，下痢，ふらつきなどは見られない．
● 入院8日目，3日間排便が見られず，就寝前薬にセンノシド（プルゼニド®）2錠を追加内服し，翌日排便を確認．

S（主観的情報）

● 「（入院時の診察で）どうしてくれるんだ‼ バッドコイン（仮想通貨）で一儲けして，マンションを購入してさらに儲けて，あんな会社（証券会社）はさっさとやめてやろうと思っていたのに‼ これじゃ，すべて計画通りには進まないじゃないか‼ 俺はこんなところにいる場合じゃないんだ！ 何?? 入院?? なんで俺が入院しなければいけないんだ…」と怒声をあげる．

● 「（入院当日の主治医の説明に対して）「今までうつにしかなったことがなかった．クリニックの先生も躁状態になる可能性はあるとは言っていたので，仕方ない」と不服そうな表情は浮かべながらも一応の納得は示された．

● 「（入院8日目，看護師の訪室時）可もなく不可もなく．やっぱり入院したときは，おかしかったんですかね．朝，自宅に電話をして妻と話したんですよ．自分でもなんで投資用のマンションを購入することにあんなにこだわっていったのか…．あんなに無駄にバッドコインを購

換算量にして76mg）に減量となった．入院8日目のリチウムの血中濃度は，0.8mEq/Lであり，有効閾値内である．気分安定薬や抗精神病薬の副反応は見られないが，引き続き副反応をモニタリングしていく必要がある．

気分安定薬として服用中の炭酸リチウムは，有効閾値の幅が狭く，中毒域に移行しやすい．①定期的な採血により血中リチウム濃度測定を行い有効濃度に入っていることを確認すること，②副反応の早期発見と主治医への相談が重要である．「手が震える」「意識がぼんやりする」などの自覚症状について，河原さん自身がモニタリングし，主治医に伝えられるよう，薬剤師と連携しながら教育的に支援していく必要がある．

入してしまって．預金の残高を確認してもらうことにしました．今は，妻や両親に本当に迷惑をかけてしまったと後悔しています．会社にも連絡をしないといけないですよね．妻から病気の治療のために入院するとだけしか伝えていないようです．人事部に電話をしてみます」
- 「（入院9日目，看護師の訪室時）若干身体の重たい感じはありますね」と話す．

● 長期にわたる療養生活との両立

情報と解釈・分析	統合のアセスメント
○（客観的情報） ● うつ病で発症：34歳のときに過労が原因で体調を崩し，抑うつ状態（うつ病）を患った．通院による内服治療を続け，40歳より薬物治療を一旦終了し，6か月ごとの外来定期受診を続けてきた． ● 入院1か月前頃から躁状態が出現し，職場や家庭内でのトラブル，散財など躁状態に伴う行動が目立ち，入院となった（医療保護入院）．入院時，興奮著しく多弁であり，攻撃的な言動を繰り返したため，保護室にて行動制限（隔離）を開始することになった．入院6日目から徐々に睡眠もしっかりとれるようになり，多弁さも目立たなくなってきたため，入院7日目に行動制限は解除され，一般病室（個室）に転床した． ● 処方内容：入院時から入院10日目までは，1日に炭酸リチウム（リーマス®）800mg，ゾテピン（ロドピン®）150mg，フルニトラゼパム（サイレース®）2mgを1日量として服用していた．入院10日目より，炭酸リチウム（リーマス®）(800mg)は維持し，ゾテピン（ロドピン®）は100mg減量（1日量として50mg内服），フルニトラゼパム（サイレース®）は中止となった． ● リチウムの血中濃度は，0.8mEq/L（入院8日目）．手指の振戦，下痢，ふらつきなどは見られない． ● 入院8日目，3日間排便が見られず，就寝前薬にセンノシド（プルゼニド®）2錠を追加内服し，翌日排便を確認． ● 入院10日目，家族（妻・両親）同席のもと，退院支援委員会が開催された．主治医より，病状の経過について説明され，今後の見通しとして，①漸次気分を安定させる	河原さんは躁状態で入院し，現在10日目を迎えた．薬物療法および環境調整の効果により，躁状態としての行動は目立たなくなってきており，現在は回復期の段階にあると考える．約1か月後の退院を目標に，薬物調整を行いながら，リハビリテーションプログラムに参加することになった． 双極性感情障害は，内服を中心とした治療を継続していくことで，おおむねコントロール可能な病気である．治療を継続していくためには，患者，家族自身の病気と向き合う姿勢が重要であり，患者自身が自らの病気のコントロールのために積極的に参加することが望ましい． 双極性感情障害は，再発を繰り返し，躁病時の行動によって対人関係に支障をきたし，社会的孤立をまねく恐れがある． 患者自身の治療参加・動機を高めるためにも，心理教育プログラムや作業療法などのリハビリテーションプログラムに参加し，教育的に支援していく必要がある．

薬だけに切り替えていく予定であること，②自分で副作用のモニタリングをできるようになること，③現在服用している薬は，重篤な副作用が出現する可能性があるため，当面は1週間に1回は血中濃度を測定していく予定（外来通院時も同様）であること，④退院に至っては，平日に定期的に外来を受診できるように職場とも調整する必要があること，⑤1か月後の退院を目指し，少しずつ作業療法に参加して活動性を上げていくこと，再発予防のために心理教育プログラムにも参加すること，の5点が伝えられた．そのうえで，河原さん自身が同意のうえ，任意入院で入院を継続することになった．

S（主観的情報）

● 「（入院には納得していなかったが，入院当日の主治医の説明に対して）今までうつにしかなったことがなかった．クリニックの先生も躁状態になる可能性はあるとは言っていたので，仕方ない」と不服そうな表情は浮かべながらも一応の納得は示された．

● 「（入院8日目，看護師の訪室時）可もなく不可もなく．やっぱり入院したときは，おかしかったんですかね．朝，自宅に電話をして妻と話したんですよ．自分でもなんで投資用のマンションを購入することにあんなにこだわっていったのか…．あんなに無駄にバッドコインを購入してしまって．預金の残高を確認してもらうことにしました．今は，妻や両親に本当に迷惑をかけてしまったと後悔しています．会社にも連絡をしないといけないですよね．妻から病気の治療のために入院するとだけしか伝えていないようです．人事部に電話をしてみます」

● 「（退院支援委員会後，看護師に対して）まさか，自分が躁病になるとは思わなかった．今は病気の怖さの方が大きいかな．くよくよしていてもしょうがないので，まずは一つずつやっていきます」

2 健康上の課題／看護診断の優先順位

#1　うつ状態に転じる可能性
#2　病気のコントロール
#3　長期にわたる療養生活との両立

3 看護目標と看護計画の展開

#1 うつ状態に転じる可能性

目標(期待される結果)	計画
●夜間の睡眠が保持され,日中の活動性が徐々に増加する. ●食事・個人衛生などのセルフケア行動が維持できる. ●気分が沈み込むなどの抑うつ症状を早期に発見できる.	**O-P(観察計画)** ●夜間の睡眠状態(入床・起床時間,中途覚醒や早朝覚醒の有無,睡眠対する満足感,疲労の回復度).睡眠対する満足感,疲労の回復度は,5段階で自己評価する. ●日中の活動状態(眠気の有無,リハビリテーションプログラムへの参加など) ●興味や関心の広がり,活動への参加意欲.また,躁病エピソード時に見られた言動・行動 ●日常生活における生活行動の様子(食事,排泄,個人衛生)と自立度 ●病棟内での対人交流の様子(食事や余暇活動における交流の様子) ●気分の変化を自己評価する(「うつ的~通常~躁的」のレベルを10段階で自己評価). ●不安や心配なこと.とくに,現実的に困っていることがないか. ●躁病エピソード時の行動に対する悲観的・自責的言動 **T-P(援助計画)** ●朝・夕の気分の変化について,患者の自己評価を確認する. ●心配なこと,不安に感じることについて,確認する. ●患者の相談,気持ちの表出に際しては,支持的受容的に受け止める.現実的な困りごとについては,多職種チームで患者・家族とともに検討し,その解決に向けて協力し合う. ●疲労感や眠気の強いときは,無理に活動を促すことはせず,休養が確保できるように見守る.退屈さを感じていたり,時間を持て余していたりするような様子があれば,積極的にリハビリテーションプログラムに誘う. ●患者が頑張りすぎてはいないか,気にかけていることを伝える.無理をしているときは止める. ●河原さんの病状について,家族自身の感じている気持ちや思いにも耳を傾け,家族が安心して生活できるように支援する. **E-P(教育計画)** ●患者に対しては,躁状態でたくさんのエネルギーを消費したため,この時期は,眠気,倦怠感が出ることがある.これは回復とともに消失するため心配はいらないことを伝える.気分の浮き沈みやイライラを感じる場合は,早めに申し出るように伝える. ●家族に対しても,躁病回復期の特徴を説明し,患者とのやりとりで気になったことがあれば,遠慮なく相談して構わないことを説明する.

#2 病気のコントロール

目標（期待される結果）	計画
● 内服中の薬の副反応について，河原さん自身が毎日チェックできる. ● リチウム中毒を早期に発見できる.	**O-P（観察計画）** ● 医師の指示のもと，血中濃度採血（炭酸リチウム）を実施する. ● 毎日，「手が震える」「意識がぼんやりする」「眠くなる」「めまいがする」「言葉が出にくくなる」「吐き気がする」「下痢をする」「食欲がなくなる」「口が渇く」「お腹が痛くなる」といったリチウム中毒の初期に特有の症状をセルフモニタリングし，看護師と共有する. ● 河原さんとのやりとりを通して，手指の振戦，ふらつきなどを客観的に把握する. **T-P（援助計画）** ● 1日に1回は，気分の変化を確認する際に，薬の副反応に関するセルフモニタリングの結果を確認する. ● 心配なこと，不安に感じることについて，確認する. ● 患者の相談，気持ちの表出に際しては，支持的受容的に受け止める．薬剤師と連携し，服薬指導を提供する. ● 河原さんの家族に対しても，服用中の薬のリスクについて，十分に説明を行い，河原さん自身のセルフモニタリングをフォローできるよう支援する. **E-P（教育計画）** ● 河原さん・家族の双方に，炭酸リチウム服用中に起こり得る副反応や初期症状について説明し，セルフモニタリングによる早期発見が重篤化を防ぐうえで重要であることを繰り返し，説明する.

#3 長期にわたる療養生活との両立

目標（期待される結果）	計画
● 双極性感情障害の再発予防のために心理教育プログラムに参加できる. ● 双極性感情障害という病気，治療の特徴を理解できる. ● 自身の注意サイン（うつ時，躁時の初期症状）を知り，注意サイン出現時の対処行動や家族に協力してほしいことを計画できる.	**O-P（観察計画）** ● 毎週○曜日に開催する「双極性感情障害を学ぼう（心理教育プログラム；全4回）」への出席状況を確認する. ● 心理教育プログラム（ビデオ学習，ディスカッション，振り返り課題）で各回（病気，薬物療法，社会資源，注意サイン）に提示される課題への取り組み状況を確認する. ● 病気や症状に対してわからないこと，心配などを確認する. ● その他の治療プログラム（作業療法）への参加状況 **T-P（援助計画）** ● 心理教育プログラムに参加した当日もしくは翌日には，どのようなことを学んできたのか，課題への取り組み状況とともに確認する．必要に応じて支持，助言を行う. ● 心配なこと，不安に感じることについて，確認する. ● 患者の相談，気持ちの表出に際しては，支持的受容的に受け止める．多職種と連携し，現実的な困りごとの解決に向けて，ともに取り組む.

● 河原さんが，自身の注意サイン（うつ時，躁時の初期症状）を整理し，注意サイン出現時の対処行動や家族に協力してほしいことを計画できるように一緒に考える（クライシスプランの作成）.

● 作成したクライシスプランについては，看護師が同席のもと，河原さん自身の言葉で家族に説明し，協力が求められるように支える.

E-P（教育計画）

● ご家族に対しても，家族用の心理教育プログラムがあることを説明し，ご家族自身も河原さんの病気が理解できるように参加してみてはどうかと勧めてみる.

■‖ 学 習 の 振 り 返 り

　河原さんは，双極性感情障害（躁うつ病）の急性期から回復期に移行する段階である．躁状態の極期は興奮が強く，自己コントロールの難しい状態であったため，薬物療法の効果が発現するまでの間は行動制限（隔離）を要した．現段階では気分も徐々に安定し，本来の河原さんを取り戻しつつある.

　双極性感情障害（躁うつ病）患者の多くは，過去にうつ病エピソードを呈していた可能性が高く（躁病エピソードの出現をもって発病することは稀である），また躁病エピソードが収束した後に，うつ病エピソードに移行することも決して珍しいことではない．躁病エピソード時の激しい行動は，心身に著しい消耗感を与

えるだけではなく，罪責感を抱きやすくなる．そのため，河原さんの今の治療上・看護上の目標は，うつ転せずに回復できるように十分な休息をとること，再発予防のための疾患教育を通して支援していくことである.

　河原さん自身の力が発揮できるように支えていくこともももちろんであるが，今回の入院エピソードは，家族にとっても困難な体験であったことは容易に推察できる．家族の困りごとにも着目しながら，河原さん・家族が安心して生活できるように支援していくことが重要である.

学習課題（この事例のチェックポイント）

1）双極性感情障害（躁うつ病）の診断基準と重症度を分類しなさい.

2）気分安定薬の副作用について述べなさい.

3）双極性感情障害（躁うつ病）（躁状態）の回復期の看護支援について述べなさい.

4）双極性感情障害（躁うつ病）をもつ患者の社会復帰支援について調べなさい.

引用・参考文献

1）宇佐美しおりほか：オレムのセルフケアモデル―事例を用いた看護過程の展開 第2版. ヌーヴェルヒロカワ，2003.

4 うつ病患者の看護

うつ病の50歳の男性である．抑うつ状態により体重減少を伴う食欲の低下，睡眠障害を呈し，希死念慮が出現したため，家族に連れられ精神科病院に入院した．現在入院10日目である．抑うつ気分は徐々に軽減し，治療プログラムに参加するようになった．

演習問題
1. セルフケアモデルに基づいた情報を収集し整理しなさい．
2. 健康上の課題/看護診断：＃1を抽出する際に必要なアセスメントをしなさい．
3. 健康上の課題/看護診断：＃1の看護目標と看護計画を立てなさい．

▶ MOVIE

事・例・紹・介

● **氏名・年齢・性別**：鈴木さん（仮名）・50歳・男性
● **診断名**：うつ病

事例の概要

鈴木さん（50歳・男性）は，3人きょうだいの長男として出生した．現在，両親（ともに70代後半），妻（52歳・看護師），次男（20歳・大学生）と暮らしている．長男（24歳）は，大学を卒業後，県外に就職し，1人暮らしを始めた．

鈴木さんは，正常分娩で出生し，幼少時は活発な子どもだった．小中高のいずれも成績は大変よく，国立大学（理系）に進学した．大学院を修了後，エンジニアとして就職し，現在に至る．

30歳で主任，35歳で係長に，つい3か月前に課長に昇進した．係長時代は，エンジニアとしての技量を発揮しながら，現場で後輩を育成する仕事に携わり，仕事にやりがいをもっていた．また，いくつもの特許を取得し，社長賞の表彰を受けるなど，社内での実績を高く評価されてきた．

発病から入院までの経過

元々仕事熱心であり，研究開発にも精力的に取り組んできた．鈴木さん自身もハードワークをこなすことに自信があり，仕事で得られる達成感に喜びを感じて

■家族構成

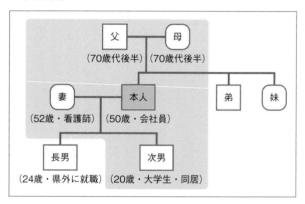

きた．家のことや子育ては，両親や妻に任せきりだったが，家族も鈴木さんに不満をもつことはなく，支えてきた．

課長に昇進してから，鈴木さんはデスクワークが中心となり，部署の管理や部署間の調整用務が多くなった．慣れない用務にストレスを抱え，長時間の残業に追われるようになり，1か月ほど前からは，常に疲労を感じるようになっていた．また，昼休みにミーティングを行うことも多く，食事も不規則になり，次第に食欲も低下していった．

2週間前からは，夕食の量も少なくなり，心配した妻に促されて体重を測ると，10キロ以上減少（174cm・61kg，元々73kg）していた．鈴木さんは，「この前の健康診断でダイエットを勧められていたから，大丈夫」と苦笑いしていた．

先週末からは，眠りが浅くなり，夢を見ることが多くなった．書類の提出期限が間に合わずに，催促の電話がかかってくるような夢であり，夢の中で聞こえる電話の音にびっくりして，夜中に何度も目を覚ますようになった．

今週に入り，食べ物を口にしても味を感じなくなり，黙っていると涙が出てきてしまうようなことが度々あった．鈴木さんの様子が気になった妻は，どうしたのかとたずねると，「もう仕事を辞めたい．自分には何の力もない．こんなに自分はできないとは思わなかった．上層部も期待外れだったと思っているに違いない．これ以上，会社に残っても，みんなに迷惑をかけるだけだし．もしかしたら，課長に昇進したのも，自分を肩たたきするためだったのかもしれない．時々，このまま死んだら楽になるのかな…って思うときもある」とボロボロと涙を流しながら，話し始めた．

仕事のことで弱音を吐いたり，泣いたりする姿を見たことのなかった妻は，とても驚いたが，自分が動揺してしまってはいけないと，その場は何事もなかったかのように振る舞い，後日鈴木さんの両親に相談した．その結果，鈴木さんがこのまま仕事を続けていると，潰れてしまうのではないか，もしかしたらうつ病なのではないかと心配し，妻が鈴木さんを説得し，鈴木さんは精神科病院を受診することになった．

初診時，鈴木さんは以下のように話していた．「正直なところ，生きていてもしんどいだけです．会社を辞めたら，家族も生活に困りますし，会社のお荷物として残っていても，会社に迷惑をかけるだけです．（看護師：どなたかに迷惑をかけていると言われたのですか？）そんなこと…面と向かって言う人はいませんよ．でも，自分にはわかるんです．明らかに，何もできていないですから．もう1週間ほどほとんど眠れていません．うつらうつらすると社用携帯電話の音で目が覚めるんです．食欲もほとんどありませんし…．したいことですか？　いや何もありません」

妻によれば，元来我慢強く，家で仕事の愚痴を言うことは，ほとんどなかった．課長に昇進してからは，休日にパソコンに向かっている時間が増え，一緒に出

学習ノート

- **作業療法**：身体や手先を動かすことで，症状や精神面での安定，日常生活能力や職業能力，社会生活での適応能力を身につける治療法．具体的な作業の内容は趣味にまつわるもの（手芸，陶芸，絵画活動など）から皆で1つのものを作り上げるもの（農業，料理など）まで多岐にわたる．
- **認知行動療法**：うつ病患者がもつ偏った認知（ものの考え方，捉え方）をバランスの取れたものに変えていくことで気分の改善を図る心理療法．個人でも集団でも行われる．
- **希死念慮**：うつ病患者にみられる症状の1つ．「死にたい」と強く思いつつも具体的な方法までは考えていない状態のこと．
- **アンヘドニア**：ポジティブ感情の低下や意欲減退，報酬に対する感受性低下，喜びの喪失などといわれている．うつ病の中心的な症状の1つであるが，うつ病だけでなく，多くの精神疾患（統合失調症，強迫症，外傷後ストレス障害など）においてもみられる．

かけたり，ゴルフに行ったりすることもなくなってしまったという．

診察の結果，うつ病と診断され，休養も兼ねて入院することを勧められ，鈴木さんは精神科急性期治療病棟に任意入院することになった．

入院時の様子

鈴木さんは，疲れ切った様子で，妻に付き添われ，病棟に入ってきた．担当看護師，精神保健福祉士の同席のもと，主治医の初回診察を行った．今の心配事は，「急に自分が入院することになり，職場に迷惑をかけてしまうのではないか，いっそ退職してしまったほうがよいのではないかと思っている」ということであった．

主治医からは，抑うつ気分によって考え方が悲観的になり，正常な判断ができない状態であることを伝えられ，①今は一旦仕事のことを考えることはやめること，②今の時点で重大な決断は避けること，③十分に休息し，うつが改善されてきてから，今後のことについて共に考えていくことを提案され，鈴木さんもそれに同意された．

妻からは，会社に対してどのように伝えたらよいの

●処方内容

- デュロキセチン(サインバルタ®) 20mg・1カプセル・朝
- スボレキサント(ベルソムラ®) 1錠・寝る前

かと相談があった．会社には診断書を提出し，①まずは病状が回復するまで鈴木さん本人に会うことは待ってほしいこと，②鈴木さん本人に会わなければならない事情がある場合は，妻を通して主治医に相談してほしいと，伝えるように医師から説明があった．

【指示内容】

- 病棟内のみフリー．ただし，看護師の付き添いで院内散歩は可能．
- 充電コードは看護室預かり．スマートフォンは，7～21時まで使用可能．ただし，会社とのやりとりは不可．
- 面会制限はなし．会社の方の面会は，事前に主治医に相談のうえ調整する．
- パソコンやタブレットの持ち込みは不可．
- 病棟内で実施する作業療法への参加は可．
  ※指示内容は医師と本人と妻との入院治療契約に基づいた環境設定である．

■ 入院初日から入院後2週間の様子

4人部屋に入室．担当看護師によるオリエンテーションは，落ち着いて聞くことができていた．入院当日は，塞ぎ込んでおり，「このまま本当に入院してもよいのでしょうか？」「どのみち，出社しても使い物にならないとみんな思っているでしょうから…仕方ないですね」と話していた．また，「どんよりしているというか．なんとも言えない気分です．これがうつなんでしょうか．朝はとくにしんどいです」とうつろな表情で，絞り出すように話していた．

朝食とともに一旦は離床するが，午前中はほとんどベッド上で過ごされていた．定時薬は拒否なく服用できているが，入院から3日目くらいまでは胸やけを訴えることがあった．食事は3食ともに半分以上は摂取できている．保清は，声かけのみで，自発的に行うことができていた．

●入院時検査の結果

●血液検査	●尿検査
WBC：5,600万/μL	色調：淡黄色
RBC：478万/μL	尿比重：1.018
Hb：13.8g/dL	尿糖：(−)
HbA1c：4.8%	尿潜血：(−)
TP：6.5mg/dL	ウロビリノーゲン：(±)
ALB：3.7mg/dL	尿蛋白：(−)
TG：132mg/dL	●心電図：異常なし
HDL-C：68mg/dL	●胸部X線：異常なし
LDL-C：112mg/dL	●腹部X線：異常なし(下行結腸にガスの貯留，便塊あり)
Na：143mEq/L	
K：4.2mEq/L	●頭部CT：異常なし
Cl：103mEq/L	

入院4日目の診察で，「入院する前は，寝ているのか寝ていないのか，自分でもよくわかりませんでした．入院してからは，まだぐっすり眠れたという感じはありませんが，入院する前に比べたら，少しマシです．入院する前ほどではないですが，消えてしまいたいと思うことはあります．具体的な方法までは思いつきません．漠然と思うというか…」と話される．また，「午前中は何もする気が起きません」とも言われる．

主治医から午前中は仕方ないにしても，午後は作業療法など活動に参加してみるよう勧められる．鈴木さん自身も，「手持ち無沙汰なままいるよりは，何かしていたほうがよいと思います」と合意され，翌日から午後の作業療法プログラムに参加するようになった．

入院7日目，何もない時間帯は，臥床していることが目立つ．声かけで覚醒することは可能である．「こんなにダラダラ過ごしたことがないんですよね．これまで生きてきて．自分でも驚いています」という．一方で，「仕事のことは気になります．でも，入院しちゃったので仕方ありません．午後になると少しマシになるので，昼飯を食ってから，入浴を済ませ，午後は作業療法に参加するようにしています．先生からも黙って寝ていてもよくならないので，最低限は動いたほうがいいとアドバイスをいただいたので．最近，本を読むこともなかったので新鮮です．来週からは，陶芸に誘われているので，調子が良ければやってみようかなと思っています」と話されており，少しずつ活動

性は上がってきている.

ベッド周りはすっきりとしており,保清は声かけをしなくとも自然に行うようになっていた.夜間は追加薬を服用することなく入眠されている.「少しずつ,まとまって眠れるようになったような気がする」と話されていた.希死念慮については,「ほとんど考えなくなりました」という.

入院10日目の診察で,主治医から少しずつ抑うつ気分も改善してきているので,処方はこのまま継続とする旨について説明を受けた.また,これまでは看護師が付き添う院内散歩だけ許可されていたが,妻の付

き添いも許可された.

妻より,「主人の会社の人とお話をしてきました.管理職になって,周りもびっくりするくらい頑張っていたようです.上司や部下からも信頼され良い関係を築いてきて,これまで職場で対人関係トラブルに巻き込まれたことはないと聞いていますし,直属の上司の方からは,これを機に少し余裕をもって働いてくれたらいいし,会社に戻ってきてくれることを待っているよとメッセージをいただきました」と言われ,鈴木さんはホッとしたような表情をされた.今後のためにも,認知行動療法に取り組むことになった.

■■ 精神状態の査定

項目	情報の収集と整理	程度
1. 意識	■ 意識（ 清明 ・意識混濁・意識狭窄・もうろう・せん妄・昏迷） 　□見当識の異常（あり・ なし ）　※ありの場合,以下をチェック 　□自分　　□他人　　□時間　　□場所 ■ 意識の状態が生活にもたらす影響（あり・ なし ）	無
2. 記憶	■ 記憶の異常（あり・ なし ） 　□短期記憶の保持（ 可能 ・不可能） 　□長期記憶の保持（ 可能 ・不可能） 　□解離性遁走の既往（あり・ なし ） 　□HDS-R：_____点（もしくは　☑測定なし　） ■ 記憶の異常が生活にもたらす影響（あり・ なし ）	無
3. 知覚	■ 五感の異常（あり・ なし ） 　□視覚　　□聴覚　　□嗅覚　　□味覚　　□触覚 　□被影響体験（あり・ なし ）　※考想化声,応答形式の独語,命令を伴う幻聴 　□感覚過敏（ あり ・なし）　電話の音に敏感になっている可能性はある. ■ 知覚の異常が生活にもたらす影響（ あり ・なし） 　□生活への具体的な影響　夜中,夢の中に度々現れる社用携帯電話の音によって覚醒してしまう.十分な睡眠,休養が得られない状態.	中
4. 思考	■ 思考内容に関する異常（ あり ・なし） 　□被害関係妄想（あり・ なし ） 　□微小妄想（ あり ・なし） 　　「自分には何の力もない.こんなに自分はできないとは思わなかった.上層部も期待外れだったと思っているに違いない.これ以上,会社に残っても,み	重

んなに迷惑をかけるだけだし．もしかしたら，課長に昇進したのも，自分を肩たたきするためだったのかもしれない．時々，このまま死んだら楽になるのかな…って思うときもある」のように，自己に対する過小評価と思いこみの強さが目立つ．

□誇大妄想 (あり・なし)

□被影響体験 (あり・なし) ※考想奪取，考想伝播，思考吹入

□身体により説明可能か (はい・いいえ)

■ **思考過程・スピードに関する異常 (あり・なし)**

□観念奔逸 　□連合弛緩 　□思考途絶 　□強迫観念

□思考制止　元々は，頭の回転も早く仕事のできる人だが，今は抑うつ気分を伴い物事を客観的に捉え，冷静に考えることは難しい状態．思考制止を伴うレベルには至っていない．

■ **思考の異常が生活にもたらす影響 (あり・なし)**

気分とともに自分自身を追い詰めてしまうような思考であるため，バランスよく生活を維持することが困難である．希死念慮を伴っている．

5. 気分と感情	■ **気分の異常 (あり・なし)** □抑うつ気分 (あり・なし) 「なんとも言えない気分です．どんよりしているというか．これがうつなんでしょうか．朝はとくにしんどいです」表情はうつろで，絞り出すように話す． □気分高揚 (あり・なし) □情動不安定 (あり・なし) 「急に不安になって，自分に対してかどうかわからないんですけど，イライラしちゃったり，落ち込んだり．急に消えてなくなってしまいたいと思ったり．今もまだ，このまま死んだら楽になるのかなと思うこともあります」 □感情鈍麻 (あり・なし) □情動失禁 (あり・なし) 「何もしていないのに，涙が止まらないことはありました．入院してからは，ありませんが．入院してよかったです」 □感情の平板化 (あり・なし) ■ **感情の異常が生活にもたらす影響 (あり・なし)** 抑うつ気分により，自尊感情は低下し，希死念慮を伴っている．体重の減少にかかわる食欲の低下や味覚の変化，不眠など生活に支障をきたしている．	重
6. 欲動と意思	■ **意思の発動 (可能・不可能)** ■ **欲求のコントロール (可能・不可能)** □脱抑制　　□衝動性の亢進　　☑その他：希死念慮 ■ **意欲や活動性の保持 (可能・課題あり)** ☑意欲の低下　　□自発性の低下　　□活動性の低下 ☑アンヘドニア 「何をしていても楽しいとは思えないし，したいとも思えない．ゴルフです	重

か？　下手ですけどね，好きだったのでずっとやっていたんですけど．もう随分行っていないですね．最近は，食べ物の味もよくわからなくて….　おいしいとか，よくわからないです」表情の変化は乏しい．

■ **身体により説明可能か**(はい・ いいえ)

■ **欲動や意思の状態が生活にもたらす影響**(あり ・なし)

抑うつ気分に伴い，意欲の低下やアンヘドニアが出現し，食事や活動，睡眠など生活全般への影響が見られる．希死念慮も出現しているが，現時点では行動は抑制できている．

7.　知的機能	■ **知的機能の特徴** □IQ：112　※入院3日目に測定しているため，もう少し高い可能性はある □最終学歴：大学院修士課程卒業 □読み書き(可能 ・不可能) □四則計算(可能 ・不可能) ■ **知的機能が生活にもたらす影響**(あり・ なし)	無
8.　判断と洞察	抑うつ状態に伴い自己評価は過度に低くなっており，自分自身を追い詰めてしまっている．そのため，物事を冷静に判断し，対処することはできなくなっている．病状の回復までは，重大な決断は避けるように働きかける必要がある．加えて，希死念慮も伴っているため，衝動的に行動に移す可能性があることを踏まえ，安全を確保できるように働きかける．	重

オレム・アンダーウッドモデル[1]を参考

＊重症度の目安

重度：日内変動が激しいか，日常生活への支障が強い

中等度：1～2日ごとの変動もしくは日常生活への支障がまあまあある

軽度：3日～1週間安定しているか，もしくは日常生活への支障が軽い

▌ セルフケアレベル

セルフケアの項目	アセスメント	ケアレベル
1.　空気・水・食物の十分な摂取とバランス ■ **呼吸機能に影響を及ぼす疾患・状態像** 　なし ・あり(COVID19 PCR検査陰性) ●レントゲン所見：異常あり・ 異常なし ■ **酸素運搬機能に関するデータ** ●WBC：5,600万/μL，RBC：478万/μL， 　Hb：13.8g/dL ●呼吸回数：12/分，SpO$_2$：99% ■ **栄養摂取に関するデータ** ●食事形態：常食(1,800kcal)	抑うつ気分により，食欲の低下，食事摂取量の減少，体重の極端な減少が生じた．入院時検査の結果からは，軽度の低栄養を認めるが，入院後規則正しく食事を摂取し，また抑うつ気分の改善とともに食事量も安定している．抗うつ薬の副作用は，服用開始後数日で消失しており，食事や水分摂取に影響を及ぼすレベルではない． 　現在のレベルは「4」と判定し，食事量の観察と栄養状態のモニタリング，抗うつ薬の副反応について観察し，必要に応じて助言する程	4

- ここ最近の食事摂取量：入院前，昼食はほとんど摂取できていなかった．夕食も通常の1/3～1/2程度．入院後は，3食いずれも摂取できている．おおよそ1/2～2/3程度は摂取できている．
- 食べ方の様子：元々は食べるスピードは早い．
- 食事の準備：自宅では妻と母が担っていた．会社内では，社員食堂を利用することが多い．
- 食事摂取方法： 自立 ・声かけ・介助
- 間食（ あり ・なし）
  チョコレートを好んで摂取していた．入院後は，間食はほとんどない．缶コーヒー（無糖）を飲用している程度．
- 嚥下機能：異常あり・ 異常なし
- BMI：24.5→20.2，HbA1c：4.8％，
  TP：6.5mg/dL，ALB：3.7mg/dL，
  TG：132mg/dL，HDL-C：68mg/dL，
  LDL-C：112mg/dL

■ 水分摂取に関するデータ
- 1日の水分摂取量：1,500mL
- 口渇：あり・ なし
- 多飲水：あり・ なし
- Na：143mEq/L，K：4.2mEq/L，
  Cl：103mEq/L，尿比重：1.018

■ 嗜好品の摂取状況
- 喫煙：10年前に禁煙
- 飲酒：缶ビール2缶/日程度．昇進してからはほとんど口にしていない．

■ 服薬状況
- 服用中の薬
  ①デュロキセチン（サインバルタ®）20mg・1カプセル・朝
  ②スボレキサント（ベルソムラ®）1錠・寝る前
- 服用状況：拒否なくスムースに服用している．
- 副反応：開始～3日間程度は，胃もたれが認められたが，以降目立った副反応はない．

2. 排泄の過程と排泄に関するケア
■ 排泄機能に影響を及ぼす疾患・状態像

度でセルフケアニーズは充足できると考える．

抑うつ気分による影響はほとんどなく，現在のレベルは「5」と判定する．セルフケアニーズは自分

なし ・ あり（　　　　　　　　　　　　　　）	の力で充足できるものと考える.	
●レントゲン所見：異常あり・異常なし	引き続き，排泄状況の確認は継続する.	
■ 排泄に関するデータ		
●この1週間の排便パターン：1回/2～3日		
●この1週間の排尿パターン：5～6回/日		
●下剤の服用：なし		
●腸蠕動音：全体に弱い		
●腹部の緊満：なし．触診時，左側腹部に便塊が触れる．圧痛はなし.		
●排泄過程の処理：自立・声かけ・介助		
3．体温の調整と個人衛生の維持	入院時は，抑うつ気分により，自他への興味や関心も低下し，清潔動作自体に億劫になっていた．入院後は看護師の声かけによりセルフケアニーズを充足することができ，また抑うつ気分の改善とともに自発的に行動できるようになった．そのため，現在のレベルは「5」と判定する．セルフケアニーズは自分の力で充足できるものと考える. 　引き続き，入浴や更衣など保清の状況を確認することにとどめ，鈴木さんの判断と行動に任せる.	5
■ 保清に関するデータ		
●洗面・歯磨き：3回/日　自立・声かけ・介助		
●入浴：7回/週　自立・声かけ・介助		
●更衣：7回/週　自立・声かけ・介助		
●洗濯：?回/週　自立・声かけ・介助 　※自宅では自分で行ったことがない．入院中は妻もしくは母が洗濯物を交換する.		
●身だしなみ：自立・声かけ・介助		
●爪切り：自立・声かけ・介助		
●コップの洗浄：自立・声かけ・介助		
●発病後の傾向：元々きれい好きだった．入院時は，保清にまで気にかけることができず，無精髭に頭髪もボサボサなど，一見だらしなく見えた．入院後は，当初の数日は声かけのみで，以降は自発的に行うようになった.		
■ 身辺整理に関するデータ		
●私物の整理：自立・声かけ・介助		
●食べ物の管理：自立・声かけ・介助		
●発病後の傾向：昇進するまで自宅に仕事を持ち帰ることがほとんどなかったこともあるが，最近は仕事に追われており，デスク周りに書類が散乱していることが多かった（妻談）．入院後のベッド周りは，物も少なく，散らかっていることはない.		
■ 体温調節に関するデータ		
●季節感のある衣服の選択：自立・声かけ・介助		

4. 活動と休息のバランスを保つ

■ 睡眠
- 入床時間：2 ～ 3 時頃(病前 23 時)
- 起床時間：6 時頃(病前 6 時)
- 就寝前薬の服用時間：21 時

■ この一週間の睡眠状況
- 睡眠時間：3 ～ 4 時間
- 熟眠感：あり・ なし
- 中途覚醒： あり ・なし

  夢を見る. 夢の中の電話の音で覚醒する.「入院前は，寝ているのか寝ていないのか，自分でもよくわかりませんでした. 入院してからは，まだぐっすり眠れたという感じはしませんが，入院前に比べたら，かなりマシです」
- 早朝覚醒：あり・ なし
- 追加眠剤の服用：あり・ なし

  睡眠薬の服用歴はない.

■ 活動
- 日中の活動：自発的・ 声かけ必要

  午前中の調子はあまり良くない. 作業療法への参加，入浴などは午後に行っている.「仕事のことは気になります. でも，もう入院しちゃったので仕方ありません. 午前中は何もする気が起きません. 午後になると少しマシになるので，昼飯を食ってから，入浴を済ませ，午後は作業療法に参加するようにしています. 先生からも黙って寝ていてもよくならないので，最低限は動いた方がいいとアドバイスをもらったので. 最近，本を読むこともなかったので新鮮です. 来週からは，陶芸に誘われているので，調子が良ければやってみようかなと思っています」
- 昼寝： あり ・なし

  元々昼寝の習慣はない. 入院後は，何もない時間帯は，臥床していることが目立つ. 声かけで覚醒することは可能.「こんなにダラダラ過ごしたことがないんですよね. これまで生きてきて. 自分でも驚いています」
- プログラムの参加： あり ・なし

  負荷がかかりすぎない程度に作業療法への参加

入院前は，過度の緊張状態に置かれ，抑うつ状態を呈し，ほぼ不眠だった. 入院環境に置かれ，内服を開始したこともあってか，徐々に睡眠状態は改善されてきている. また，抑うつ気分も緩和してきており，作業療法にも毎日参加できるようになっている. 元来，自分で自分に負荷をかける傾向があるため，過度に頑張りすぎていないかどうか見守り，必要に応じて助言する必要がある. そのため現在のレベルは，「4」と判定した.

セルフケアニーズを充足するために，睡眠状況の確認(主観的評価を含む)，日中の活動量，気分の変化については，引き続き観察と確認を行う必要がある.

4

は可．心理教育プログラムへの参加も可．

■ 日中の生活パターン

- 入院前：6時起床，8時就業開始，22時過ぎに帰宅，食事や入浴を済ませ，1〜2時頃に就寝．

- 入院後：7時起床，朝食後は自室で過ごすことが多い．12時昼食，以後，入浴，作業療法などに参加．18時夕食，食後は自室で過ごすことが多い．21時就寝時薬を内服し，就寝．

5. 孤独と人との付き合いのバランスを保つ

■ 他者との関係

- 苦手なタイプ：(母親曰く)「しつこく何度も言う人．急かされることが嫌い．子どもの頃からあれはやったのか？ これはやったのか？ と聞くよりも，見守った方が自分でやっていたとのこと」

- 職場や学校での人間関係：(妻曰く)「上司や部下からも信頼され，良い関係を築いてきた．これまで職場で対人関係トラブルに巻き込まれたことはない」

- 父親に対する思い：「優しい．怒られたことがない．自分の好きなことをさせてくれたので感謝している」

- 母親に対する思い：「口うるさいところがある．子どもの頃はよく母親と口論になった．今は年になってきたので仕方ないと思う」

- 兄弟姉妹に対する思い：「次男はよく気を遣う人．今も気にかけて実家にはよく顔を出してくれる．三男は自由人．今は県外でサラリーマンをしている．兄弟は仲が良い」

■ コミュニケーションのパターン

- 引きこもり・自閉的：あり・ なし

- 積極性： あり ・なし

- 高圧的・攻撃的：あり・ なし

- 過干渉：あり・ なし

- その他：(妻が会社の上司から聞いた話によれば)どちらかといえば我慢強い．縁の下の力持ち的存在．

これまでに大きな失敗をしたこともなく，職業人としても多くの功績を残してきた．また，対人トラブルに見舞われたこともなく，上司や部下の信頼も厚かった．しかし，昇進をきっかけに，用務の内容が一変し，デスクワーク中心となったことに過適応になってしまった．抑うつ状態を呈し，自己評価も低下し，やや被害的な思考にはまってしまっていた．母親から「指摘に弱い側面がある」という情報から，周囲の人はさほど気にもとめないことに，敏感に反応していた可能性がある．今後の社会生活を見据え，認知行動療法に参加することになった．

現在の刺激の少ない環境下では適応できているため，認知行動療法を通して，どのように対人関係や対処能力が変化するのか(柔軟になるのか)観察し，支持的にかかわることが重要である．そのため，現在のレベルは「3」と判定した．

プログラム導入によって，鈴木さんがこれまでの対人関係をどのように捉え，今後にどのように活かすことができるか，支持的にかかわることで，セルフケアニーズの充足を図る．

3

6．生命と安寧に対する危険の防止

■ 対自分

- 自殺念慮：今もあり・過去にあり・なし
「自分には何の力もない．こんなに自分はできないとは思わなかった．上層部も期待外れだったと思っているに違いない．これ以上，会社に残っても，みんなに迷惑をかけるだけだし．もしかしたら，課長に昇進したのも，自分を肩たたきするためだったのかもしれない．時々，このまま死んだら楽になるのかな…って思うときもある」
- 自傷行為：今もあり・過去にあり・なし
- 自殺企図歴：あり・なし

■ 対他者

- 暴力行為：今もあり・過去にあり・なし
- 器物破損：今もあり・過去にあり・なし

■ 精神症状の影響　あり・なし

- 被刺激性の亢進：あり・なし
- 精神運動興奮：あり・なし
- 幻覚：あり・なし
- 妄想：あり・なし
- させられ体験：あり・なし
- 抑うつ気分：あり・なし
- 気分高揚：あり・なし
- 見捨てられ不安：あり・なし

■ 入院に対する考え

- 入院回数：1回目
- 入院形態：任意・医療保護・措置
- 退院意欲：あり・なし
- 入院理由(医療者)：希死念慮を伴う抑うつ気分の改善と生活リズムの調整
- 入院理由(本人の認識)：「うつの治療ため入院しました」

■ 継続治療に対する考え

- 治療継続の意思：あり・なし
- 服薬や治療継続に対する思い：「主治医の先生の指示に従います．この病気は一生涯治療を必要とするのでしょうか？　仕事をしながら治療を続けている人はいるのでしょうか？　やはり会

抑うつ状態に伴い，自らを追い詰めてしまい，本来の備わっている正常な判断ができなくなってしまっていた．入院時点では，希死念慮を伴っていた．入院7日目の段階では，希死念慮についてはほとんど消失していると話している．うつの自殺は回復期に多いとされており，今しばらく経過を観察していく必要がある．

また，今後の社会生活を見据えて認知行動療法プログラムに参加することになった．鈴木さんにとって仕事の継続は重要であると考えられる．治療を継続しながら職場復帰できるように教育的な支援と，復帰調整のための支援が必要である．

現在の鈴木さんのレベルは「3」と判定した．引き続き，自殺予防のための働きかけを行うとともに，退院を見据えて継続的に治療に臨めるように教育的に働きかけを行う必要がある．

3

　　社は辞めなければならないのでしょうか？」

■ 服薬自己中断歴　あり・**なし**

■ 継続治療に影響を及ぼす因子　**あり**・なし

- 金銭的問題：あり・**なし**
- 処方量・服薬回数：あり・**なし**
- 薬の副作用：あり・**なし**
- 仕事・学校：**あり**・なし
- 家庭内の役割：**あり**・なし
- 家族の意向：あり・**なし**
- 本人の意向：あり・**なし**

オレム・アンダーウッドモデル[1]を参考

＊ケアレベル

　1：全介助，2：部分介助，3：声かけ・指導，4：教育指導・支持，5：自立

■ 総合アセスメント

【健康の障害と健康の段階】

　鈴木さんは，会社での役割が変化したことで心身に負荷がかかり，過適応状態が続いた結果，抑うつ状態を呈した．鈴木さんは，「抑うつ気分」「興味と喜びの喪失」「易疲労性」という典型症状に加え，「自己評価と自信の低下」「将来に対する希望のない悲観的な見方」「自傷あるいは自殺の観念や行為」「睡眠障害」「食欲不振」を呈していた．ICD-10によれば，鈴木さんの状態は，重症うつ病エピソードを伴ううつ病である．家族（妻）の働きかけにより精神科病院を受診し，入院加療を受けることになった．

　薬物治療，環境調整，うつ病エピソードに影響を及ぼす要因からの接触の回避により，入院10日目の段階では，抑うつ状態は改善の方向に向かっていると考えられるため，鈴木さんの健康の段階は，「回復期」に相当すると考える．この時期は，抑うつ状態から回復に伴い，思考がクリアになり，活動性が回復してくる時期である．また，それまではどこか他人事のようであった感覚が急激に現実的になることで，さまざまな不安や恐れが惹起される時期でもある．

　現在，鈴木さんは希死念慮の存在をほとんど否定しているが，この時期はうつ病患者にとって衝動的に自殺に至りやすい時期であるため，十分な観察と介入が必要である．

【発達過程の特徴】

　鈴木さんは壮年期に相当する．鈴木さんは，子どもの頃から成績優秀で，何事にも懸命に取り組んできた．職業人としても研究開発に勤しみながら，達成感や充実感を得ながらキャリアを形成してきた．子育ては，家族に任せきりだったとはいえ，家族もそれに対して不満をもつことなく，安定した家族関係を築くことができていたものと考える．しかし，鈴木さんにとって，昇進と役割の変化は，思いのほか，大変なことであり，鈴木さん自身の不安定さは，家族にとっても脅威を感じる体験だったことは容易に想像できる．

　鈴木さん夫婦にとっては，まもなく巣立ちを迎える次男と年老いてきた両親をサポートしながら，この時期に出会う発達課題に取り組んできたものと考える．そのため，鈴木さんの発病や失職への不安は，鈴木さんのアイデンティティの危機に留まらず，家族の生活への脅威にもなりかねないという特徴をもっている．

【生活過程の特徴】

　病前の鈴木さんのセルフケアニーズは，おおむね自立していた．職場での新たな役割の獲得に際し，過度に適応しようと試みた結果，心身ともに疲弊し，抑うつ状態へと至った．鈴木さんの抑うつ状態は，排泄を除くすべてのセルフケアニーズの充足に影響を及ぼした．

　現在（入院10日目）の鈴木さんのセルフケアニーズは，おおむね元々の力が発揮できる状態に戻りつつある．治療的セルフケア要求である，①うつ病の回復期であること，②うつ病とともに生活していく準備が必要であること，以上の2点を踏まえた看護支援や鈴木さん自身の対処力の強化を図ることが必要である．

【患者の強み】

- 家族や職場の上司など，鈴木さんを支える人がいること
- 何事にも前向きに取り組もうとすること
- エンジニアとして優れた技能を持っていること
- 面倒見が良いこと
- 自分の力で解決できるように努力すること

【患者の望む生活を支える思い】

　地道に努力を積み重ねていくことで，結果は必ずついてくる．

【看護援助の方向性】

　鈴木さんの看護援助の方向性として，以下の3点を挙げた．
①鈴木さんが安全に回復期を乗り越えられるように支援すること
②鈴木さん本来の力が発揮できるように鈴木さんの療養生活を見守り，支援すること
③職場復帰を含めた再適応に向かって，対処力を強化できるよう支援すること

　鈴木さんは，まだ抑うつ状態からの回復の途上にある．衝動的に，もしくは悲観的になり自殺へと至る可能性は否定できない．まずは，安全に回復期を乗り越えられ，再適応できるように支援していくことが重要である．その経過のなかで，鈴木さん自身がもっている力が発揮され，鈴木さんのセルフケアニーズが充足されるように支援していく．また，認知行動療法プログラムへの参加，今後予想される心理教育プログラムへの参加など，病気とともにこれからの生活を歩みながら，鈴木さんの自己実現が支えられるように働きかけていく．

■ 想定される健康上の課題 / 看護診断

- ● 衝動的な自殺の可能性
- ● 過度な保護は自身の回復の妨げになる
- ● 長期にわたる療養生活との両立

関 連 図

凡例
- 健康上の課題
- 顕在する問題
- 潜在する問題
- 治療・ケア
- 患者情報

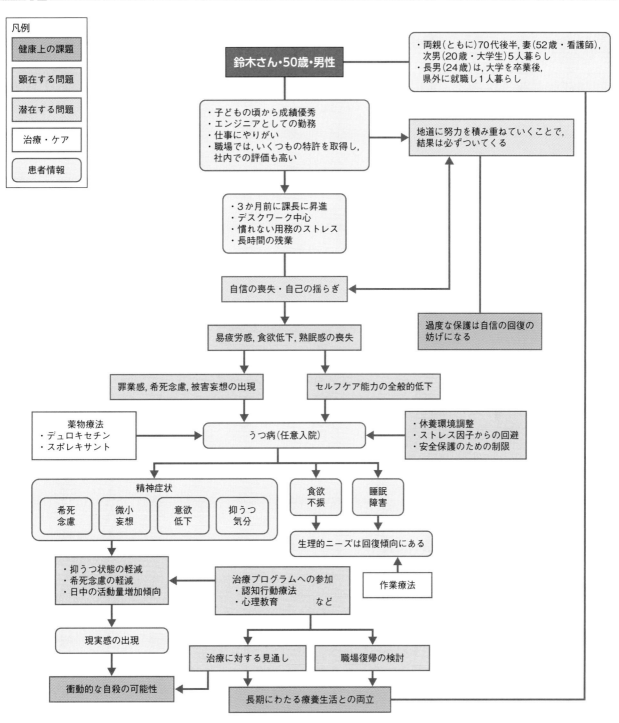

鈴木さん・50歳・男性

・両親（ともに）70代後半, 妻(52歳・看護師),
次男(20歳・大学生)5人暮らし
・長男(24歳)は, 大学を卒業後,
県外に就職し1人暮らし

・子どもの頃から成績優秀
・エンジニアとしての勤務
・仕事にやりがい
・職場では, いくつもの特許を取得し,
社内での評価も高い

地道に努力を積み重ねていくことで,
結果は必ずついてくる

・3か月前に課長に昇進
・デスクワーク中心
・慣れない用務のストレス
・長時間の残業

自信の喪失・自己の揺らぎ

過度な保護は自信の回復の
妨げになる

易疲労感, 食欲低下, 熟眠感の喪失

罪業感, 希死念慮, 被害妄想の出現

セルフケア能力の全般的低下

薬物療法
・デュロキセチン
・スポレキサント

うつ病(任意入院)

・休養環境調整
・ストレス因子からの回避
・安全保護のための制限

精神症状
- 希死念慮
- 微小妄想
- 意欲低下
- 抑うつ気分

食欲不振

睡眠障害

生理的ニーズは回復傾向にある

作業療法

・抑うつ状態の軽減
・希死念慮の軽減
・日中の活動量増加傾向

治療プログラムへの参加
・認知行動療法
・心理教育　　　など

現実感の出現

治療に対する見通し

職場復帰の検討

衝動的な自殺の可能性

長期にわたる療養生活との両立

看 護 過 程 の 展 開

1 健康上の課題 / 看護診断の抽出

● 衝動的な自殺の可能性

情報と解釈・分析	統合のアセスメント
O（客観的情報） ■ **処方内容** ● デュロキセチン（サインバルタ®）20mg・1カプセル・朝 ● スボレキサント（ベルソムラ®）1錠・就寝前 ■ **指示内容** ● 病棟内のみフリー．ただし，看護師の付き添いで院内散歩は可能．→入院10日目の診察の結果，妻の付き添い時も許可となる． ● 充電コードは看護室預かり．スマートフォンは，7〜21時まで使用可能．ただし，会社とのやりとりは不可． ● 面会制限はなし．会社の方の面会は，事前に主治医に相談のうえ調整する． ● パソコンやタブレットの持ち込みは不可． ● 病棟内で実施する作業療法への参加は可．→入院4日目の診察で，午前中は仕方ないにしても，午後は作業療法など活動に参加してみるよう勧められ午後の作業療法プログラムに参加するようになった． ● 入院10日目の診察にて，認知行動療法プログラムに参加することになった． ■ **病前の鈴木さんの様子** ● 自宅では，仕事の愚痴や不満などを口にすることはなかった． ● （妻が会社の上司から聞いた話によれば）どちらかといえば我慢強い．縁の下の力持ち的存在． ■ **鈴木さんの現在の様子** ● 何もない時間帯は，臥床していることが目立つ．声かけで覚醒することは可能．食事は毎食2/3程度摂取でき，熟眠感が得られるようになってきた．作業療法を通して，読書や陶芸など興味や関心が広がってきている． **S（主観的情報）** ● 入院前「もう仕事を辞めたい．自分には何の力もない．	鈴木さんは，重症うつ病エピソードを伴ううつ病である． 　薬物治療，環境調整，うつ病エピソードに影響を及ぼす要因からの接触の回避により，入院10日目の段階では，抑うつ状態は改善に向かっている． 　この時期は，抑うつ状態から回復に伴い，思考がクリアになり，活動性が回復してくる時期である．また，それまではどこか他人事のようであった感覚が急激に現実的になることで，さまざまな不安や恐れが惹起される時期でもある． 　現在，鈴木さんは希死念慮の存在をほとんど否定しているが，この時期はうつ病患者にとって衝動的に自殺に至りやすい時期であるため，十分な観察と介入が必要である．

こんなに自分はできないとは思わなかった．上層部も期待外れだったと思っているに違いない．これ以上，会社に残っても，みんなに迷惑をかけるだけだし．もしかしたら，課長に昇進したのも，自分を肩たたきするためだったのかもしれない．時々，このまま死んだら楽になるのかな…って思うときもある」

● 入院当日「このまま本当に入院してもよいのでしょうか？」「どのみち，出社しても使い物にならないとみんな思っているでしょうから…仕方ないですね」「なんとも言えない気分です．どんよりしているというか．これがうつなんでしょうか．朝はとくにしんどいです」

● 入院4日目「入院前は，寝ているのか寝ていないのか，自分でもよくわかりませんでした．入院してからは，まだぐっすり眠れたという感じはしませんが，入院前に比べたら，かなりマシです．入院前ほどではないですが，消えてしまいたいと思うことはあります．具体的な方法までは思いつきません．漠然と思うというか…」

● 入院7日目「こんなにダラダラ過ごしたことがないんですよね．これまで生きてきて．自分でも驚いています」「仕事のことは気になります．でも，もう入院しちゃったので仕方ありません．午後になると少しマシになるので，昼飯を食ってから，入浴を済ませ，午後は作業療法に参加するようにしています．先生からも黙って寝ていてもよくならないので，最低限は動いたほうがいいとアドバイスをもらったので．最近，本を読むこともなかったので新鮮です．来週からは，陶芸に誘われているので，調子が良ければやってみようかなと思っています」「(希死念慮について)ほとんど考えなくなりました」

● 過度な保護は自身の回復の妨げになる

情報と解釈・分析	統合のアセスメント
〇(客観的情報) **■ 空気・水・食物の十分な摂取とバランス** ● 入院前，昼食はほとんど摂取できていなかった．夕食も通常の1/3～1/2程度． ● BMIの減少：24.5（昇進前）→20.2（入院時）	鈴木さんの抑うつ状態は，排泄を除くすべてのセルフケアニーズの充足に影響を及ぼした．現在（入院10日目）の鈴木さんのセルフケアニーズは，おおむね元々の力が発揮できる状態に戻りつつある．引き続き，現在のレベルを維持しながら，治療的セルフケア要求である，①うつ病の回復期であること，②うつ病とともに生活していく準備が必

要であるため，鈴木さん自身の対処力の強化を図ることが必要である．

- 入院後は，3食いずれも摂取できている．おおよそ1/2～2/3程度は摂取できている．
- 服薬開始から3日間程度は，胃もたれが認められたが，以降目立った副反応はない．

■ 体温の調整と個人衛生の維持

- 元々きれい好きだった．入院時は，保清にまで気にかけることができず，無精髭に頭髪もボサボサなど，一見だらしなく見えた．入院後は，当初の数日は声かけのみで，以降は自発的に行うようになった．
- 入院後のベッド周りは，物も少なく，散らかっていることはない．

■ 活動と休息のバランスを保つ

- 午前中の調子はあまり良くない．作業療法への参加，入浴などは午後に行っている．
- 元々昼寝の習慣はない．入院後は，何もない時間帯は，臥床していることが目立つ．声かけで覚醒することは可能．
- まとまった睡眠がとれるようになってきた．

■ 孤独と人の付き合いのバランスを保つ

- 自宅では，仕事の愚痴や不満などを口にすることはなかった．
- （妻が会社の上司から聞いた話によれば）どちらかといえば我慢強い．縁の下の力持ち的存在．

■ 生命と安寧に対する危険の防止

- 希死念慮：入院時（あり），入院7日目（ほとんど考えることはなくなくなった）

S（主観的情報）

- 「自分には何の力もない．こんなに自分はできないとは思わなかった．上層部も期待外れだったと思っているに違いない．これ以上，会社に残っても，みんなに迷惑をかけるだけだし．もしかしたら，課長に昇進したのも，自分を肩たたきするためだったのかもしれない．時々，このまま死んだら楽になるのかな…って思うときもある」
- 「入院前は，寝ているのか寝ていないのか，自分でもよくわかりませんでした．入院してからは，まだぐっすり眠れたという感じはしませんが，入院前に比べたら，かなりマシです」

● 長期にわたる療養生活との両立

情報と解釈・分析	統合のアセスメント
O（客観的情報） ● 元々仕事熱心であり，研究開発にも精力的に取り組んできた．鈴木さん自身もハードワークをこなすことに自信があり，仕事で得られる達成感に喜びを感じてきた．家のことや子育ては，両親や妻に任せきりだったが，家族も鈴木さんに不満をもつことはなく，支えてきた． ● 課長に昇進してから，鈴木さんはデスクワークが中心となり，部署の管理や部署間の調整用務が多くなった．慣れない用務にストレスを抱え，長時間の残業に追われるようになり，1か月ほど前からは，常に疲労を感じるようになっていた． ● 自宅では，仕事の愚痴や不満などを口にすることはなかった． ●（妻が会社の上司から聞いた話によれば）どちらかといえば我慢強い．縁の下の力持ち的存在． ● 入院10日目の診察で，認知行動療法プログラムに参加することになった． **S（主観的情報）** ●「正直なところ，生きていてもしんどいだけです．会社を辞めたら，家族も生活に困りますし，会社のお荷物として残っていても，会社に迷惑をかけるだけです．（どなたかに迷惑をかけていると言われたのですか？）そんなこと…面と向かって言う人はいませんよ．でも，自分にはわかるんです．明らかに，何もできていないですから．もう1週間ほどほとんど眠れていません．うつらうつらすると社用携帯電話の音で目が覚めるんです．食欲もほとんどありませんし…．したいことですか？ いや何もありません」 ●「急に自分が入院することになり，職場に迷惑をかけてしまうのではないか，いっそ退職してしまった方がよいのではないか」 ●「主治医の先生の指示に従います．この病気は一生涯治療を必要とするのでしょうか？ 仕事をしながら治療を続けている人はいるのでしょうか？ やはり会社は辞めなければならないのでしょうか？」	鈴木さんは壮年期に相当する．職業人としても達成感や充実感を得ながらキャリアを形成し，安定した家族関係を築くことができていた．しかし，鈴木さんは昇進と役割の変化に直面した．鈴木さんの発病や失職への不安は，鈴木さんのアイデンティティの危機に留まらず，家族の生活への脅威にもなりかねない． 　今後，職場への復帰を見据えて，治療的セルフケア要求である「うつ病とともに生活していく準備」が必要である．病気の療養と職場復帰とを両立できるように調整し，支援していくことが必要である．

2 健康上の課題／看護診断の優先順位

#1 衝動的な自殺の可能性
#2 過度な保護は自身の回復の妨げになる
#3 長期にわたる療養生活との両立

3 看護目標と看護計画の展開

#1 衝動的な自殺の可能性

目標（期待される結果）	計画
● 不安や心配を抱え込まずに相談できる． ● 希死念慮が消失する．	**O-P（観察計画）** ● 抑うつ気分（「悪い～普通～良い」のレベルを10段階で自己評価） ● 興味や関心の広がり，活動への参加意欲 ● 希死念慮（「ない～自制内～行動化レベル」を10段階で自己評価） ● 主治医の指示範囲内で，私物の自己管理ができているか確認する． ● 不安や心配なこと． ● 活動性と行動 **T-P（援助計画）** ● 朝・夕の気分の変化や希死念慮について，患者の自己評価を確認する． ● 心配なこと，不安に感じることについて，確認する． ● 私物の管理については，家族にも協力を求める． ● 患者の相談，気持ちの表出に際しては，支持的受容的に受け止める． ● 患者が頑張りすぎてはいないか，気にかけていることを伝える．無理をしているときは止める． ● 家族の面会時に様子を確認するとともに，家族の期待が患者にとってプレッシャーになりすぎないよう，家族とも働きかけ方について共有する． **E-P（教育計画）** ● 患者に対しては，回復期は身体も軽くなり，気分も良くなってくる反面，急に不安に襲われることもある．発作的に自殺の衝動に駆られることもあるが，この時期が無事に過ぎれば，安心して生活できるようになることを保証し，気になったことはすぐに相談するよう説明する． ● 家族に対しても，うつ病回復期の特徴を説明し，患者とのやりとりで気になったことがあれば，遠慮なく相談して構わないことを説明する．

#2 過度な保護は自身の回復の妨げになる

目標(期待される結果)	計画
●自身で対処可能なセルフケアニーズ(空気・水・食事, 排泄, 体温と個人衛生)を満たすことができる. ●熟眠感が得られるようになる. ●作業療法や散歩などの活動を通し, 活動性を維持することができる.	**O-P(観察計画)** ●食事摂取量, 体重の変化 ●排泄状況の確認 ●入浴や整容への取り組み状況 ●睡眠状況(自己評価および他者評価) ●作業療法, 散歩, その他の治療プログラムへの参加状況 ●1日の生活の様子 **T-P(援助計画)** ●患者が自身で対処できることについて, 支持的にフィードバックする. ●患者の気分転換, 活動性の維持のために, 作業療法, 散歩, その他の治療プログラムへの参加について声かけする. ●作業療法や散歩等で感じたことを確認し, 現実的な体験について共有する. **E-P(教育計画)** ●うつ状態の改善によって, 睡眠は改善されることを保証し, 先の見通しがもてるように働きかける.

#3 長期にわたる療養生活との両立

目標(期待される結果)	計画
●継続療養の必要性を理解できる. ●職場復帰に向けて上司や健康管理センターの職員と復帰調整の準備ができる.	**O-P(観察計画)** ●治療に対する考え(本人・家族)や姿勢 ●認知行動療法プログラムの参加状況と参加後の反応 ●その他の治療プログラムへの参加状況 ●職場の上司, 健康管理センターとの復帰調整の状況の把握(家族, 精神保健福祉士とのやりとりから把握する) ●職場の復帰に対する本人の考え **T-P(援助計画)** ●認知行動療法プログラムで取り組んだこと, 課題などについて確認する. 必要であれば, 言語化できるように支援する. ●主治医の説明内容を把握し, 患者・家族の理解を手助けできるように, 必要に応じて噛み砕いて説明を行う. ●職場復帰を焦る必要はなく, 患者が安心して復帰できるように調整をすることが重要であることを強調し, 患者・家族の求めに応じて必要な手続きができるように支援する(精神保健福祉士との協働プラン). **E-P(教育計画)** ●継続療養に関する指導を行う(主治医との協働プラン). ●抗うつ薬の服用に際して, 服薬指導を行う(薬剤師との協働プラン). ●継続療養に役立つ制度利用などについて指導を行う(精神保健福祉士との協働プラン).

99

学 習 の 振 り 返 り

鈴木さんは，うつ病急性期から回復期に移行する段階ある．薬物療法や環境調整，トリガーとなった仕事から離れることで，徐々に抑うつ状態は軽減し，セルフケアニーズも回復に向かっている．このような状態は，鈴木さんの周囲の人にとってホッとするような感覚を与えやすい．

しかし，うつ病は回復期初期に自殺が生じやすく，回復期を安全に乗り越えられることが療養上の第一目標である．

鈴木さん自身の力が発揮できるように見守りつつ，鈴木さんの安全が守られるように支援していくことが重要である．

学習課題（この事例のチェックポイント）

1) うつ病の診断基準と重症度を分類しなさい．

2) 抗うつ薬の副作用について述べなさい．

3) うつ病の回復期の看護支援について述べなさい．

4) うつ病をもつ患者の社会復帰支援について調べなさい．

引用・参考文献

1) 宇佐美しおりほか：オレムのセルフケアモデル―事例を用いた看護過程の展開 第2版．ヌーヴェルヒロカワ，2003．

5 せん妄状態にある患者の看護

膀胱がんの診断を受けた76歳の女性である．class Vと判明し，膀胱全摘出と回腸導管造設術を施行．和田さん(仮名)は長時間の手術による侵襲やICUという特殊な環境など，さまざまな要因が重なることでせん妄を引き起こした．その後も認知の障害による恐怖感，点滴やストーマ等による拘束感に伴うストレスを抱いており，希死念慮を訴えるほど不安が高まっている状態にある．

演習問題

1. セルフケアモデルに基づいた情報を収集し整理しなさい．
2. 健康上の課題/看護診断：＃1を抽出する際に必要なアセスメントをしなさい．
3. 健康上の課題/看護診断：＃1の看護目標と看護計画を立てなさい．

▶ MOVIE

事・例・紹・介

● **氏名・年齢・性別**：和田さん(仮名)，76歳，女性
● **診断名**：膀胱がんclass V
● **既往**：とくになし
● **入院月日**：5月8日

■ 事例の概要

和田さんは，商業高等学校卒で，20歳代後半で夫と結婚し，子ども(長男，長女)と4人家族であった．2人の子どもたちは既に結婚し，独立した生活を送っていた．夫は金属加工工場を経営し，和田さんも主に経理・財務を担当していた．夫が病気になったことで和田さん夫婦は引退し，現在は長男が会社経営を引き継いでいる．元々人にとても気を遣う，きちんとした性格で，仕事でも経理のみではなく，従業員への気配りも含め，家も工場も切り盛りしていた．

入院前まで，和田さん夫婦は，長男夫婦とその子どもたち2人の4人家族と，2世帯住宅で生活していた．長男の妻は何かあれば協力してくれるような良好な関係である．長女は夫と子ども1人の3人家族で近所に住んでおり，ちょくちょく顔を出していた．

和田さんは元気が取り柄で，夫とともに工場経営から引退した後は夫の介護を1人で行っていた．ある日頻尿があり，近医で膀胱炎と診断されて，内服治療を

していたが，なかなか良くならなかった．そこで，尿細胞診を行ったところ，class Vと判明し，総合病院を紹介受診した．そこで「転移を有さない進行性膀胱がん」と診断され，治療のため入院となった．

■家族構成

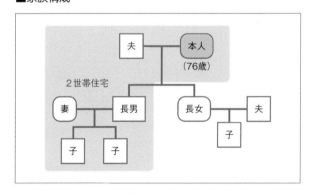

■ 1度目の手術～2度目の手術まで

入院当日の5月8日，生検および左右腎瘻造設の手術を受け，膀胱全摘術と回腸導管造設術(ストーマ造設)を行う方針となった．

ストーマ造設にあたり，ケアがしやすいようどの位置にストーマを造るかを決めるストーマサイトマーキングを行ったり，ストーマについて説明を受けたりした．

和田さんは多少聴力が低下していたが，大きめの声で話せば問題なく会話でき，眼鏡をかけて説明資料を

見ながらメモをとり，しっかりと理解できた様子で，「自分でやろうと思うけどできるかしら？　でも，自分でやらなきゃね。」とやる気を見せていた。また，長男の妻も一緒に説明を聞き，「慣れて1人でできるようになるまでは手伝うから」と言っていた。

　ストーマの取り扱い練習の際も，自身でストーマを貼付する，剥がす練習を自ら何度も実施し，意欲的に取り組み，退院後も自己管理を目標にする方向性が確認された。

■ 2度目の手術：手術当日6月4日〜6月9日午前中(ICU)

　手術は，膀胱全摘術と回腸導管造設術であった。手術は癒着がひどかったことにより，10時間におよび，出血量も7Lであった。

　手術後は気管内挿管したままでICUに帰室し，翌日に抜管した。ICUには5日間入室し，入室後にせん妄が出現した。その際，ハロペリドール（セレネース）の点滴による対症的薬物療法を行ったが，悪性症候群となり，ダントロレンナトリウム水和物（ダントリウム）も使用して対応した。

■ ICU退室，病棟に移動：術後6月9日午後〜7月1日

　心身の状態が落ち着いたため，術後6日目に病棟に移動となった。食事も絶食から徐々に3分粥食まで進み，ストーマのケアについて指導が再開された。

　6月18日にイレウスとなり再び絶食となり，イレウス管を留置した。その頃から，「私は精神科に行ったほうがいいんじゃないの……？」と話し，臥床がちとなった。その後も，落ち込んだ様子が見られ，「もう死にたい。ストーマも見たくない」と話し，自己管理へむけた指導も進められなかった。

　6月24日，イレウス管を自分で抜去してしまったが，再挿入はせずそのまま経過をみることになった。

　食事も再開となったが，「食欲がない」とほとんど食べず，夜間も不眠だった。食べられないことからCV

（中心静脈カテーテル）が挿入され，高カロリー輸液が再開となった。その後，「看護師さんは忙しいから…」と看護師を気遣い，自分一人で動いて転倒し，腰痛が出現した。

　看護師は和田さんに，ふらつきがあるため，動くときにはナースコールをしてほしいことを依頼するが，ナースコールをせずに動いている状況が続いたため，主治医より本人，ご家族に説明し，指示でセンサーコールを使用することとなった。その辺りから，「私は見張られているんじゃないの？」と言い出し，ICUでの恐怖感について繰り返し語り，「怖くて寝られないのよ」「私，死んでしまうんじゃないのかしら」「もう死にたい」とも話すようになった。6月30日には，左右の腎瘻を自己で抜去した。

　ストーマ管理については，指導内容を本人が覚えていないため，自己管理の指導が進まなかった。それに加えて，パウチからの尿漏れが続いたこと，パウチを自己ではがす行為も繰り返しあったことにより，本人の適切な装具の選定にも苦慮する状態となった。

　7月1日の早朝，和田さんがモニターコードを切断してしまったことを，ナースステーションにいた夜勤の看護師が発見して訪室したところ，CVルートも切断しており，対応した看護師に「死にたかったんです…」と語った。

▊ 精神状態の査定

項目	データ	程度
1. 意識	● 日付や時間も不明瞭で「本当に何が何だかわからなくて，頭がバカになっちゃったみたいです．何を話していたのかも分からなくなっちゃって」と見当識障害がみられる．物音などの刺激に触発されて話題が目まぐるしく変わり，つじつまが合わず，話の内容にまとまりがない．意識混濁に加え意識変容が認められる．	重
2. 記憶	● 「今日は木曜日？　それも分からなくなっちゃうんですね．手術したのは大分前です，どのくらい前かは看護師さんに聞かないと…」 ● この痛み止めはしばらく前から飲んでいませんので，下げてください（実際は内服中）． ● 点滴の管を切ったんですか？　私が？（覚えておらず） ● 家族はしばらく来ておりません（実際は昨日面会あり）」等と記憶の障害がある．	重
3. 知覚	● 遠くのものをつかもうとしたり，「怖いものが見える」と話す．また，「この間驚いたことに，こんなことありえないと思うんですけど，ベッドの所に雷様とその道具がたくさん散らばっていて，それは大変だったんです．どうしたらよいかわからなくなっちゃって」と話し，幻視が認められる．	重
4. 思考	● 全般的に思考のまとまりはない状態．また，「そんなこと言っちゃダメだって家族には言われているんですけどね，ここの先生が冷たくなって，人が変わったようになって，信頼できなくなったんです．本当に同じ先生かしら？」と思考内容の異常が認められるが，確信ではなく疑問に思っているところもあり妄想とは言えず．	中
5. 気分と感情	● 意識混濁，意識変容の影響による不安が強い．また，疲労感もあり，このような状態では家に帰ることができないのではないかと焦燥感や落ち込みもみられる．	中
6. 欲動と意思	● CVルートなどを切断する行為がみられたが，これは衝動というよりも意識変容による朦朧状態で起こったものと思われる．希死念慮については，「死にたいっていうより，このままだと死んでしまうんじゃないかと思って」と話し，否定的と考える． ● 本人の意思は，「今まで困っていても，誰に話をしたらいいのかわからなくて，話してもいいんですか？」「ストーマのケアも自分でやれるようになるのが，誰かに手伝ってもらうよりも早道だと思っているんです．頑張ります．でも，まだちょっとストーマをみたくらいなので，全然できるのかどうかはわかりません．できないと帰れないんですよね？　主人をみてあげないといけないので，家に帰りたい．教えてくださる方は親切だから，名前は覚えられないんですけどね」と語られ，意欲も認められる．	中

7. 知的機能	●元々経理の仕事をしており，術前のオリエンテーションについても理解に問題は認められず． ●実行機能障害が認められるのは意識障害による影響が強いと思われる．	軽
8. 判断と洞察	●臥床していた期間が長く転倒のリスクが高い状態で，看護師によってナースコールの必要性を説明されているが，看護師に申し訳ないと自分で動いて転倒するなど，看護師からの説明を理解できず勘違いして行動をしたり，しなかったりする状態．自分の状況を理解して適切な行動を判断，選択することはできないと考えられる．	中

オレム・アンダーウッドモデル[1]を参考
＊重症度の目安
　重度：日内変動が激しいか，日常生活への支障が強い
　中等度：1～2日ごとの変動もしくは日常生活への支障がまあまあある
　軽度：3日～1週間安定しているか，もしくは日常生活への支障が軽い

■■ セルフケアレベル

セルフケアの項目	アセスメント	ケアレベル
1．空気・水・食物の十分な摂取とバランス ●術後抜管直後は酸素吸入を行っていたが，呼吸状態が安定した後は，SpO$_2$は96～99％を維持しており問題は認められない． ●飲水量，食事量とも少なく，脱水傾向，低栄養状態に傾いてしまうため，栄養状態を維持するためにIVH（中心静脈栄養）が行われている． ●食事については，食べる気がしないとほとんど食べず，平均2割程度の摂取にとどまっている．後で食べると話すが，朝食が昼前まで手付かずである． ●口に食べ物を入れてもそのままボーっとしており，口の中に食べ物が残っていることがある．お箸をさかさまで使おうとしたり，フォークでスープを飲もうとしたりする． ●食べやすいものなどを家族に差し入れてもらっているが置いたまま摂取されていない． ●TP 5.6g/dL，Alb 3.0g/dL，Hb 8.8g/dL	呼吸状態は問題なく，肺炎なども認められていない． 　食事摂取量が平均的に少ないことにより，低栄養状態，貧血傾向にある．また，点滴が外せず，そのことによって拘束感が高まる，行動に制限ができ不自由さを終始感じている，夜間の尿量が多くなりストーマから尿漏れにより睡眠が妨げられるなど，複数の問題が生じている．食事に関しては，看護師が主体的に対応できる領域であり，食事量の確保に早急に取り組む必要がある．	2
2．排泄の過程と排泄に関するケア ●排便は，元々便秘傾向にあったとのことで，現在も便秘傾向が続いている．自宅では市販薬を	排便について：食事量も活動量も少ないことから，再度イレウスを起こす危険性がある状態と考えられる．排便コントロールをつけることが退院	2

内服していた.

- 歩行が不安定であるため，トイレまでは車椅子で移動し，トイレに座った後は自身で処理する．排便の有無を問うが返答が不明確であり，排便状況の確認ができていないが腸音は聴取でき，腹部の痛みの訴えもない．1週間に1〜2回程度の排便ではないかと予測し，下剤を定期的に内服している．
- 術後イレウスになり，イレウス管を挿入していたが，自己抜去した．
- 便座に座ることができれば排便後の衛生的ケア等の処理は自分で行うことができる．
- 排尿はストーマで行うが，ストーマからの尿漏れ，自己でベルトを外してストーマを剥がし尿まみれになることが度々ある．
- ストーマの装具交換，尿破棄，ベルト装着など一連の自己管理は全くできない．

後の生活にも大いに重要であるため，患者と共に目標と介入方法を検討し，自分で実施できるようになるような働きかけが必要である.

　排尿について：ストーマの自己管理を習得することが必要であるが，現時点では指導が進んでいない．精神状態の改善を進めながら，皮膚排泄ケア認定看護師と協働し，家族の協力も得て自己管理ができるよう対応したい.

3. 体温の調整と個人衛生の維持 - 体熱感があると，氷枕を常に使用しているが，発熱などはなく体温に異常はみられていない． - ストーマ管理がしやすいように上下が分かれた着衣を勧めているが，ワンピース型の衣服を着ているためベッド上でまくれ上がった状態になっている． - ベッド上で尿まみれになっても臥床したまま過ごすこともしばしばあり，自ら更衣を希望することはなく，個人衛生には無頓着．入浴も全て看護師に促されたことのみ行う状態であり，清潔な状態の維持ができない．	現在は個人衛生には気が回らない状態である．自ら保清に関する行動をコントロールするのはまだ難しい状況と思われるため，患者と相談したうえで，1日の流れや1週間のスケジュールを決め，カレンダーや作成したスケジュール表等を活用して，自分でスケジュールを見ながら動けるような環境をつくるようにしてはどうか．また，必要に応じて声かけや促しも並行して行っていく必要がある．	2
4. 活動と休息のバランスを保つ - 終日臥床しており，一方向を向いてジーっと壁を見つめたり，ウトウトしたりしており，非活動的である． - 歩行が不安定であるため，リハビリを勧めても倦怠感が強いと断ることが度々ある． - 転んでしまったので，これ以上迷惑をかけてはいけないとより動かなくなっている．	1日を通して臥床時間が長く，しっかりと覚醒して活動する時間が不足している状態である．臥床時間が長いことによって，昼夜のリズムも乱れ，視覚的に得られる情報も不足して見当識が下がる要因になっていると考えられる．転倒のリスクがあるため，看護師の付き添いが必要ではあるが，日中の活動性を高めるための働きかけを行う必要がある．安易に睡眠導入剤を使用せず，活動を増	2

● 夜間も眠れていないことが多いようだが，本人は「どうなんでしょうかね？　ぐっすり眠るっていうことはないのかもしれませんね」と他人事のような返答．	やし，メリハリをつけることで夜間の睡眠が得られるような看護を提供したい．	
5．孤独と人との付き合いのバランスを保つ ● 終日臥床しており，自ら他者とかかわることはない．術後は，ナースコールも自分で押すことはない． ● 娘や嫁の面会があると起き上がって対応したり，車椅子に乗って散歩に出かけることはあるが，疲労感を訴え，すぐに横になりたがる． ● 看護師の忙しさを気にかけることは多々あり，迷惑をかけないようにと，無理をしてしまうところがある．	一人のときは臥床して無為に過ごし，人とかかわることにも積極的になれていない状況．他者には迷惑をかけたくない，忙しいのに申し訳ないという気持ちが強いために，看護師に依頼することがなく，かかわりが極端に減ってしまう傾向がみられる．活動を促すかかわりとして，リハビリテーションを行うこと，看護師や家族との散歩時に話をする時間を持つことなどにより，起きて共に過ごす機会を増やしていけるとよいか．	2
6．生命と安寧に対する危険の防止 ● 歩行が不安定で転倒の危険があるためナースコールでナースを呼んでほしいことを説明しているが，忙しいのに申し訳ないと，スリッパを履き一人で歩いて転倒してしまった． ● 点滴やストーマの蓄尿バッグ等のルート類を気遣うことなく動いてしまい，ルートが抜けることが度々ある． ● CVやモニターのルートを自己で切ってしまった際に，「死にたかった」と話した．	転倒のリスクを回避するためには，下肢の筋力を取り戻す必要がある．医師と相談し，人と接する時間や日中の活動時間を増やす目的でリハビリテーションを導入する． 　死にたい気持ちについては，先の見通しのなさや精神症状により自分が置かれた状態を適切に理解できないことからきていると思われる．他のかかわりと並行して，本人の話を傾聴し，不安に寄り添う看護を提供する必要がある．	2

オレム・アンダーウッドモデル[2]を参考
＊ケアレベル
1：全介助，2：部分介助，3：声かけ・指導，4：教育指導・支持，5：自立

総合アセスメント

　和田さんは，注意の障害，認知機能の障害，症状が急性に発症し変動性があることに加え，身体的な因子も複数ある．一方，希死念慮はなく，意欲もみられることから，現在の精神状態は，うつ状態ではなく，せん妄による症状と考えられる．このせん妄による症状は1か月程度続いており，そのことによって混乱と不安が高まっている．

　せん妄を引き起こし，遷延化させた要因としては，まず準備因子として高齢であり，ICUでのせん妄の既往がある．直接因子としては侵襲度の高い手術を受けたこと，イレウスとなり低栄養状態になったこと，鎮痛剤や睡眠導入剤の使用がある．誘発因子としては，術後の回復が思わしくなく人に迷惑をかけているという罪責

感や自由に動けないことでのストレス，睡眠・覚醒リズムの障害，思うように動けず点滴やストーマ等による拘束感がある．結果として，自分らしく生活することができず，ストーマの自己管理もできず，先が見えない状態となったなどがある．

この状態に，とくに大きく影響しているのは，認知の障害による恐怖感，拘束によるストレスが強いこと，元々自立性が高い状態からの変化が大きいこと，もうろうとしており，自分らしく考えたり決定したりできないこと，それによって希望している退院が見えてこない不安である．

以上のことから，まずはせん妄症状を抑え，生活の立て直しを行うことが必要である．

■ 想定される健康上の課題／看護診断

● せん妄症状により治療上の指示や安全にかかわる適切な行動を理解できず，安全を保つ能力が低下している

● 普遍的セルフケア要素を充足できない

関 連 図

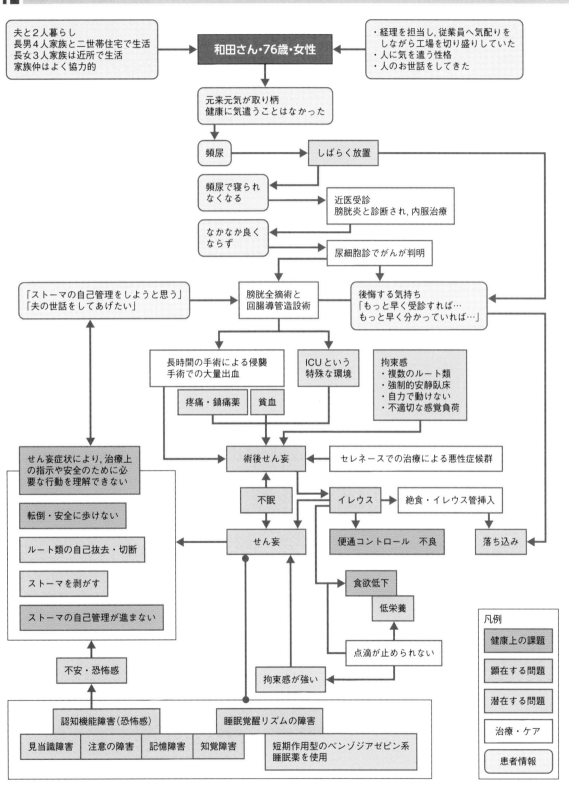

1 健康上の課題／看護診断の抽出

● せん妄症状により治療上の指示や安全にかかわる適切な行動を理解できず，安全を保つ能力が低下している

情報と解釈・分析	統合のアセスメント
O（客観的情報） ■ 精神状態 ● 見当識障害，認知および注意の障害があり，症状の変動も認められる．また，TP 5.6g/dL，Alb 3.0g/dL，Hb 8.8g/dL であり，低栄養状態がある． ● ルート類やストーマも意識できず引っ張る，剥がす等の行為が頻繁にある． ● 一日中臥床がちでぼんやりしている時間が長い．一方，夜間は不眠が認められ，短期作用型のベンゾジアゼピン系睡眠薬をほぼ毎日内服している． ■ セルフケア ● ストーマの理解ができず，何度も剥がして尿まみれになっている． ● 拘束感に影響する，24時間の点滴（CV），ストーマ（ウロバッグ），センサー付きナースコールマットの使用がある． ● 夜間不眠傾向がある． **S（主観的情報）** ● 日付も曜日も，本当に何が何だか分からなくなっちゃって． ● 点滴の管を切ったんですか？　私が？ ● ベッド上に雷様と道具が散らばっていて大変でした．	手術時の大量出血および呼吸機能の低下や術後の痛みや強制的安静，ICUという慣れない環境下にあったこと等から，術後せん妄状態になった． 　その後，一旦は回復したがイレウスを併発し，低栄養，脱水状態に陥り，イレウス管の挿入や24時間点滴，安静臥床による拘束感，活動性の低下や不眠も加わり，再度せん妄状態となった． 　せん妄状態が遷延化し，ルート類を抜く・切る，ストーマを頻繁に剥がす，転倒する等の事故が起きてしまった． 　認知の障害からくる本人の恐怖感は強く，安全面から考えても身体損傷のリスクがあり，セルフケアの低下にも影響を及ぼしている．さらにその他の問題への影響も大きいことから，せん妄状態が改善するための看護の提供は優先順位が高いと考える．

● 普遍的セルフケア要素を充足できない

情報と解釈・分析	統合のアセスメント
O(客観的情報) ● 食欲低下による食事摂取量が少なく，食べ始めても口の中に食べ物を入れたままぼんやりしていることもある. ● イレウス後で腸蠕動音も微弱で，排便の有無が不明確である. ● ストーマを剥がし尿漏れが頻繁に起こっており，ストーマの自己管理も進んでいない. ● 臥床時間が長いため，座位保持時間も短く，下肢の筋力低下が顕著である. ● 夜間不眠傾向が認められる. **S(主観的情報)** ● 食べる気になれない. ● もともと便秘で，薬局で買ったお薬を飲んでいました. 今ですか？ いつ出たかしら？ ● ストーマのケアも自分でやれるようになるのが早道だと思っているんです. 頑張ります. でも，まだちょっとストーマを見たくらいなので，全然できるのかどうかはわかりません. できないと帰れないんですよね？	術後の合併症等の影響により，複数の普遍的セルフケア要素が充足できない状態になっている. 　また，今回の手術により造設したストーマの自己管理については新たにセルフケアを獲得しなければならない. 　これらの普遍的セルフケア要素はすべてが絡み合っていることから，並行して働きかけを行う必要がある.

2 健康上の課題 / 看護診断の優先順位

　手術による出血や呼吸機能の低下，痛みと鎮痛剤の使用など複数の器質因が存在する状況において，注意の障害，見当識や記憶が障害され，幻視など知覚障害を含む認知機能が全般的に低下し，せん妄症状が出現した.

　もともとは自立した生活を送っており，人の世話を焼くのが当たり前，人に迷惑をかけるなんてもってのほかという信条の方であったにもかかわらず，せん妄症状により，食事や排泄，活動と休息のバランスなども崩れ，治療上の指示や安全にかかわる適切な行動を理解できない状態である. その結果，転倒事故を起こし，IVHのルートを切除してしまった.

　このように，せん妄を悪化させることと関連したセルフケアが低下していることで，せん妄症状の遷延化が懸念され，せん妄症状の遷延化はセルフケアの回復を妨げてしまうという悪循環になることが想定されるため，せん妄状態の改善およびセルフケア力の向上に向けた援助を行うこととした.

3 | 看護目標と看護計画の展開

#1 せん妄症状により治療上の指示や安全にかかわる適切な行動を理解できず，安全を保つ能力が低下している

目標（期待される結果）	計画

長期目標：恐怖感を伴う精神症状および睡眠状態が改善することにより，セルフケア力を取り戻し，1か月程度で退院できる。
 	
短期目標：
①ルート類の切断や自己抜去，転倒などの事故が起こらない
②夜間の睡眠が6〜8時間程度確保でき，生活のリズムが整う
	O-P（観察計画）
	● せん妄症状（注意および見当識の障害，認知の障害，症状の変動）
	● 身体状態：水分や食事摂取量，栄養状態（血液データ，体重の変動）
	● 昼夜の睡眠状況
	● 表情や言動
	● ルート類の状態
	● 疼痛や倦怠感などの不快な症状
	● 対症的薬物療法の作用と副作用
	● 入院前の理解力や認知力，生活環境，家族関係とキーパーソン，食事や排泄の状況
	T-P（援助計画）
	● 事故を防止する
	● ラウンドを頻回に行い，どのようなときに一人で動こうとするのか，慌ててしまうのかを把握する．
	● 拘束感を生じさせているものを減らせるよう工夫する．
	● ナースコールの種類や設置場所を工夫する．
	● ルートは医師と相談して必要最小限とし，自己抜去しないよう管理する（大事であることを繰り返し説明する，どのように取り扱ってもらいたいかを説明する，動きに支障が出にくいようルートを衣服の中に入れるなどの対応をする，多少動いても引っ張られないように長さを調節する）．
	● ベッド周囲を整理し，転倒・転落時の衝撃が減らせるよう障害物や危険物を除去したり，衝撃吸収マットを引いたりする．
	● 点滴ルートと本体の接続部が抜けないように固定を確実に行い，点滴時間を考慮して，夜間の睡眠に影響が出にくいように工夫する．
	● 点滴挿入部に意識が向かないように工夫するか，反応を見て逆に『大事！ 剥がさないで』のメッセージを書き込む対応をする．
	● 不快な症状があれば積極的に排除，緩和する．
	● はさみなどは家族に持ち帰ってもらう．
	● 見当識を補う対応をする
	  ● 感覚遮断を減らす（眼鏡や義歯，補聴器などはなるべくつけてもらう）．
	   ⇒季節や時間の経過が感じられるような環境を作る（カーテンを開ける，カレンダーや時計を見えるところに置く，TVやラジオをつけるなど）．
	   ⇒カレンダーは置くだけでなく，今日の日付がわかるような印をつける．可能であれば毎朝，患者自身に印のシールを動かしてもらい，日付を一緒に確認する．
	   ⇒馴染みの物，写真など置き，周囲に対する関心をひくようにする．

⇒リアリティ・オリエンテーション(今日は何月何日か,季節はいつか,どこにいる
か,など,現実認識を深める訓練)を取り入れたコミュニケーションを繰り返し行
う.あるいは,その日のスケジュールをわかりやすく説明し,必要に応じて書いた
ものを目で見て情報を補う.

- よく使う物は決まった位置に置くようにする.
- 日中は,椅子に腰かけてもらう時間を設け,目から情報が入るようにする.
- 好きだった雑誌を家族に持参してもらい,読む時間を設ける.また,馴染みの物や写
真などを置き,周囲に対する関心を引くようにする.

● 睡眠―覚醒リズムが整えられる
- 起床したらカーテンを開けて明るくしておく.
- 朝食時には一度起きてもらい,窓の明るい方を向いて食事をしてもらう.
- 昼寝をするなら午前中として,午後は保清のケアやリハビリなどで覚醒してもらい,
臥床時間を減らす.
- 夜間はストーマを蓄尿バッグにつないでいたが,拘束感につながるため,精神状態が
安定するまでは,夜間はナースが定期的に尿を破棄する.

● 意識してコミュニケーションをとり,混乱を減らす
- 見当識が障害の確認後は,わかっているかどうかの確認の質問は極力減らし,混乱を
誘発しない.
- 本人のペースを確認しつつ,短く,簡潔に,具体的な文章で話すようにし,
①1度に1つの質問,もしくは話をする.
②できるだけ,「はい or いいえ」形式の質問をする.
③抽象的な言葉や専門用語ではなく,具体的で平易な言葉で話す.
④患者の理解が進まない場合は,同じ言葉を使って質問したり,説明したりする.
- 患者にしてもらうことは段階に分け,1度に1つをやってもらう.
- 「~してはダメ!!」よりも,「~しましょう」「~する時間ですよ」と何をすればよいのかが
わかるように声をかける.
- 思考が混乱している場合は,複数の選択や自己決定を求めすぎず,あえて自分で考え
て,自分で決定する機会を減らす対応をする.
- 言葉によるコミュニケーションを目に見える物で補強する.例えば,時計の針を指し
示して,時間を伝える,布団を見せてから,かける,点滴を見せてから,つなぐ等.
- 欲求を先送りにして我慢してもらうこと,待ってもらうことはできるだけ避け,タイ
ミングを逃さないようにする.
- 自分の身体感覚を取り戻せるように,感覚に訴えかけるようなケアを提供する.例え
ば,ホッとできるような心地よいケアとして温かいタオルで顔や手足を拭く,冷たい,
あるいは温かい飲み物を飲んでもらう等する.
- 驚かせないように,まず注意を向けてもらい,説明してから,ケアを行う.着替えま
しょうと言い終わる前に,パジャマのボタンを外したり,患者に対応中のナースに,
後ろから話しかけたり,患者を挟んで,ナース同士の連絡や話をしたりしない.
- 患者の体験している錯覚については事実を簡潔に説明し,妄想や幻覚に関しては,感

情に焦点をあてて話をするように意識する.

E-P(教育計画)

● 不安の軽減

- 怖い思いをした理由が理解できるよう，せん妄について平易な説明をする．また，せん妄状態を脱するために必要な行動についても説明する．
- 点滴のルートは食事摂取ができるようになれば外せることを説明する．
- 本人と家族に，退院までの道筋について説明し，書いたもので確認できるよう説明書を渡す．
- 家族にせん妄について説明し，基本の対応について理解を得る．
  説明内容は，身体疾患や薬剤が原因で起こっている症状である，原因が除去されれば回復可能である，つじつまが合わない言動は無理に修正しようとせず，話を合わせたり，話題を変えたりする方法を推奨する，危険物は持ち帰ってもらう等する．
- 家族の不安や辛さを理解するよう話を傾聴し，声かけを行ったり，家族が実行できる患者のケアを一緒に探しケアを共に行ったりする．

2-1 必要な食事量・水分量を摂取できない

目標(期待される結果)	計画
短期目標：必要なエネルギー量(1,600Kcal)，水分量(1,500mL)を摂取できる．	**O-P(観察計画)** ● 水分や食事摂取量 ● 栄養状態(血液データ，体重の変動) ● 空腹感の有無 ● 味，おいしいと感じるか． ● イレウスの既往があるため，腹部症状 ● 口腔の状態 ● 浮腫の状態 **T-P(援助計画)** ● 食前にトイレを済ませたり，手洗いをしたり，含嗽をしたりする． ● 口腔ケアを行う． ● 食べやすい環境の整備を行う(におい，テーブルの整理等)． ● 安定した姿勢で食べられるようにセッティングする． ● 食事に集中できるよう静かな環境を提供する． ● 食べたいものや口当たりの良いもの，消化の良いものなどが食べられるように準備する． ● 食べ残しは速やかに下膳する． ● 水分が飲みたいときに飲めるようにセッティングし，飲水を適宜促す． **E-P(教育計画)** ● 一度に多くは食べられないため，食事の中では副菜を中心に摂取してもらいたいことを説明する．また，好きな食べ物や，間食できる消化の良いものを家族に持参してもらう．

- 食事が摂取できれば点滴をなくせることも説明する.
- 間食を取り入れられることを説明し，嗜好を確認，家族に持参してもらえるよう依頼する.

#2-2 排便のコントロールが図れない

目標（期待される結果）	計画
1週間に2〜3回の排便がコンスタントにある.	**O-P（観察計画）** ● 排便の頻度，便の性状や量 ● 排便にかかわる症状の有無 **T-P（援助計画）** ● 便意があった際にはタイミングを逃さずすみやかにトイレに移動できるように支援する. ● 水分をまめに摂取できるようにセッティングし，飲水を促す声かけをする. ● ヨーグルトなど，ビフィズス菌入りの食物を摂取できるようにする. **E-P（教育計画）** ● 排便の状況を把握し，下剤の調整をしていくことを説明する. ● カレンダーに排便に関してマークを入れて，週に2〜3回程度の排便を目指して自己管理するよう説明する. ● 酸化マグネシウムとラキソベロン内用液の調整について説明する.

#2-3 ストーマの自己管理ができない

目標（期待される結果）	計画
短期目標：ストーマからの尿破棄やパウチの取り扱い，ベルトの装着が行えるようになる.	**O-P（観察計画）** ● 排尿の状態（頻度と量） ● ストーマの状態（形状，粘膜，皮膚縁，周囲の皮膚） ● 尿漏れの有無と尿漏れしたときのストーマの状態 **T-P（援助計画）** ● 尿破棄のタイミングをつかむために作成した排尿チェックリストを記載 **E-P（教育計画）** ● ストーマの自己管理チェック表を作成し，使い方を説明し，下記を順番に実施する. ● ストーマの清潔保持の必要性と方法について説明する. ● 装具交換について説明し，実施してもらう. 　①ストーマを見る. 　②装具（パウチ）を外す. 　③ストーマ周囲の皮膚を洗浄する. 　④装具をストーマの位置に合わせて貼る. ● 尿破棄と蓄尿バッグを接続する方法を説明し，実施してもらう.

- ベルトの装着方法を説明し，装着してもらう.
- ストーマにかかわる合併症について理解し，異常の有無を判別できるよう指導する．例えば，ストーマの色や形状の正常・異常の違いや皮膚炎症・腎盂腎炎(症状：寒気や震えを伴う38 〜 40℃の発熱，背部痛・腰部痛，倦怠感等)等の合併症に対する理解，異常発生の種類ごとの対処法(装具の変更・皮膚保護剤の使用など)について.

2-4 日中の活動性が低く，安全に歩行することができない

目標(期待される結果)	計画
短期目標：病室内の歩行が安定し，身の回りのことを自力でできるようになる.	**O-P(観察計画)** ● 日中の過ごし方 ● 立ち上がり，歩行の状態，動作時のふらつきの有無や程度 ● 疲労感 ● 活動前中活動後のバイタルサインや自覚症状 **T-P(援助計画)** ● リハビリテーション担当者と連携し，病棟での様子や本人の思いを伝えて苦痛が少なくリハビリテーションが行えるように支援する. ● リハビリテーションという名目で病棟内を歩行することが負担になっているため，トイレやお風呂，検査等に行くときに付き添って歩行してもらい，生活の中で歩く機会や活動量を徐々に増やす. ● 時間がかかっても自分でやってもらうことを増やす．例えば，カレンダーに書き込む，差し入れのおやつを開ける，ジュースにストローをさす，歯磨き，洗顔，手洗い，着替えなど. ● 無理強いはせず，活動中の様子を見ながら適宜介助をする. ● 日々のスケジュールを前もって知らせておき，自分なりに予定を立ててもらう. **E-P(教育計画)** ● 座位になって過ごすことの意味を説明する. ● 寝ていても行える筋力アップの動作を説明して一緒にやってみる.

学 習 の 振 り 返 り

この事例では，2度にわたる手術後にせん妄状態となった患者の看護を学習した．せん妄は基本的に可逆性ではあるが，遷延化すると不可逆性となり，認知機能の低下等により後のQOLの低下に大きく影響する．そのため，早期発見し，早期回復への看護を行うことが鍵となる．

学習課題(この事例のチェックポイント)

1) せん妄とはどういう病態かについて述べなさい．

2) せん妄と判断する際のポイントとうつ病の違いについて述べなさい．

3) せん妄を引き起こす要因について述べなさい．

4) せん妄の患者に接する際のポイントを述べなさい．

5) せん妄の要因を減らすための看護について述べなさい．

引用・参考文献

1) 南裕子, 稲岡文昭監, 粕田孝行編：セルフケア概念と看護実践 -Dr.P.R.Underwood の視点から -, へるす出版 ,1987.

2) 宇佐美しおりほか：オレムのセルフケアモデル―事例を用いた看護過程の展開 第2版. ヌーヴェルヒロカワ, 2003.

6

神経性無食欲症患者の看護

神経性無食欲症の17歳の女性である．体重が32.2kgになったため，身体管理が必要と判断され入院となった．入院3か月目に入ったが，体重がなかなか増加しない状況である．

演習問題

1. セルフケアモデルに基づいた情報を収集し整理しなさい．
2. 健康上の課題/看護診断：＃1を抽出する際に必要なアセスメントをしなさい．
3. 健康上の課題/看護診断：＃1の看護目標と看護計画を立てなさい．

▶MOVIE

事・例・紹・介

● **氏名・年齢・性別**：森さん（仮名）・17歳（高校2年生）・女性
● **診断名**：神経性無食欲症
● **入院日**：7月6日

▍事例の概要

　森さんはとても真面目な性格で完璧主義なところがある．他人の評価を気にしやすいが，相手の思いを先取りして行動するため，友人は多く充実した学校生活を送っていた．

　高校入学後は，中学生のときから続けていた陸上部に入部した．夏の大会後，部活の顧問に「もう少し体重を落としたらさらに良いタイムが出るかもしれない」と言われたことをきっかけにダイエットを始めた．インターネットで調べながら，糖質制限を始めるようになった．おもしろいように体重が減ることに達成感を感じる．体が軽くなったことで，自己ベストを更新することもできた．また，勉強にも集中できるようになり，成績も上がった．その2か月後には50kgあった体重が43kgになり月経が停止してしまった．

　その後もダイエットをやめることはなく，炭水化物を抜く等の糖質制限をしていたが，次第に食べてもよいものとだめなものを厳密に分けるようになり，母の作ったものを食べなくなった．目に見えてやせてきている状態を心配した母は，少しでも食べてもらいたい

と本人の指定する方法で調理したり，本人が買ってきてほしいというものを購入し，いつでも食べられるよう準備していた．しかし，「これは添加物が入っているから食べられない」と買ってきたものには手をつけなかった．また，部活で帰宅が遅くなると「こんな時間に食べられない」と言ったり，テスト期間中は「勉強してから食べる」と言って食事を抜く等，理由をつけては食事を摂ろうとしない状況が続いた．

　さらに体重は減っていき，高校2年生の春には37kgになっていたが，身体的な不調などの自覚はまったくなかった．学校での健診で医師からやせていることを指摘され，内科の受診を経て，精神科へ初診となった．

■**家族構成**

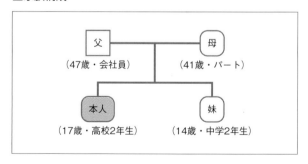

▍精神科初診から入院までの経過

　初診時，両親とともに来院した．初診時の身長は160cm，体重32.2kg（標準体重の59.6%）であった．

　診察時に医師から学校での様子を尋ねられると「友

達もたくさんいるし楽しい」「自転車で通学もできているし，勉強も集中できている」とにこやかに返答する．

また，身体状況については，血圧低下や徐脈傾向を伝えられても，部活に参加できなくなっていることへの不満は述べられたが，「しんどくないし，別に問題ない」との認識であった．

体型や体重については「みんなにやせているって言われるし，自分でもちょっとやせているかなって思う．部活に参加できなくなるから，体重は増やさないといけないと思っている」と話した．

食事については，「テスト前とかは勉強しないといけないからちょっと抜くことはあるけど，3食ちゃんと食べている」と話した．食事内容の話題になると，父親が，「そんなことないだろ．昨日も食べなかったじゃないか」と強い口調で森さんに詰め寄り，母親もその会話に乗じて「食べられるものを準備しても，時間が遅いからと食べないんです．最近は1食300kcalまでと決めて，1日2食食べたらいいほうです」と不安な気持ちを吐露し始めた．しかし森さんは「そんなことない．食べている」と両親の話す内容はすべて否定し，問答がくり返されていた．

医師が入院治療を勧めるが「学校は休みたくない」という森さんの気持ちを酌み，外来で治療することになった．

しかし，2週間後には，食べた後は筋トレをしないと学校にいけない等，スケジュール通りに行動できないと泣き叫ぶことが見られるようになった．

受診を2日後に控えたある日，自宅で話しかけても反応が乏しく，ベッドから一人で起き上がれない状態になったことをきっかけに即日医療保護入院となった．

■ 治療計画

行動療法を実施し，段階的に食事量や活動量を増加させ，身体機能を回復していく（**表1**）．

■ 入院時の状況

体温：35.2℃，脈拍：45回/分（リズム不整なし），血圧：78/40mmHgと循環状態が悪く，TP：6.4g/dL，Alb：4.0g/dL，WBC：3,400/μL，RBC：391×10⁴/μLと低値であった（**表2**）．医師から入院治療の必要性を説明されたが，「朝はちょっとぼーっとしていただけで，どこも悪くないし入院したくない」と抵抗を示したが，看護師から，顔色が悪く心配していることを伝えられると「夕方，すごく疲れている日がある」「最近，抜け毛が増えているけど，それも病気に関係している？」と言葉にできた．医師から「そうした症状も身体機能が回復すれば治る」「体重が38kgになったら退院できる」と具体的な数値を示されたことで，入院治療に同意できた．

病棟では看護師の目が届きやすいよう，ナースステーションに近いトイレつきの個室に入室となった．安静が必要な状態であり，個室で過ごすこと，エネルギー消費を抑えるために清拭となること等，治療や入院生活に関する約束事を告げられると，「えー，そんな細かいの？ ずっとそんな生活しないといけないの？ お風呂に入れないとか耐えられない」と不満を口にしていたが，最終的には「退院するためにはやるしかないよね」と治療の枠組みに同意できた．

●表1　行動療法に伴うリミットセッティング（目標体重38kg）

	第1段階	第2段階	第3段階	第4段階	第5段階
体重	入院時	35kg	37kg	38kg	38kgを2回連続クリア
食事	1,200kcalより開始．体重増加が見られなければ200kcalずつカロリーアップする．体の状態を見ながらカロリーアップの是非，食事形態や高カロリー飲料の利用については，医師が判断する				
体重測定	週2回（朝食前）	週1回（朝食前）			
清潔	清拭	週1回シャワー（30分以内）	週3回シャワー（1回あたり30分以内）	週3回入浴	
行動	●病室内 ●運動や余暇活動禁止	●病室内 ●午前午後1時間ずつデイルームへの出室可能 ●音楽・読書など余暇活動可能	●病棟内	●病棟内 ●家族来院時1時間まで院内外出可能	●外出・外泊可能

●表2　体重およびバイタルサイン，血液データ

	入院時（入院1日目）	現在（入院60日目）
体重	32.2kg（標準体重の59.6%）	34.9kg（標準体重の64.6%）
バイタルサイン 　体温（℃） 　血圧（mmHg） 　脈拍（回／分）	35.2 78/40 45回（リズム不整なし）	36.0 92/54 60回（リズム不整なし）
血液データ 　TP（g/dL） 　Alb（g/dL） 　TC（mg/dL） 　血清K（mEq/L） 　BUN（mg/dL） 　AST（IU/L） 　ALT（IU/L） 　RBC（×10⁴/μL） 　WRC（/μL） 　Hb（g/dL） 　Ht（%）	6.4 4.0 270 4.9 16.3 27 16 391 3,400 12.1 36	6.8 4.6 215 3.6 13.4 20 11 413 5,500 12.4 37.7

■ 入院後の経過

食事は1,200kcalから開始となった。リフィーディング症候群は見られず，入院3週目より1,400kcal，4週目より1,600kcalへと徐々にカロリーアップされていった。

入院数日は「食後，ずっとおなかが張っていて食べられない」と7割ほどしか食べられなかった。「看護師さんが，食べないとおなかが動かないって言うから頑張って食べている」と，4日目より全量摂取できるようになった。看護師が「頑張っていますね」と声をかけると，「うん．早く退院したいから頑張っている」とうれしそうに返答していた。

入院1週間後の初めての体重測定では，2kgほど増えていたことで「すぐ体重増えないって言っていたのに，2kgも増えている」と，落ち着かなくなることがあったが，一時的に水分の取り込みが起こっていることが説明され，次の体重測定には入院時と同じ体重であったこともあり，落ち着きを取り戻した。食事に向き合え，約束事も守って生活ができた。

カロリーアップとともに体重が増加し，入院2か月目に入ったころ，体重は35kg台に乗り，週1回30分以内のシャワー可能，自室での音楽や読書といった余暇活動が可能となったが，以降，34kg台で推移した。

食事は1,800kcal，10時・15時に，高カロリー飲料各1本（250kcal×2本）飲用し，総摂取カロリーは2,300kcalとなっていたが，体重は34kg台で推移した。「頑張って食べているけれど増えない」と，本人は体重が増加しない理由について首をかしげていたが，高カロリー飲料を飲用する際には，何度もティッシュペーパーで口を拭い，自室のゴミ箱には飲料で濡れていると思われるティッシュペーパーのごみが増えていた。

食事の際は，全量摂取することへの不安から茶碗の全面にたくさんの米粒がついていたり，おかずを箸でつついたり，小さく刻んでなかなか進まず，1時間を越えても食事が終われないことが増えていった。また，牛乳パックはつぶされているものの明らかに残っていたり，肉の脂身を残す等の行動も見られ，看護師がそれらを指摘すると「元々嫌いだったし食べられな

い」と，ふてくされ，布団をかぶって話をしようとしなかった。

約束が守れないことがあるたびに，看護師は，治療上の約束事を守る大切さをくり返し説明したが，「昨日の看護師さんはいいって言ったもん．ちょっとぐらい許してよ」「話しているとイライラするし，話しかけないで」と不機嫌になる様子が見られた。

看護師が話しかけても雑談に応じず，体重増加に対する不安があるのではないかと尋ねても「大丈夫」と不愛想に言うのみで，看護師との関係性も進展しない状況になっていた。

入院後75日目，受け持ち看護師が面接を行った。看護師から現在の森さんは嘔吐をすることもなく，治療方針が守れているといった評価を伝えると，森さんは「本当は寂しくて仕方がない．退院したいけど食べられない」と涙ながらに訴えた。

看護師は，本人の気持ちを受け止めつつ「体重を増やさなければと思いながらも，35kgや40kgといった節目の数字のところを越えていくとき，体重が増える不安から，知らず知らずのうちに増えないように行動してしまっているのかもしれない」と説明すると，「そうなのかな…．治りたいと強く思って頑張ってご飯食べようと思うときもあれば，食べたくないときもある。最近，なんだか食後は落ち着かなくて，立って歯磨きをしたり，本を読んでしまう」と話した。

「消灯後はどう？」と，看護師は観察のなかで気になっていたことを本人に問いかけたところ，「実は布団の中で筋トレしたりしている」と言うことができた。看護師が「きちんと隠さず伝えてくれて，ありがとう」と伝えると，森さんから睡眠が浅く，看護師が巡回するたびに目が覚めて休めないことや，便秘でおなかが張るが，4日便秘が続かないと下剤がもらえないことへの不安が聞かれた。

また，「シャワーに行ったときに，他の患者にじろじろと見られたり，同じ病気の患者に体重や摂取カロリーを聞かれることがしんどい」と病棟内での対人関係についても言葉にできた。

精神状態の査定

項目	情報の収集と整理	程度
1. 意識	● 意識清明．看護師からの質問等，問いかけがある際にはすぐにそちらに注意を向けることができ，意識に問題はない．	無
2. 記憶	●「看護師さんが食べないとおなかが動かないって言うから頑張って食べている」と治療上の約束事を守るなど，見当識や記憶に問題はない．	無
3. 知覚	● 初診時，160cm，32.2kg．標準体重の59.6％と病的にやせた状態だが，「しんどくない」と言い，身体的な負担感を知覚しにくい状態にあった．体型や体重については「みんなにやせているって言われるし，自分でもちょっとやせているかなって思う」と言い，ボディイメージについての認知の歪みは顕著で，現状に即した知覚とはいえない．	重
4. 思考	● 常に自然な会話ができ，思考途絶や観念奔逸等といった思考障害も一切見受けられない．	無
5. 気分と感情	● 入院前には「これは添加物が入っているから食べられない」等，理由をつけては食事を摂らない行動が見られていた．また，体重が35kg台に乗ったあたりから，全量摂取することへの不安があり，茶碗の全面にたくさんの米粒をつけて摂取量を減らそうとおかずを箸でつついたり，小さく刻んでなかなか進まず，1時間を越えても食事が終われないことが増えている．消灯後に筋トレしたりと過活動が見られることから，言語化はないが肥満恐怖が強い状態と考えられる．また食事が残っている様子を指摘すると不機嫌になったり，治療上の約束事を説明する看護師に対して「話しているとイライラするし，話しかけないで」と苛立つ様子が見られている．	重
6. 欲動と意思	●「治りたいと強く思って頑張ってご飯食べようと思うときもあれば，食べたくないときもある．最近，なんだか食後は落ち着かなくて，立って歯磨きをしたり，本を読んだりしてしまう」と言う．病気を治したい意思はもっているが両価的な気持ちが強く，意思が揺らぎやすい状態にある．	中
7. 知的機能	● 発達上の課題を指摘されたことはなく，知的な問題は見られない．	無
8. 判断と洞察	● 自身の病状に対する危機感がもてず否認が働き，病状を軽視している発言が聞かれる．また，治療上の約束事を守る必要性は理解しているが，両価的で不安が強く約束事を十分に守れないなど，自身の病状に対する現実検討能力は十分とはいえない．	中

オレム・アンダーウッドモデル[1]を参考
＊重症度の目安
  重度：日内変動が激しいか，日常生活への支障が強い
  中等度：1〜2日ごとの変動もしくは日常生活への支障がまあまあある
  軽度：3日〜1週間安定しているか，もしくは日常生活への支障が軽い

■ セルフケアレベル

セルフケアの項目	アセスメント	ケアレベル
1．空気・水・食物の十分な摂取とバランス ● 高校1年生の夏の大会後，部活の顧問に「もう少し体重を落としたら，さらに良いタイムが出るかもしれない」と言われたことをきっかけにダイエットを始めた． ● インターネットで色々と調べ，糖質制限を開始した． ● 高校1年生の秋に50kgあった体重が43kgになり月経が停止した． ● はじめは炭水化物を抜く等，できる範囲で糖質制限をしていたが，徐々に食べてもよいものとだめなものを厳密に分けるようになり，母の作ったものは食べなくなった． ● 目に見えてやせてきている状態を心配した母は，少しでも食べてもらいたいと本人の指定する方法で調理したり，本人が買ってきてほしいというものを購入し，いつでも食べられるよう準備していたが，「これは添加物が入っているから食べられない」と母が買ってきたものは手をつけなかった． ● 部活で帰宅が遅くなると「こんな時間に食べられない」と言ったり，テスト期間中は「勉強してから食べる」と言って食事を抜く等，理由をつけて食べないことが見られた． ● 入院時，身長：160cm，体重：32.2kg（標準体重の59.6％）．体温：35.2℃，脈拍：45回/分（リズム不整なし），血圧：78/40mmHgと循環状態が悪く，TP：6.4g/dL，Alb：4.0g/dL，WBC：3,400/μL，RBC：391×10⁴/μLと低値であった． ● 入院後，食事は1,200kcalから開始となった．リフィーディング症候群は見られず，入院3週目より1,400kcal，4週目より1,600kcalへと徐々にカロリーアップした． ● 入院数日は「食後，ずっとおなかが張っていて食べられない」と7割ほどしか食べられなかったが，	食事は自力で摂取でき，嚥下機能も問題はない．部活でさらに良いタイムを出すことが，当初のダイエットのきっかけだが，体重減少とともに食事へのこだわりが強くなっており，理由をつけては，食事場面を回避するなどの行動につながっている．これにより，食事摂取量の低下に拍車がかかり，さらなる体重減少，それに伴うバイタルサインの低下（低体温，低血圧，徐脈）や月経の停止が見られる．血液データ上，低栄養状態であり，WBCの低下が見られる．貧血の徴候は見られないが，循環血液量の減少によって検査上，目立たない可能性がある． 入院後はリフィーデング症候群を起こすことなく安全にカロリーアップ，食事摂取量の増加につながっている． 入院当初訴えのあった腹部膨満感は，規則正しい食生活によって胃腸機能が改善され，35kgまでは順調に体重が増加している．しかし，高カロリー飲料を飲用する際や食事の様子から考えると，肥満恐怖から前向きに治療に取り組めなくなってきている状態と考えられる．不安ゆえの行動であることを理解し，非難や懲罰的な対応にならないように配慮し，安心できるよう声をかけ，治療上の枠組みが守れるようサポートしていくことが大切である．	3

「看護師さんが食べないとおなかが動かないって言うから頑張って食べている」と，4日目より全量摂取できるようになった. ●カロリーアップとともに体重が増加し，入院2か月目に入ったころ，体重は35kg台に乗ったが，以降，34kg台で推移した. ●現在，食事は1,800kcal，10時・15時に，高カロリー飲料各1本（250kcal×2本）飲用し，総摂取カロリーは2,300kcalとなっているが，体重は34kg台で推移している. ●高カロリー飲料を飲用する際には，何度もティッシュペーパーで口を拭い，自室のゴミ箱には飲料でぬれていると思われるティッシュペーパーのごみが増えている. ●食事の際は，茶碗の全面にたくさんの米粒がついていたり，おかずを箸でつついたり，小さく刻んでなかなか進まず，1時間を越えても食事が終われないことが増えている. ●牛乳パックはつぶされているものの明らかに残っていたり，肉の脂身を残す等の行動も見られる.		
2. 排泄の過程と排泄に関するケア ●入院前は，毎日排便がないと不安で市販の下剤を服用していた. ●現在は3日に1回排便が見られる. ●毎日排便がなく，おなかが張るが，4日便秘が続かないと下剤がもらえないことが不安だと言う. ●4日間排便が見られない場合は下剤服用可能の指示あり.	排泄行動は自立している. 　食事摂取量および水分摂取量の低下，それらに伴う胃腸機能の低下から便秘傾向となっている.毎日排便がないことに対して不安はあるが，下剤の乱用はなく，治療の枠組みも守れている.	4
3. 体温の調整と個人衛生の維持 ●入院前は，毎日シャワーを行っていたが，入院後は行動制限を守って週1回30分以内でシャワーを行っている.	整容，更衣，入浴は自立しているが，治療上の制限により週1回のシャワーとなっている.治療上の枠組みを守って30分以内で実施できている.	4
4. 活動と休息のバランスを保つ ●中学校，高校と陸上部.高校1年生の秋より部活の参加は禁止となっていた. ●入院3週前までは自転車で登校しており遅刻，早退，欠席なし.	体重減少とともに，部活への参加が禁止となる等，高校生として通常の活動が制限されている. 　行動療法1段階目では治療の枠組みに沿って治療に乗れていたが，体重が35kgに増加してきた（2段階目に入った）頃から肥満恐怖が強くなり，過活	3

- 入院2週前より，食後は筋トレをしないと学校にいけない等，過活動が見られるとともに，スケジュール通りに行動できないと落ち着かなくなっていた．
- 行動療法第1段階目では行動制限を守って行動できていた．
- 現在，行動療法第2段階目にあり，午前午後1時間ずつデイルームへの出室は可能となっている．音楽・読書等の余暇活動も可能となっており，立って読書や塗り絵を行っていたり，消灯後，布団の中で筋トレしたりと過活動が見られる．
- 日中午睡することはなく，夜間は「看護師さんが巡回に来るたびに目が覚めてあまり眠れない」と眠りが浅い．

動へとつながっている．浅眠，途中覚醒が見られ，睡眠は十分にとれていない．

5. 孤独と人との付き合いのバランスを保つ

- 真面目で完璧主義．人の評価を気にし，相手の思いを先取りして行動するタイプ．
- 発病前は，友人も多く，部活のない日は友人と出かけることも多かった．
- 高校1年生の夏の大会後，部活の顧問に「もう少し体重を落としたらさらに良いタイムが出るかもしれない」と言われたことをきっかけにダイエットを始めた．
- 高校1年生の秋に部活参加禁止となってからは部活の仲間とは交流が減っていた．
- 初診時，食事内容に関する話題になると，本人の横から，「そんなことないだろ．昨日も食べなかったじゃないか」と父が怒り口調で言い，それに乗じて「食べられるものを準備しても時間が遅いからと食べないんです．最近は1食300kcalまでと決めて，1日2食食べたら良い方です」と不安げに母も言うと，「そんなことない．食べている」と本人が否定する場面がくり返された．
- 行動療法第1段階目では，看護師が「頑張っているね」と声をかけると，「うん．早く退院したいから頑張っている」とうれしそうに返答していた．
- 第2段階に入り，食事が残っている様子を指摘すると「元々嫌いだったし食べられない」「昨日の看護師さんはいいって言ったもん．ちょっとぐ

頑張り屋で周囲に気を使い，自らの欲求や不安を抑え，『良い子』として生活してきたと思われる．素直で周囲の期待に応えたい気持ちも強く，人の言葉に影響を受けやすい側面がある．

人に認められることを素直に喜び，頑張りたい気持ちはあるが，不安等，自分の中にある感情がうまく言語化できず，不機嫌，不愛想な対応になっている．弱みが見せられず，本音が語りにくい．

上記のことから，本来は自己不全感や見捨てられ不安は強いと考えられる．『良い子』としての振る舞いは，それを打ち消すコーピング行動でもある．自身の気持ちを言葉にするよう促し，受け止めてもらったり，大切に扱ってもらうといった体験が必要である．

発病以降は友人との交流は減っている．入院患者とのトラブルはないが，他者の視線を気にしがち．とくに同疾患患者からどう見られるか気になっている．学校生活や入院生活の中での対人関係のもち方を扱っていくことも大切となる．

初診時の食事のことで親子で言い争う場面から，両親の不安は高いと思われる．家族との関係において大きな問題は表面化していないが，面会時の様子や入院物品のやり取りを通して関係性を見ていくとともに，必要に応じて疾患理解に向け

3

125

らい許してよ」と，ふてくされ，布団をかぶって話をしないことがあったり，治療上の約束事を守る大切さをくり返し説明すると「話しているとイライラするし話しかけないで」と不機嫌になる様子が見られた．話しかけても雑談に応じず，体重増加に対する不安があるのではないかと尋ねても「大丈夫」と不愛想に答えるのみであった．

● 看護師が，家族と離れ，不安ななかで治療に向き合っていることを伝えると「本当は寂しくて仕方がない」と言う．

●「シャワーに行ったときに，他の患者にじろじろと見られたり，同じ病気の患者に体重や摂取カロリーを聞かれることがしんどい」

た心理教育の提供，親子間での気持ちの橋渡しをしていく必要がある．

　体重をコントロールする行動は，コントロール感をもつことにつながり，自己不全感を払拭する行動でもある．また，不安の焦点を将来や人とのつきあい等，年齢相応の悩みから，食事という目の前の具体的な悩みに変換し，自身のしんどさを紛らわせる側面もある．

6．生命と安寧に対する危険の防止

● 初診時の身長は160cm，体重32.2kgであった．血圧低下や徐脈傾向を伝えられても「しんどくないし，別に問題ない」との認識であった．

● 外来受診を2日後に控えたある日，自宅で話しかけても反応が乏しく，ベッドから一人で起き上がれない状態になったことをきっかけに即日医療保護入院となった．

● 入院時，医師から入院治療の必要性を説明されたが，「朝はちょっとぼーっとしていただけで，どこも悪くないし入院したくない」と抵抗を示した．

● 看護師から，顔色が悪く心配していることを伝えられると，「夕方すごく疲れている日がある」「最近，抜け毛が増えているけど，それも病気に関係している？」と言う．

● 入院1週間後の初めての体重測定では2kgほど増えていたことで「すぐ体重増えないって言っていたのに2kgも増えている」と，落ち着かなくなることがあった．

●「治りたいと強く思って頑張ってご飯食べようと思う日もあれば，食べたくない日もある．最近，なんだか食後は落ち着かなくて，立って歯磨きしたり，本を読んでしまう」

　高校に入り50kgあった体重が1年間で13kg減少し，入院前には自力で起き上がれなくなるなど，危機的な状態を呈していた．入院治療を開始した当初は，倦怠感や抜け毛などの症状に不安を感じている様子も見受けられていたが，身体的な健康問題が解消されて以降は，病識の乏しさが窺える．病気を治したい気持ちもあるが，肥満恐怖や自分の体重に対する認知の歪みなどにより，食行動に関する不安感は払拭できておらず，両価的な感情を抱いている．

　以上のような様子から病識は十分とはいえないが病感はもててきており，自身の安全が保てないほどの危機的な状況は脱している．

　ただし，継続的に自身の生命の安全を保ち，回復に向けて病気とつきあうために，治療の枠組みに沿って行動できるよう支援していく必要がある．

3

オレム・アンダーウッドモデル[1]を参考
＊ケアレベル
　1：全介助，2：部分介助，3：声かけ・指導，4：教育指導・支持，5：自立

■ 総合アセスメント

　森さんはダイエットをきっかけに神経性無食欲症を発症した．食事摂取量の低下に伴い体重が減少し，入院当初は標準体重の59.6％まで低下した危険な状態であり，その結果，バイタルサインや血液データの異常，月経の停止が起きていた．現在は体重増加や血液データからも身体的健康の改善が認められるため，正常な食習慣を身に着けるための継続的な支援が必要である．

　認知機能については，とくにボディイメージに関して認知の歪みがあり，肥満恐怖が強い状態である．病的にやせた状態であっても，自身の病状に対する危機感がもてず否認が働き，病状を軽視する等，現実検討能力も十分とはいえない．このように，知覚や認知機能への影響が顕著に現れており，気分や感情も安定しないことから，不安・焦燥感，抑うつ状態などの二次的に生じる症状を高めないような治療環境づくりや心理的なサポートが求められる．

　治療に対しては両価的であり，治療の枠組みを遵守できないことで食事摂取が進まず，過活動傾向にある．また，自信のなさや自己不全感が根底にあり，人とのつきあいにおいても，他者の顔色を気にして自分の気持ちを素直に表現できず，無理をして振る舞っている状態にある．森さんの気持ちは両価的で，治したい気持ちとこのままの状態でもいいと思う気持ちを同時にもち合わせている．このような心性が働いている状況では，認知や行動を修正することが難しく，病的な食行動を助長させることにもつながりかねない．森さんが両価的な気持ちを抱いていることを看護師は理解し，自分の気持ちを言葉にしても安心だという自己肯定感を育むアプローチが重要である．

■ 想定される健康上の課題 / 看護診断

● 栄養摂取バランス異常：必要量以下

● 非効果的コーピング

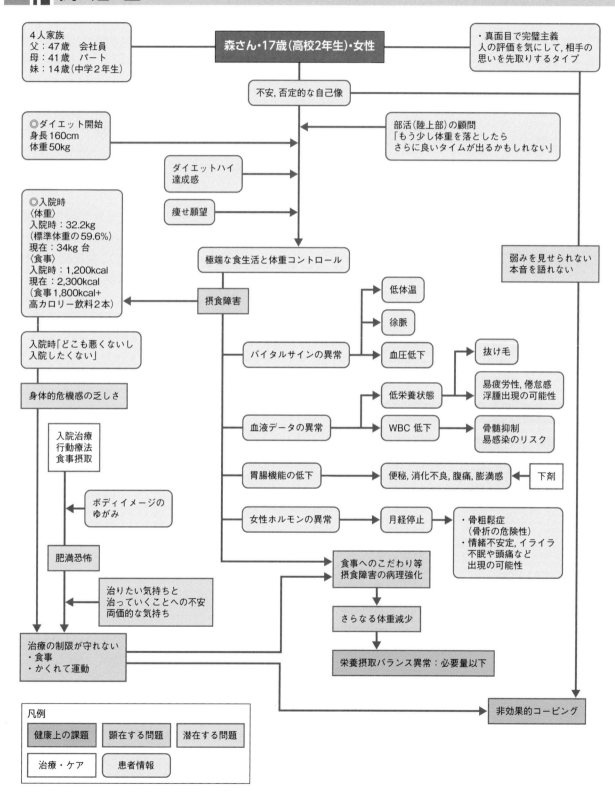

4人家族
父：47歳　会社員
母：41歳　パート
妹：14歳（中学2年生）

森さん・17歳（高校2年生）・女性

・真面目で完璧主義
人の評価を気にして，相手の
思いを先取りするタイプ

不安，否定的な自己像

◎ダイエット開始
身長160cm
体重50kg

部活（陸上部）の顧問
「もう少し体重を落としたら
さらに良いタイムが出るかもしれない」

ダイエットハイ
達成感

痩せ願望

◎入院時
〈体重〉
入院時：32.2kg
（標準体重の59.6%）
現在：34kg 台
〈食事〉
入院時：1,200kcal
現在：2,300kcal
（食事1,800kcal+
高カロリー飲料2本）

極端な食生活と体重コントロール

弱みを見せられない
本音を語れない

摂食障害

低体温

徐脈

バイタルサインの異常

血圧低下

抜け毛

易疲労性，倦怠感
浮腫出現の可能性

低栄養状態

入院時「どこも悪くないし
入院したくない」

身体的危機感の乏しさ

血液データの異常

WBC 低下

骨髄抑制
易感染のリスク

入院治療
行動療法
食事摂取

胃腸機能の低下

便秘，消化不良，腹痛，膨満感

下剤

ボディイメージの
ゆがみ

女性ホルモンの異常

月経停止

・骨粗鬆症
（骨折の危険性）
・情緒不安定，イライラ
不眠や頭痛など
出現の可能性

肥満恐怖

食事へのこだわり等
摂食障害の病理強化

治りたい気持ちと
治っていくことへの不安
両価的な気持ち

さらなる体重減少

治療の制限が守れない
・食事
・かくれて運動

栄養摂取バランス異常：必要量以下

非効果的コーピング

凡例
健康上の課題　顕在する問題　潜在する問題
治療・ケア　患者情報

看 護 過 程 の 展 開

1 健康上の課題/看護診断の抽出

● 栄養摂取バランス異常：必要量以下

情報と解釈・分析	統合のアセスメント
○（客観的情報） ■ 入院時の身体状況 ● 身長：160cm，体重：32.2kg（標準体重の59.6％） ● 体温：35.2℃，脈拍：45回/分（リズム不整なし），血圧：78/40mmHg ● TP：6.4g/dL，Alb：4.0g/dL，WBC：3,400/μL，RBC：391×10⁴/μL ■ 入院後の体重および食事摂取状況の推移 ● 食事は1,200kcalから開始．リフィーディング症候群は見られず，入院3週目より1,400kcal，4週目より1,600kcalへとカロリーアップ． ● 入院数日は7割ほどであったが，4日目より全量摂取可能となった． ● 一度35kg台に乗り，行動療法第2段階となった．食事は1,800kcal，10時・15時に，高カロリー飲料各1本（250kcal×2本）飲用し，総摂取カロリーは2,300kcalとなっているが，体重は34kg台から増えていない． ■ 肥満恐怖に伴う行動 ● 高カロリー飲料を飲用する際には，何度もティッシュペーパーで口を拭い，自室のゴミ箱には飲料で濡れていると思われるティッシュペーパーのごみが増えている． ● 食事の際は，全量摂取することへの不安から茶碗の全面にたくさんの米粒がついていたり，おかずを箸でつついたり，小さく刻んでなかなか進まず，1時間を越えても食事が終われないことが増えている．牛乳パックはつぶされているものの明らかに残っていたり，肉の脂身を残す等の行動も見られる． ● 就寝前に筋トレをしたりと過活動が見られる． **S（主観的情報）** ● 入院数日「食後，ずっとおなかが張っていて食べられない」 ● 「食べないとおなかが動かないって言うから頑張って食べている」	食事摂取量の低下に伴う体重減少，バイタルサインの低下や血液データの異常，月経停止等が見られる．入院当初，胃腸機能の低下に伴う腹部膨満感が見られていたが，リフィーディング症候群を起こすことなく，安全にカロリーアップができている． 　食事摂取量の増加に伴い35kgまで増加したが，35kgになったことをきっかけに，肥満恐怖が強まり，行動療法第2段階以降，体重増加が見られなくなっている．高カロリー飲料飲用時や食事の様子等から前向きに治療に取り組めなくなってきていると考えられる． 　病的にやせた状態であり，身体状況の改善，年齢相応の役割遂行のために体重の回復は必須であるが，体重増加につながる栄養摂取が不十分な状態である．

- 初診時, 標準体重の59.6％と病的にやせた状態だが, 「しんどくない」
- 「みんなにやせてるって言われるし. ちょっとやせているかなって思う」
- 「毎日排便がなくおなかが張るが, 4日便秘が続かないと下剤がもらえないことが不安」
- 治療上の約束事を守れない本人に話しかけた際「イライラするから話しかけないで」「昨日の看護師さんはいいって言ったもん. ちょっとぐらい許してよ」
- 「治りたいと強く思って頑張ってご飯食べようと思う日もあれば, 食べたくない日もある. 最近, なんだか食後は落ち着かなくて, 立って歯磨きをしたり, 本を読んでしまう」

看護上の問題／看護診断：＃ 栄養摂取バランス異常：必要量以下
　定義：栄養摂取が代謝ニーズを満たすには不十分な状態
　診断指標：体重が年齢・性別理想体重の範囲を下回る, 食物摂取量が1日あたりの推奨量以下
　関連因子：必要栄養量についての知識不足

T. ヘザー・ハードマンほか編：NANDA-I看護診断－定義と分類 2021-2023, 原著第12版（上鶴重美訳）. p.181, 医学書院, 2021.

● 非効果的コーピング

情報と解釈・分析	統合のアセスメント
○（客観的情報） **■ 元来の性格傾向** ● 真面目で完璧主義. ● 人の評価を気にし, 相手の思いを先取りして行動するタイプ. ● 部活の顧問の一言をきっかけにダイエットを開始. **■ 家族や周囲との関係** ● 初診時, 食事内容に関する話題になると, 本人の横から, 「そんなことないだろ. 昨日も食べなかったじゃないか」と父が怒り口調で言い, それに乗じて「食べられるものを準備しても時間が遅いからと食べないんです. 最近は1食300kcalまでと決めて, 1日2食食べたら良い方です」と不安げに母も言うと, 「そんなことない. 食べている」と本人が否定する場面がくり返された. ● 発病前は, 友人も多く, 部活のない日は友人と出かけることも多かった. ● 高校1年生の秋に部活参加禁止となり部活の仲間とは交流が減っていた.	素直で周囲の期待に応えたい気持ちが強い. 周囲からの影響を受けやすく, 常に周囲の視線を気にしている. 根底に自己不全感があり, 本音が語りにくく, 取り繕っている可能性がある. また, 不安等, 自分の中にある感情をうまく言語化できない様子. 現状に比して病状を軽く見積もり, ストレスに対しては, 回避や行動で打ち消すといったコーピング方法をとっており, 周囲に手助けを求めることができないでいる. 　体重をコントロールすることは, コントロール感をもつことにつながり, 自己不全感を緩和する側面もある. 　初診時の食事にまつわるやりとりでは親子で言い争うこともあったが, 親子の間に大きな問題は見られないと思われる. ただし, 両親自身も森さんの病状を正確に理解しているわけではないため, 必要に応じて心理教育を提供するなど, 親子間の気持ちの橋渡しをしていく必要がある.

【肥満恐怖に伴う行動】
- 体重は35kg台に乗ったあたりから，茶碗の全面にたくさんの米粒がついていたり，おかずを箸でつついたり，小さく刻んでなかなか進まず，1時間を越えても食事が終われないことが増えている．
- 食事が残っている様子を指摘するとふてくされたり，布団をかぶって話をしないことがある．不機嫌になる．
- 立って読書や歯磨きを行っていたり，消灯後，布団の中で筋トレしたりと過活動が見られるが，しんどさの訴えはない．

S（主観的情報）

- 「シャワーに行ったときに，他の患者にじろじろと見られたり，同じ病気の患者に体重や摂取カロリーを聞かれることがしんどい」
- 初診時，病的にやせた状態だが，「しんどくない」
- 「みんなにやせているって言われるし，自分でもちょっとやせているかなって思う」
- 食事が残っている様子を指摘すると「元々嫌いだったし食べられない」「昨日の看護師さんはいいって言ったもん．ちょっとぐらい許してよ」
- 治療上の約束事について「話しているとイライラするし話しかけないで」と言ったり，話しかけても雑談に応じず，体重増加に対する不安があるのではないかと尋ねても「大丈夫」と不愛想に答えるのみ．
- 「（家族と離れていることは）本当は寂しくて仕方がない」
- 「治りたいと強く思って頑張ってご飯食べようと思う日もあれば，食べたくない日もある．最近，なんだか食後は落ち着かなくて，立って歯磨きをしたり，本を読んでしまう」

看護上の問題/看護診断：# 非効果的コーピング
　定義：認知面や行動面の努力を伴う，ストレッサー評価が無効なパターンで，ウェルビーイングに関する要求を管理できない状態

T. ヘザー・ハードマンほか編：NANDA-I 看護診断－定義と分類 2021-2023, 原著第12版（上鶴重美訳）. p.398, 医学書院, 2021.

2 健康上の課題/看護診断の優先順位

　看護において生命の維持は最優先であり，食事摂取量を増やし安全に体重を増やしていけるよう支援していく必要がある．そのため，#1「栄養摂取バランス異常：必要量以下」とした．

　そして，自己不全感から，周囲の期待に応えようと頑張りすぎたり，自己不全感の緩和のため，体重をコントロールすることでコントロール感を得ている，すなわち，#1の背景に，#2「非効果的コーピング」がある．不安やストレスを言語化し，他者に支援が求められる等，効果的なコーピング方法を身につけていけるよう支援していく必要がある．

3 | 看護目標と看護計画の展開

#1 栄養摂取バランス異常：必要量以下

目標（期待される結果）	計画
必要な栄養を摂取し生命の安全を守ることができる. ● 決められた栄養量を摂取できる. ● 行動療法の範囲を守って活動できる.	**O-P（観察計画）** ● 栄養摂取量（食事や高カロリー飲料） ● 身長と体重，やせ度合（標準体重に対するやせ度合，あるいはBMI） ● バイタルサイン（低体温，低血圧，徐脈） ● 血液データ（栄養状態，貧血，WBC等） ● 胃腸機能（腹痛や腹部膨満感，便秘，下痢の有無） ● 外見（筋肉や皮下脂肪の量，表情，顔色，四肢冷感，皮膚の状態等） ● 肥満恐怖とそれに伴う行動の有無（食事を残す，捨てる，理由をつけて食べない，過活動等） ● 余暇の過ごし方，睡眠，休息状況，活動に伴う疲労感の有無・程度 ● ボディイメージや自身の身体状態に対する認識 ● 低栄養に伴う精神症状（イライラや抑うつ，情緒不安定性等） ● 食事や行動療法に対する言動，思い ● 行動療法に準じた行動がとれているか. ● 食事摂取や行動療法の必要性をどの程度理解しているか. **T-P（援助計画）** ● 行動療法に準じて対応する（準じて行動できているときは肯定的にフィードバックし，逸脱しているときはその事実を共有し気持ちを受け止めつつも，制限を守る必要性を根気強く伝える）. ● 食事以外の場面でのかかわりも大切にし，食事摂取量状況や肥満恐怖に基づく行動，治療について正直に話せる関係を作る. 正直に話してくれた際には肯定的にフィードバックするとともに対処方法を一緒に考える. **E-P（教育計画）** ● 行動療法を守る必要性を説明する. ● 他職種と協働して，本人と両親に対して，疾患や必要な栄養摂取に関する心理教育や栄養指導を行う.

#2 非効果的コーピング

目標（期待される結果）	計画
自分の思いや感情を言葉で表現することができる. ● うまく表現できなくても不安や落ち着かないときには看護師に手助	**O-P（観察計画）** ● 表情・言動・不安や肥満恐怖の訴え ● 自己主張や欲求の仕方 ● 自身の性格傾向や感情表現に関する認識 ● 過ごし方（肥満恐怖に基づく行動，余暇は楽しめているか等） ● ストレス対処方法

	●人とのかかわり方
けを求めることができる.	●家族とのかかわり方(面会が可能になれば，家族とのかかわり方やその際の反応，コミュニケーション・パターン等)
●手助けを受け，自身の思いや感情を認識・表現することができる.	**T-P(援助計画)**
	●できていることや長所を肯定的にフィードバックする.
●手助けを受け対処策を考えることができる.	●ささいなことでも本人が表現したことを受け止める.
	●うまく表現ができないときには言語化を助ける．批判的な対応はしない.
●その対処策にチャレンジすることができる.	●食事や治療以外の話(世間話や雑談，本人の興味のあること)を通して会話を楽しむ．そのなかで安心して話せる関係を育む.
	●行動療法に準じてチームで統一した対応を行う.
	●行動療法が守れないときには，感情的にならず，その事実を確認し，どういった気持ちからその行動に至ったのか，本当はどうしたかったのか等，本当の気持ちに気づけるようにかかわる.
	●森さんから意見や感想を求められたときには，看護師自身の意見や感想を伝える(ロールモデルとしての役割).
	●効果的なストレス対処方法を一緒に考える.
	●家族に対する支援(家族の不安を受けとめる，森さんの行動の背景にある気持ちやかかわり方を伝える，気持ちの橋渡し等)を行う.
	E-P(教育計画)
	●自分の思いや感情を言葉で表現するよう伝える.
	●行動ではなく言葉で伝えることや他者に手助けを求めることの大切さを伝える.
	●自分の気持ちを押し殺さなくてもよいこと，うまく表現できなくてもよいことを伝える.

学 習 の 振 り 返 り

　入院治療によって，順調にカロリーアップしているものの，肥満恐怖やボディイメージの歪み，現状に対する危機感の乏しさ等により，体重増加につながらず，治療に対して両価的である．納得して治療に向き合っていけるよう，根気強く支援していく必要がある．逸脱行動の背景にある本人の気持ちに目を向け，本人が自身の思いや感情を表現できるようかかわっていくことが大切である.

学習課題(この事例のチェックポイント)
　1)神経性無食欲症について述べなさい.
　2)神経性無食欲症患者の看護のポイントについて述べなさい.

引用・参考文献
1)宇佐美しおりほか：オレムのセルフケアモデル―事例を用いた看護過程の展開 第2版．ヌーヴェルヒロカワ，2003.
2)T. ヘザー・ハードマンほか編：NANDA-I看護診断―定義と分類 2021-2023，原著第12版（上鶴重美訳）．医学書院，2021.

7 アルコール摂取障害患者の看護

アルコール依存症の50歳の男性である．入院をきっかけに断酒をすることで，患者にとって非常に苦痛なアルコール離脱症状を呈することになった．離脱期の看護介入は，依存症からの回復支援のカギとなる治療関係を形成できる重要な時期である．

演習問題

1. セルフケアモデルに基づいた情報を収集し整理しなさい．
2. 健康上の課題/看護診断：＃1を抽出する際に必要なアセスメントをしなさい．
3. 健康上の課題/看護診断：＃1の看護目標と看護計画を立てなさい．

▶MOVIE

事・例・紹・介

● **氏名・年齢・性別**：林さん（仮名）・50歳・男性
● **診断名**：アルコール依存症
● **入院日**：11月15日

事例の概要

林さんは自営業を営む両親の長男として出生した．同胞なし．父親は酒乱で，よく母親を怒鳴っていた．また，父親は教育熱心でしつけに厳しかったため，林さんはいつ怒られるかと常に緊張していた．

上京して大学に入学すると，元々人と話すのは苦手であったが，お酒を飲むと緊張がほぐれるため，心地よく感じていた．次第にサークル仲間と毎日飲酒をしては授業を休むことが増えていった．

卒業後，家業は継がず，現在の会社に就職した．先輩の誘いで飲酒する機会が多く，結婚後も同じような生活が続いていた．

半年前に仕事で失敗し，その頃より気分の落ち込みが顕著になり，不眠が続くようになる．仕事を終えると泥酔するまで大量に飲酒し，二日酔いで起きられず仕事も休みがちになる．妻が心配して酒をやめてほしいと伝えると，「ストレス解消だ，放っておいてくれ」と口論になり，一層酒量が増加していった．

自分でもこのままではいけないと思い，酒を控えて出勤を試みるが，手の振るえや汗がひどく，イライラ

■家族構成

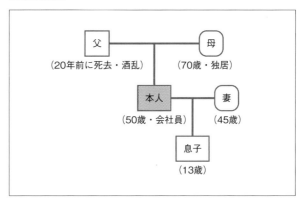

して落ち着かないため，不快な症状を和らげるために会社のトイレで水筒に入れてきた焼酎を飲むようになった．この状態が習慣化すると，仕事のパフォーマンスが下がってしまい，周囲に迷惑をかけているという自己嫌悪から出勤できない日が増えていった．自宅では寝室に引きこもり，食事を摂らず入浴もせずに連続飲酒を繰り返していたが，会社を解雇されるのではないかという不安は常に抱いていた．

ある日，出勤中に電車内でけいれん発作を起こし，総合病院に救急搬送された．頭部に異常はなかったが，採血結果はAST（130IU/L）・ALT（62IU/L）・γ-GTP（750IU/L）の顕著な上昇を認め，アルコール性肝障害を指摘された．連続飲酒生活であることからアルコール専門治療病院での入院治療を勧められ，紹介された専門病院を受診することになった．

- **アルコール離脱症候群**：断酒後，48時間以内に起こるものを早期離脱（小離脱）という．12時間後，早くて6時間後から出現することがある．手指振戦，発汗，頭痛，嘔吐，血圧上昇，頻脈，といった自律神経症状と同時に不安，焦燥感がみられる．12時間後から48時間のうちにけいれん発作を起こす場合がある．多くは軽快するが，早期離脱が終息せず，48時間以降に後期離脱症候群（大離脱，離脱せん妄，振戦せん妄）に移行する場合がある．後期離脱は早期離脱症状に加え，意識障害を伴う幻覚妄想，精神運動興奮が出現する．小動物や虫が見えることが多い．概ね1週間以内に軽快するが，2〜3か月間続くこともある．後期離脱に移行した場合，全体の5％が死に至るため，積極的に予防する必要がある．
- **ARP**：集団療法を主体としたプログラム．アルコール依存症の正しい理解のための情報を提供し，しらふで生きるための手がかりを入院治療の中で体験できるように組まれている．目的として，①依存症を正しく理解すること，②集団療法を通して自分の気持ちを見つめ，行動修正を図ること，③回復の手ごたえを感じることが挙げられる．
  - ・勉強会，ビデオ学習：アルコール依存症について
  - ・グループミーティング（集団精神療法）は，集団の中で自分を語り，他人の話を聴くことが基本．違う見方や考え方に触れることで，自分自身の飲酒問題を振り返ることになる．しらふの生き方を探すきっかけ作りになる．
  - ・作業療法：断酒生活を続ける有用な手段の情報提供．しらふで楽しむ心地よさ，「感じる」体験を重ねる．
  - ・レクリエーション療法：共同し，しらふで楽しむ機会の提供．遠足，スポーツ，季節のイベントなど．
  - ・社会生活技能訓練（SST）：酒の断り方，飲酒欲求の対処方法，コミュニケーションの改善に焦点を当てたアサーションなど．
  - ・自助グループの導入：自助グループは回復のモデルに出会うことができる場．会場に出向いて参加する形と，当事者が来院し体験を語る「メッセージ」がある．看護師が一緒に参加することがのぞましい．

- **自助グループ**：セルフヘルプグループ（以下，SHG）．同じ問題を抱えている人たちが自発的に集まり，相互理解や相互援助により望ましい変化を起こそうとする．社会的な問題が生じ，対応できないときにSHGが組織化されるようになる．アルコール依存症のSHGも社会的状況に応じて設立されてきた．日本ではAAや断酒会がよく知られている．
  - ・AA（Alcoholics Anonymous アルコホーリクス・アノニマス）：1985年アメリカのオハイオ州で2人のアルコール依存症者により始まった．1938年「アルコホーリクス・アノニマス」という書籍を出版．回復のための12ステップが示された．経験・力・希望を分かち合い共通する問題を解決し，他の人たちもアルコホリズムから回復するよう手助けしたいという共同体．目的は酒を飲まずに生きていくことであり，他のアルコホーリクも飲まない生き方を達成できるよう手助けすること．酒をやめたいと願うならメンバーになれる．会費はなく献金で自立．匿名（アノニマスネーム）で参加するため，プライバシーは守られる．当事者だけで参加できるクローズドミーティング，当事者だけでなく家族・友人・医療者なども参加できるオープンミーティング，女性のみ，英語のミーティングがある．宗教・政党との関与はない．（AA日本ゼネラル・サービス・オフィス ホームページ参照）
  - ・断酒会（全日本断酒連盟）：基本は例会であり，大小の差はあるが，約2時間，酒害体験を話し，それを聴く．家族・医療者も参加できる．家族も酒害体験を話す．家族は依存症者ではないが，酒害の影響を受け，心の健康を害している．体験談を話すことで家族も自己洞察が深まり，回復へと結びついていく．本名を登録．登録費用と例会参加費がかかる．（社団法人全日本断酒連盟 ホームページ参照）

■ 初診時の様子

酒臭と額の発汗が著明で，膝に置いてある手には振戦が見られる．何度も座り直し，落ち着かない様子がうかがえる．アルコール依存症と診断された．肝障害も伴っているため，入院治療を勧められるが，医師の説明に対して声を荒らげ苛立ちをあらわにする．「先生はアルコール中毒っていうけど，俺はアルコール中毒じゃねぇよ！ これから控えながら飲んでいくからさ，まぁそんなことはないんじゃないか」と，医師の診断結果を認めず治療を拒否する．

医師から肝障害がやがて肝硬変に移行する可能性，さらに断酒後に起こるアルコール離脱症候群について，手指振戦・発汗の出現やアルコール性てんかんがまた起こるかもしれないことについて説明を受ける．加えて，離脱期を安全に乗り切るためには，自宅ではなく，入院という環境下で身体・精神面の管理を受けた方がよいこと，また，任意入院であり，自分の意思でいつでも退院できることの説明を受けた．

林さんは「いやぁ，肝硬変になったらちょっと怖いなぁ…．肝硬変になったら飲めなくなっちゃうしね」「よくけいれんを起こしてケガをしてきたこともあるし…」と呟き，沈黙する．しばらくの間入院治療について考えていたが，「いつでも退院できるなら」と入院を承諾した．

■ 治療計画

入院後から断酒を開始する．アルコール離脱症状を緩和するため，ベンゾジアゼピン系薬剤による置換を行う．ロラゼパム（ワイパックス®）1mg，4錠/4×各食後・就寝時，フルスルチアミン（アリナミン®F）25mg，錠/3×各食後，スボレキサント（ベルソムラ®）20mg，1錠/1×就寝時を定時で服用を開始した．CIWA-Ar（臨床アルコール離脱評価スケール改訂版：Clinical Institute Withdrawal Assessment for Alcohol Scale, Revised）測定を1日2検実施し，8点以上でロラゼパム（ワイパックス®）0.5mg，1錠を与薬する．定時服用も含め合計1日6mgまで服用可能である．

離脱症状に応じて適宜測定を実施し，高得点の場合は医師に報告する．アルコール離脱期の身体・精神面の苦痛の軽減を図り，安全・安楽に経過できるよう，早期に介入する．

離脱期終了後は断酒の動機付けを図り，ARP（アルコール・リハビリテーション・プログラム）導入・自助グループ参加を促し，疾病や回復の方法について情報提供を行う．

■ 入院当日～3日目

アルコール離脱期の管理（解毒治療）およびARP参加目的のため任意入院となった．身長180cm，体重60kg．最終飲酒は11月15日午前6：00であり，大量飲酒をしていた．入院時は酒臭が著明で目が据わっており，すぐに眠ってしまう状態であった．CIWA-Arは0点である．声をかけると覚醒でき，食事は嚥下状態もよく全量摂取する．歯みがき・洗面はベッドサイドに物品を準備すると自分で行うことができる．体臭

が強く，衣類の汚染がある．意識がぼんやりとしていて動作が止まってしまうが，そのつど看護師が声をかけることで身体を洗ったり，衣類を着脱したりすることはできた．

夕食前のバイタルサインは血圧：160/102mmHg，脈拍：116回/分，体温：37.4℃で，頭重感が軽度あり，嘔気はない．両上肢の振戦があり，頸部・手掌が汗で湿っている．「なんだか落ち着かない」と室内を歩き回っている．幻視・幻聴は見られていない．

現在の状況について質問をすると「今日は11月15日かな」「私を担当してくれている看護師さんで，吉村さん」「ここは病院」と正確に答えることができ，現実検討能力は保たれている．CIWA-Ar測定し13点．医師の指示通り8点以上であるため，ロラゼパム（ワイパックス®）0.5mg，1錠を服用した．夕食後薬である定時薬のロラゼパム（ワイパックス®）0.5mg，1錠・フルスルチアミン（アリナミン®F）25mg，1錠を服用した．この後，傾眠状態となる．

振戦はごく軽度，汗は手掌が湿る程度，不安・焦燥は軽減した．バイタルサインを再度測定し，血圧：110/88mmHg，脈拍：84回/分，体温：36.8℃と下降が見られ，CIWA-Ar測定は3点となる．ふらつきがあるため，消灯時は身体を支えてトイレへ誘導し，自力で排尿する．排便は水様便で，入院前からずっと下痢をしていたという．

就寝時薬を服用し入眠する．朝になると「おはようございます．昨夜はありがとうございました．おかげさまでよく眠れました」と表情はすっきりしている．

2～3日目も離脱症状が持続している．一度，CIWA-Arが8点となり，自ら苦痛を訴えロラゼパム（ワイパックス®）0.5mg，1錠を服用することで離脱症状が軽減できた．若干ふらつくことはあるが，周囲につかまりながら慎重に移動することはできる．シャワーは看護師が椅子を用意し，座位の状態であれば，安全に留意しながら自分で体も洗い，自ら進んで更衣を行うようになった．

■入院4日目～

再飲酒することはない. バイタルサインは安定し, 振戦・発汗, 不安焦燥感も軽減した. CIWA-Ar測定は2点～0点になり, アルコール性てんかんは起きておらず, ADLは自立している.

情緒面では自分と同じプログラムを受けている患者の言動に腹を立て怒鳴ったり, 病棟のルールに納得できず, 不満を看護師に表出するようになる. 怒りが高まっているときは「穏やかさを取り戻せたら話を伺います」と声をかけてそばを離れた.

しばらくして「さっきは, すみませんでした. 落ち着いて話せます」と担当看護師との面談を希望する.「仕事を休んでいたら解雇されてしまうんじゃないかと不安」「働かないと給料が出ない. 入院している場合じゃない」と訴える. また, 飲酒欲求も高まっており, 苦痛だという. 担当看護師は林さんが怒りをコントロールし, つらい状態を話してくれたことを支持し, 一緒に対処していくことを伝えた. すると,「退院せずにもう少し頑張ってみます」と表情・口調が和らいだ.

担当看護師が会社の上司に問い合わせると, 休職期間は保証されているので治療に励んでほしいと理解ある回答だった. 妻は「治療費は心配いらないので, 途中で退院しないで治療を続けてほしい」と話し, 林さんの金銭面での不安と実際の状況に食い違いがあることがわかった. 林さんに確認した内容を伝えると,「自分なんかのためにありがとう」と安心した様子であった.

情緒的には少しずつ安定し始めているが, 飲酒欲求は依然として高いため, アカンプロサート カルシウム（レグテクト®）333mg錠が6錠/3×各食後に服用開始となった.

■入院14日目～（解毒期終了）～30日目

入院14日目に入り離脱症状はほぼ消失した. 定時薬のロラゼパム（ワイパックス®）は漸減され, 同日終了となった.「入院生活に慣れなくて」と, 病室にいることが多いが, 穏やかに過ごす時間が増え, ARPに

参加できるようになる.「プログラムで"飲酒欲求が一生なくなることはない"とか, スリップっていうんですか？ "お酒を一滴でも飲んでしまうと止まらなくなってどんどん飲み続けてしまう"という話を聞いてショックでした」「でも, 依存症でも断酒をして職場復帰したという人もいるようですね. "回復できる病気"ってこの間, 思いました」と, 感じたことを話す.

断酒による身体面の回復が目覚ましく, 採血の再検査で肝機能については改善傾向に向かっている.「最近, ご飯がすごくおいしい」と, 笑顔で話し, ウォーキングを始めるなど活動量も増えてきた. また, 他患者と交流が増え, 病室よりもデイ・ルームで過ごす時間が長くなった.「飲酒欲求はなくなった」「自分の意思で断酒はできる」「自分がいないと上司も困るから早く仕事に戻りたい」と, 頻繁に退院を希望するようになる.

また, SHG（セルフ・ヘルプ・グループ）について説明を受け, AA（アルコホリクス・アノニマス）や断酒会といった自助グループに参加し始める. しかし,「湿っぽく暗い話ばかりで嫌だ. いつもお酒の話ばかりで自分には合わない」「そもそも自分はあんなに悲惨な体験をしていない」「断酒に効果があるとは思えない」と話し, 数回参加した後は, 参加を断るようになった. 自助会の話になると, 目を合わせずにその場から立ち去り, 会話を避けたりするようになった.

■現在の様子

入院中の困りごとはないと話す. ARPには参加しているが, 自助会には参加していない. 早く退院をして, 仕事に戻りたいと語っていたが, 会社の上司に電話をかけ「早く復職したい」と言ったところ,「治療を途中でやめてしまって, 本当に復職できるのか？」といわれ, 苛立ちや不安感が募ってきている.

現在は不安時薬のレボメプロマジン（ヒルナミン®）5mg, 1錠を1日2～3回服用しながら対処している状況にある. 他者と会話することがなくなり, いつも硬い表情で病室に引きこもっている.

精神状態の査定

項目	データ	程度
1. 意識	●入院当日：酒臭が著明．目が据わっていて，すぐに眠ってしまう．声かけで覚醒．ぼんやりしていて動作が止まってしまう．就寝時薬を服用し，入眠．朝になると「昨夜はありがとうございました．おかげさまでよく眠れました」と表情はすっきりしている． ●現実検討能力は保たれている．	無
2. 記憶	●「今日は11月15日」「あなたは担当看護師の吉村さん」「ここは病院」と正しく答える． ●入院前は会社で飲酒，仕事のパフォーマンスも落ちていたが，入院14日目〜30日目には「自分がいないと上司も困るから早く仕事に戻りたい」と，頻繁に早期退院をほのめかすようになる．	軽〜無
3. 知覚	●知覚障害はない．	無
4. 思考	●就寝時薬を服用し，入眠．朝になると「昨夜はありがとうございました．おかげさまでよく眠れました」と表情はすっきりしている． ●入院前，飲酒について：「ストレス解消だ．放っておいてくれ」「ただの酒好きなだけで病気じゃない．もう酒を飲みたいと思わない」 ●初診時：「肝硬変になったら怖い」「また，けいれんを起こして大けがをするかもしれない」「いつでも退院できるなら」と，入院を承諾した． ●クールダウン後，話を聴く．「仕事を休んでいたら解雇されてしまう」「働かないと給料が出ない．入院している場合じゃない」「退院せずにもう少し頑張ってみます」 ●「プログラムで"飲酒欲求が一生なくなることはない"とか"お酒を一滴でも飲んでしまうと止まらなくなる"という話を聞いてショックでした」「でも，依存症でも断酒をして職場復帰したという方もいるようですね．"回復できる病気"って本当なのかな」と，話す．	軽
5. 気分と感情	●他患者の言動に腹を立て怒鳴ったり，病棟のルールに納得できず不満を看護師に表出したりするようになる． ●「自分なんかのためにありがとう」と担当看護師の対応に感謝を述べる． ●しらふと健康を取り戻し，活気が出てきていたが，会社の上司から「治療を途中でやめてしまって復職できるのか」と，いわれ，イライラや不安感が出現し，不安時薬のレボメプロマジン（ヒルナミン®）5mg，1錠を1日2〜3回服用するようになる．話をすることがなくなり，表情は硬く，病室に引きこもっている．	軽
6. 欲動と意思	●入院当日：上肢の振戦があり，頸部・手掌が汗で湿っている．「なんだか落ち着かない」と室内を徘徊している． ●早期離脱終息後，ADLは自立．	軽

	●「退院せずにもう少し頑張ってみます」と表情・口調が和らいだ.	
	●談話室で他患者と過ごしたり，ウォーキングを始めたりしていた.	
7. 知的機能	●知的機能は保たれている. ●依存症特有のブラックアウトや日常的に酩酊状態だったことから，入院前の会社や家庭内の飲酒問題を覚えていない可能性が高い. 酔いによる記憶障害から，周囲と本人の認識のずれが生じることはよくある.	無
8. 判断と洞察	●"会社のトイレで水筒に入れてきた焼酎を飲むと不快な症状が軽減した"という誤った方法を用いて，仕事を継続しようとしていた. ●初診時：「肝硬変になったら怖い」「また，けいれんを起こして大けがをするかもしれない」「いつでも退院できるなら」と，入院を承諾した. ●入院当日：CIWA-Ar が8点. 自ら苦痛を訴えロラゼパム（ワイパックス®）0.5mg，1錠を服用し，離脱症状は軽減できた. ●怒りが高まっても，声をかけるとクールダウンできる. また，話を聴いてほしいときは看護師に依頼できる. ●上司に問い合わせると，休職期間は保証されているので治療に励んでほしいと理解ある回答だった. 妻は貯金があるので途中で退院しないで治療を続けてほしいと話し，林さんの金銭的な不安は事実関係とは食い違っていた. ●「飲酒欲求はなくなった」「自分の意思で断酒はできる」と，頻繁に早期退院をほのめかすようになる. ●AA（アルコホリクス・アノニマス）や断酒会といった自助グループに参加し始める. しかし，「湿っぽい暗い話ばかりで嫌だ. 自分には合わない」「自分はあんなに悲惨な体験をしていない」「断酒に効果があるとは思えない」と話し，数回参加した後に拒否する. ●自助会の話になると，目を合わせずにその場から立ち去り会話を避ける. ●飲酒問題はないと考えており，治療を中断しかねない状態である. ●依存症からの回復に必要な情報や手段を活用できていない.	

オレム・アンダーウッドモデル[1]を参考
＊重症度の目安
　重度：日内変動が激しいか，日常生活への支障が強い
　中等度：1～2日ごとの変動もしくは日常生活への支障がまあまあある
　軽度：3日～1週間安定しているか，もしくは日常生活への支障が軽い

■ セルフケアレベル

セルフケアの項目	アセスメント	ケアレベル
1. 空気・水・食物の十分な摂取とバランス ● 入院前：食事を摂らずに連続飲酒の状態だった．AST（130 IU/L）・ALT（62 IU/L）・γ-GTP（750 IU/L）と顕著な上昇． ● 入院当日：食事は全量摂取．身長：180cm，体重：60kg．ぼんやりしている．若干ふらつきあり． ● 入院15日目：「ごはんがおいしい」「だるさがなくなった」	連続飲酒と栄養摂取不足が考えられるが，BMI値：18.52（普通体重）．ぼんやりの状態は酩酊だけでなく，低ナトリウム血症も疑う．食欲があり摂取量は維持できている．断酒により肝機能の改善を待つか，治療食を検討するのか医師に確認が必要．現在，断酒を継続中．食欲もあり，栄養状態は改善傾向といえる． ※ウエルニッケ脳症・コルサコフ精神病やリフィーディング症候群にも注意	5
2. 排泄の過程と排泄に関するケア ● 入院当日：水様便があり，入院前からずっと下痢だった．若干ふらつきあり． ● 飲酒欲求を訴え，アカンプロサートカルシウム（レグテクト®）333mg錠が服用開始となる．	アルコール多飲による下痢と思われる．長期間の下痢・ふらつきは低カリウム血症も疑う．入院し，断酒により便秘になることが多いため注意が必要である．飲酒欲求抑制薬であるアカンプロサートカルシウム（レグテクト®）の副作用は下痢が多い．	4
3. 体温の調整と個人衛生の維持 ● 入院前：寝室に引きこもり入浴せず連続飲酒． ● 入院当日：離脱症状による発汗がある．体臭が強く，衣類の汚染がある．歯みがき・洗面はベッドサイドに物品を準備すると自分で行う．ぼんやりとしていて動作が止まってしまうが，そのつど声をかけると身体を洗ったり，衣類を着脱したりできる． ● 入院2〜3日目：シャワーは看護師が椅子を用意し，座位の状態であれば，安全に留意しながら洗浄し，自ら進んで更衣も行うようになった． ● 入院4日目：ADLは自立．	入院前から皮膚の汚染や酩酊で同一体位が持続される場合，褥瘡などの皮膚状態の変化を伴う可能性がある． 　現在，林さんのADLは自立しており，看護師にも相談できる状態であるため，看護介入の必要性は生じていない．	5
4. 活動と休息のバランスを保つ ● 入院前：仕事に失敗し，気分の落ち込みが顕著になり，不眠が出現． ● 入院当日：最終飲酒は11月15日午前6：00．目が据わっており，すぐに眠ってしまう．CIWA-Ar 0点．夕食前「なんだか落ち着かない」と室内を徘徊している．CIWA-Ar測定し，13点．	入院前は，ネガティブな体験を忘れるため，あるいは不眠を改善しようとしてアルコールを多飲した可能性はある．その結果，出勤できず，酩酊して過ごす状態まで日々の活動性が低下した状態であった． 　睡眠障害に関しては，大学時代から大量に飲酒していることもあり，アルコールの影響で以前か	4

140

医師の指示通り8点以上であるため，ロラゼパム（ワイパックス®）0.5mg，1錠を服用．夕食後薬のロラゼパム（ワイパックス®）0.5mg，1錠を服用．この後，傾眠状態．就寝時薬スボレキサント（ベルソムラ®）20mg，1錠を服用し，入眠．「おかげさまでよく眠れました」と表情はすっきりしている．
- 入院14日目〜：ウォーキングを始めるなど活動量が増えた．

ら睡眠障害を呈していた可能性もある．現在は，ベンゾジアゼピン系薬剤を使用しているが，漸減されることで不眠が再燃することもある．服用終了後は，活動量も増えているため適度な疲労感を得ることができ睡眠への影響がないと思われるが，夜間の睡眠状態の観察は継続する必要がある．

5. 孤独と人との付き合いのバランスを保つ
- 同胞なし．父は酒乱．教育熱心でしつけに厳しかったため，常に緊張していた．家業は継がず，現在の会社に就職した．
- 人と話すのは苦手だったが，お酒を飲むと気にならずに済んだ．大学ではサークル仲間と毎日飲酒．
- 就職後，先輩の誘いで飲酒する機会が多く，結婚後も帰宅は遅かった．
- 離脱症状や不満など，看護師に訴えることができる．「穏やかさを取り戻せたら話を伺います」と声をかけてそばを離れると，落ち着きを取り戻し，担当看護師との面談を希望する．
- 「自分なんかのためにありがとう」と担当看護師の対応に感謝を述べる．
- 他患者と交流が増え，病室よりも談話室で過ごす時間が長くなった．
- 自助グループは数回の参加で拒否．
- 会社の上司に「治療を途中でやめてしまって復職できるのか」と，いわれ，イライラや不安感が出現．会話することがなくなり，表情は硬く，病室に引きこもっている．

元来，人と話をすることが苦手であったというエピソードはあるものの，個人の自律性や持続的な社会関係を築くことはできており，対人関係能力に関しても問題は見受けられない．

ただし，成人になってから対人緊張を緩和するために飲酒という方法を使用しており，結果的にアルコール依存症を発症してしまった経緯には注意が必要である．

依存という問題は，元々目的にかなう適応的であった習慣が，自己調整不能，コントロール喪失の状態となり，自分のためにならないのに反復してしまう状態に陥るということにある．

林さんもはじめは緊張緩和や気分が楽になるといったことから飲酒を通して人との交流を図っていたと思われるが，その習慣のよって依存症が形成されている．依存症の背景には対人関係に関する何かしらの障害があるといわれており，その特徴は自尊感情に現れやすい．林さんの生い立ちや入院後の言動からも自尊感情や自己評価の低さがうかがえるため，看護師は，そのような特徴を十分埋解して関係を築いていく必要がある．

家庭内は安心できる場所のはずが，暴力的な父に支配され，恐怖を感じていたことだろう．健康な対人関係の築き方を体験できなかったと思われる．成人後，対人緊張緩和の目的でアルコールを使用していたようだ．人とつながるためにはアルコールは必需品だったのだろう．結婚後，家庭よりも仕事の付き合いや飲酒することを優先している．夫・父としての健康的なモデルが身近にいなかったため，役割の取り方がわからなかったのかもしれない．

4

自分を価値の低い人間のように捉えた表現は，ネガティブな体験を繰り返してきた影響が考えられる．担当看護師の対応により，承認欲求が満たされたようにも感じられる．担当看護師に話を聴いてもらいたくて怒りをコントロールするなど，信頼関係が形成されているようだ．つらい離脱期を支えたことも影響を与えていると考えられる．

対人関係が苦手，と思い込んでいるために自助グループという集団を避けている可能性もある．実際は，アルコールの力を借りなくても（他患者と）対人関係を築くことができている．

林さんは復職できると思っていたが，上司の反応で現実の厳しさと直面したようだ．早期退院した場合，現実とのギャップに戸惑い，しらふでは困難な状況を受け止めきれず再飲酒してしまう恐れがある．

6．生命と安寧に対する危険の防止

● 入院前：けいれんを起こし，救急搬送．頭部に異常なし．「肝硬変になったら治らないのですか」「また，けいれんを起こして大けがをするかもしれないのですね」と迷っていたが「いつでも退院できるなら」と，入院を承諾した．

● 入院当日：ぼんやりしている．服薬時は飲み込むのを見届けた．若干ふらつきはあるが，周囲につかまりながら慎重に移動できる．

● 飲酒欲求を訴え，アカンプロサートカルシウム（レグテクト®）333mg錠が服用開始となる．

● 「飲酒欲求はなくなった」「自分の意思で断酒はできる」「自分がいないと上司も困るから早く仕事に戻りたい」と，頻繁に早期退院をほのめかすようになる．

● 自助グループについて「暗い話ばかりで嫌だ．自分には合わない」「自分はあんなに悲惨な体験をしていない」「断酒に効果があるとは思えない」と話し，数回の参加で拒否する．

アルコール性てんかんは，離脱症状のなかでも重篤な症状である．けいれんを起こして転倒したことで脳挫傷により死の危険も伴う．最終飲酒から症状出現の予測をし，ベンゾジアゼピン系薬剤による離脱症状の緩和を積極的に行う必要がある．ベンゾジアゼピン系薬剤は過鎮静やせん妄を引き起こす場合もあるため，転倒や危険行動には十分注意が必要である．

飲酒欲求による苦痛を軽減するために，アカンプロサート カルシウム（レグテクト®）での対処を試みているところである．

早期に退院したい理由は，林さんの言葉通り，断酒は自分の意思でできると信じているからか．または，飲酒欲求が抑えられず，飲むつもりで退院したがっているのか．しかし，飲酒問題を否認していたり，酩酊下で記憶になかったりする．

自助グループは断酒の継続に役立つ"3本柱（自助グループ・外来通院・抗酒剤）"の一つであるが，参加しても自分と当事者の違うところばかり探してしまうようである．疾病に対する否認が強く，林さん自身が必要性を感じていないのであれば，現段階での導入は逆効果にもなり得る．

4

| | 参加を促す時期が早いのか，あるいは自助グループを勧める理由についての説明が不足しているのかもしれない． |

オレム・アンダーウッドモデル[1]を参考
＊ケアレベル
　1：全介助，2：部分介助，3：声かけ・指導，4：教育指導・支持，5：自立

総合アセスメント

　入院前は，酩酊状態による記憶障害や思考過程の変調をきたしていた時期もあるが，現在の精神情緒状態に関する問題は起きていない．林さんは入院と同時に断酒をすることでアルコール離脱症状が出現したが，適切な介入によりアルコール離脱期を安全・安楽に経過できた．

　アルコール依存症患者にとって，離脱症状の苦痛は計り知れない．入院初期の緊張や不安，ならびに離脱症状の緩和は患者・看護師の信頼関係に大きく作用する．また，看護師によるセルフケア不足へのアプローチは，患者との物理的な距離が縮まり信頼関係構築の一助になり，安堵感や親密さも体験できる機会となる．この時期に形成された患者・看護師の二者関係は，断酒継続の動機づけに欠かせない．

　林さんは回復に必要なプロセスを経ることができ，断酒によりしらふの状態を取り戻し，身体的な健康は改善されていると判断できる．離脱期を終えると活動量が増加し始める．この時期は，患者本人が断酒できているという実感から，依存症という認識が薄らいでしまい，自力でアルコールを断つことができると思い込んでしまう傾向があるため，断酒を継続するための動機づけが重要になってくる．

　また，退院が近づくにつれ，今後の生活に係るさまざまな課題に直面することで，林さんの不安感などの高まりも予想されるため，看護師は不安について共感して受容し，自身で気持ちの整理ができるように一緒に考えることが求められる．

想定される健康上の課題 / 看護診断

● アルコール依存症についての病識の欠如や治療への否定的な認識に関連したリスク傾斜健康行動
● 社会復帰などの満たされないニーズに関連した不安

143

関 連 図

凡例

- 健康上の課題
- 顕在する問題
- 潜在する問題
- 治療・ケア
- 患者情報

大学時代：習慣的に飲酒，授業を休みがちだった
就職後：飲酒の機会が多く，結婚後も帰宅は遅かった

父：20年前に死去．酒乱．しつけに厳しかった．よく母を怒鳴っていた．いつ怒られるかと常に緊張していた．
母：独り暮らし

林さん・50歳・男性

妻・息子と暮らしている

妻：酒をやめてほしい
心配している

仕事の失敗
・気分の落ち込み
・不眠
・ストレス

口論

人と話すのが苦手

自己嫌悪で出勤困難
引きこもり食事を摂らず，入浴しない

大量・連続飲酒

飲酒を控えると手の震え，発汗，イライラ感，落ちつかない，けいれんがあり受診

CIWA-Ar：13点
（入院時）

落ちつきなく徘徊している
血圧＝160/102mmHg
脈拍＝116/分
体温＝37.4℃
（入院時）

不安持薬
・レボメプロマジン

最終飲酒：
11月15日
AM6：00

**アルコール依存症
（任意入院）**

薬物療法
・ロラゼパム
・フルスルチアミン

傾眠状態

セルフケア低下

不安・焦燥感・イライラ感

離脱症状

アルコール性肝障害

アルコール性けいれん消失

両上肢振戦や発汗

・他患者に腹を立てて怒鳴る．
・病棟ルールへの不満
（入院4日目）

頭重感，振戦，頭部や手掌が汗で湿っている（入院時）

AST・ALT・γGTPの顕著な上昇（AST 130 IU/L，ALT 62 IU/L，γGTP 750 IU/L）

個人衛生等の
生活活動回復
（入院4日目）

CIWA-Ar：
2〜0点
（入院4日目）

肝硬変等の
重症化リスク

症状軽減（入院4日目）

心理教育
アルコール・リハビリテーション・プログラム（ARP），自助グループ参加

離脱症状に関連した症状は消失（入院14日目）

断酒

飲酒欲求
の訴え

断酒補助薬
・アカンプロサートカルシウム

「（ARPに参加し）回復できる病気ってこの間思いました」
（入院14日目以降）
・ARPには参加しているが，自助グループには参加していない（現在）

自分がいないと上司が困るから

・肝機能改善傾向（AST 78 IU/L，ALT 50 IU/L，γGTP 437 IU/L）
・食欲が戻り，倦怠感改善，活動量も増えてきた

林さんと上司のギャップ

早期の退院を希望

会社の上司：「治療中で復職できるのか」

・しらふと健康を取り戻し，病識が薄らぐ
「飲酒欲求はなくなった」
「自分の意志で断酒できる」

会話がなくなり，表情が硬い，病室に引きこもっている（現在）

病識の欠如

社会復帰などの満たされないニーズに関連した不安

アルコール依存症についての病識の欠如や治療への否定的な認識に関連したリスク傾斜健康行動

144

看 護 過 程 の 展 開

1 健康上の課題 / 看護診断の抽出

● アルコール依存症についての病識の欠如や治療への否定的な認識に関連したリスク傾斜健康行動

情報と解釈・分析	統合のアセスメント
● アルコール依存症と診断され, 入院治療を勧められるが, 医師の説明に声を荒らげ苛立っている. 「ただの酒好きなだけで病気じゃない. もう酒を飲みたいと思わない」と, 病気と認めず治療を拒否する. ● 「肝硬変になったら怖い」 ● 「また, けいれんを起こして大けがをするかもしれないのですね」 **O(客観的情報)** ● 頻繁に早期退院をほのめかすようになる. ● AA (アルコホリクス・アノニマス) や断酒会といった自助グループに参加し始めるが, 数回参加した後に拒否する. ● 自助会の話になると, 目を合わせずにその場から立ち去って会話を避けたりする. ● ARP には参加しているが, 自助会には参加していない. **S(主観的情報)** ● 「プログラムで"飲酒欲求が一生なくなることはない"とか"お酒を一滴でも飲んでしまうと止まらなくなる"という話を聞いてショックでした」 ● 「でも, 依存症でも断酒をして職場復帰したという方がいるようですね. "回復できる病気"って本当なのかな」 ● 「飲酒欲求はなくなった」 ● 「自分の意思で断酒はできる」 ● 「暗い話ばかりで嫌だ. 自分には合わない」 ● 「自分はあんなに悲惨な体験をしていない」「断酒に効果があるとは思えない」	常時, 酩酊状態にあったため記憶にないのか, あるいはネガティブな状況を受け入れることができず否認しているのか, "アルコール依存症"という認識はなく, 身体的な問題を心配して入院を受け入れている. 身体的な問題や不調は林さんにとって実感があり, 入院の決め手になっている. このため体調が回復したときに飲酒欲求が出てきたり, 入院継治療に疑問を抱き, 退院を希望したりする恐れがある. また, 林さんの言動から, 疾患や回復に関する情報が不足していることがわかる (下記, 【ICD-10によるアルコール依存症診断基準】参照). 　アルコール依存症について理解を深めたり, アルコールを使用するに至った背景や状況を振り返ったりしながら, 治療への動機づけを行う必要がある. 【ICD-10によるアルコール依存症 診断基準】(一部改変) ①飲酒への強い欲望または強迫感 ②飲酒開始, 飲酒終了, 飲酒量いずれかのコントロールができない ③アルコールを中止または漸減したときに離脱症状が起こる ④耐性の形成 ⑤飲酒のために他の楽しみや趣味を無視. 飲酒時間が増えたり, 酔いが醒めるまで時間がかかったりするようになる. ⑥アルコールの有害さが明らかだが飲酒する.

145

● 社会復帰などの満たされないニーズに関連した不安

情報と解釈・分析	統合のアセスメント
【入院前】 ● 二日酔いで起きられず欠勤しがちになる. ● 会社のトイレで水筒に入れてきた焼酎を飲むと不快な症状が軽減した. この状態が習慣化, 仕事のパフォーマンスが下がり, 自己嫌悪から出勤困難になる. **O(客観的情報)** ●「自分がいないと上司も困るから早く仕事に戻りたい」と, 頻繁に早期退院をほのめかすようになる. ● 早期に退院をして, 仕事に戻りたいと語っていたが, 会社の上司に電話をかけると「治療を途中でやめてしまって復職できるのか」と, いわれ, イライラや不安感が出現し, 不安時薬のレボメプロマジン(ヒルナミン®)5mg, 1錠を1日2～3回服用している. 会話することがなくなり, 表情は硬く, 病室に引きこもっている. **S(主観的情報)** ●「自分がいないと上司も困るから早く仕事に戻りたい」	アルコール依存症者は, "否認の病" といわれており, 自ら健康上の問題を認めないため本人が病気と認識することがとても困難な状況にある. また, "記憶の病" ともいわれることがあり, 常時酩酊状態にあるため, 自分自身の飲酒による迷惑行為や問題行動を思い出せないのである. 林さんも同様であり, 上司との認識は異なっている. 飲酒による問題行動を受け止めることは苦痛を伴うものである. 復職への不安, 自分自身への嫌悪感, 迷惑をかけたという悲しみや罪悪感などネガティブな感情が沸き起こり, 自尊心も傷つく可能性がある. 仕事以外にも直面しなければならない現実はあるだろう. 現在, 抑うつ状態にあるようだが, 受け止めきれず否認し, 怒りをあらわにする恐れもある. 林さんが不安やネガティブな感情を表出できるよう支援する必要がある. 問題や課題は, 独りで抱え込まないよう注意する.

2 健康上の課題／看護診断の優先順位

アルコール依存症は離脱症状に関連して, セルフケア不足や感情コントロール不足が生じやすい. 治療に関しては, ベンゾジアゼピン系薬剤による薬物療法でのコントロールやこまめな観察と早期介入により苦痛症状の緩和に努め, 安全・安楽に経過できるようかかわる必要がある. 林さんは適切な離脱管理を行ったこともあり, 入院14日目にはアルコール離脱症状はほぼ消失している. このため, 身体症状に伴う問題は解決したと判断した. しかし, アルコール依存症の場合, 飲酒欲求がなくなることはない. 入院中にもかかわらず, さまざまなきっかけで再飲酒してしまう患者も少なくない. そのため, アルコール離脱症状の徴候はないか継続的に観察し, 再飲酒を見極め, 早期介入を必要とする場合もある.

離脱期の終息は, しらふと健康を取り戻す時期であり, 病気だという実感がなくなってしまう. 林さんは, 入院という保護的な環境の中で, 飲酒の引き金にさらされることなく過ごしている. このことが自分の力で回復できるという自信や誤解につながってしまっている. さらに, 疾患の理解や回復に関する情報が不足していることも影響しているとも考えられる. ARPへの参加を勧めたり, 林さんにとって不足していると思われる情報提供を個別で提供したりすることが必要である.

上記のことから, ＃1「アルコール依存症についての病識の欠如や治療への否定的な認識に関連したリスク傾斜健康行動」をあげた. また, 入院の必要性を感じられなかったり, 自助グループに否定的であるのに強引に勧めたりすることで, 治療を中断し早期退院してしまう可能性がある. 回復に役立つ情報の中から林

さんが主体的に選択・決定できるよう支援することが重要である.

　林さんは自分がいないと上司が困っていると思い,復職を考え早期退院を希望したが,上司は治療を途中でやめることに疑問を呈し,両者の間にギャップが生じている.林さんは,否応なしに入院前の会社での飲酒問題を振り返ることになる.ネガティブな体験を思い起こしたり,上司からどのように思われているのか考えたりすることで感情が揺れ動いていることがわかる.しらふの状態で現実と向き合うことができず,再飲酒してしまうリスクは高い.そのため,#2「社会復帰などの満たされないニーズに関連した不安」を立案する.

　林さん独りでは抱えきれないことが予想されるため,対応できるよう支援し,不安の軽減に努める.

3 看護目標と看護計画の展開

#1 アルコール依存症についての病識の欠如や治療への否定的な認識に関連したリスク傾斜健康行動

目標(期待される結果)	計画
● アルコール依存症という疾患および回復について理解し,その内容を言語化できる.	**O-P(観察計画)** ● 表情,言動,態度 ● 飲酒欲求の有無と程度,引き金,対処方法 ● 断酒の動機づけの程度 ● 感情の表出の有無,感情の種類 ● 睡眠パターン・質 ● 気分変動の有無や程度 ● 行動変容の有無 ● 病棟での過ごし方 ● 他患者や医療者との交流の有無,コミュニケーションのとり方 ● ARPの参加回数,不参加の場合はその理由,積極性,ARP中・終了後の様子,ARPに関する言語化の有無とその内容,ARPでの学び・前後での心境の変化の有無 ● 自助グループの参加状況,どのような思いを抱いているか. ● アルコール依存症についてどのような思いや感情を抱いているか. **T-P(援助計画)** ● アルコール依存症に関する林さんの思いを傾聴する. ● ARPのスケジュールを明確にし,林さんが自主的に参加できるようにする. ● ARPへの参加を労う.参加手帳などを作成・押印することで参加回数を明確にでき,林さんの努力を医療者と共有する際に活用したり,形に残ることで林さんの励みになったりするように工夫する(ごほうび療法). ● ARPで得た疾患の特徴を回復に関する知識について言語化を促進する.不足していると感じたときは,タイミングを計り情報提供を行う. ● ARPを欠席したときはその理由を尋ねる.不調を訴えた場合は身体面の異常がないか見極める.必要時は医師に診察を依頼する.身体に異常がなく,日常生活にも支障をきたしていないのに欠席が続く場合は,医療者が抱いた違和感を林さんに伝えてみる.

- 断酒の継続に役立つ3本柱である自助グループ・アルコール依存症治療専門外来への通院・抗酒剤についてどのように理解しているか確認する.
- 自助グループ導入の際は，一緒に参加する.
- 林さんから"なぜ自助グループに参加する必要があるのか"という質問があれば，以下のように説明を行う.
「家族や上司はアルコール依存症者ではなく，健康を害したり怪我をしたりするような飲み方をしてしまうは林さんの気持ちを理解することは簡単なことではない. そのような状況や気持ちを理解してくれるのは同じアルコール依存症者であること. また，回復者や断酒に前向きな仲間とつながっていることで林さんに役立つ回復のヒントが得られるかもしれない」などと伝えてみる. 人前で話すのが苦手だという場合は，パスができること，あるいは「1日断酒でがんばります」など一言だけでもよいこと. 林さんが話してみたいと思うようになるまで，他の参加者の話を聞くだけでもよいと伝える.
- 自助グループに参加後，"自分に合わない"と訴えた場合，どのような思いを抱いたか傾聴し，受け止める. そのうえで，他の自助グループへの参加を試みるよう促す. グループによって雰囲気が異なるため，林さんにとって居心地の良いところや自分に合うと感じられるような場所が見つかるかもしれないと伝える. いろいろなグループに一緒に参加し，見つけることができるように支援する.
- 自助グループへの参加は強制しない.
- 否認から疾患や回復についてネガティブな思いを表出しても修正したり否定したりせず，医療者に話しにくいであろう内容について本音を話してくれたことを支持する.
- 林さんが多くのアルコール依存症者のように断酒か節酒か迷っている場合は，断酒の重要性を押すのではなく思いを受けとめる. "否定されずに話を聴いてもらえる" "正直に話しても大丈夫"という安心感を与えられるよう接する. そのうえで，飲酒欲求はゼロにはならないため，万が一，退院後に飲酒欲求が出現した場合，林さんはどのように対処するのか尋ねてみる.
- 林さんが知り得た情報やARPに関する面談の言葉を用いて，断酒の動機づけに活用する.

E-P(教育計画)
- ARPで得た疾患や回復に関する知識について，不足していると感じたときはタイミングを計り情報提供を行う.
- 自助グループに関する冊子を渡したり，ホームページを紹介したりするなど情報を提示し，自助グループの活用について具体的に指導する.

#2 社会復帰などの満たされないニーズに関連した不安

目標(期待される結果)	計画
●不安やネガティブな感情を言語化できる. ●林さん自身で不安を軽減することができる.	**O-P(観察計画)** ●表情，言動，態度 ●不安・焦燥感の有無と程度 ●頓服薬の服用回数，服用に至る経過，服用時の状態，頓服薬の効果

- または医療者の支援により軽減することができる.
- 自分の置かれている状況や課題を言語化できる.

- 飲酒欲求の有無と程度，引き金，対処方法
- 感情の表出の有無，感情の種類
- 睡眠パターン・質
- 気分変動の有無や程度
- 希死念慮の有無や程度
- 行動変容の有無
- 病棟での過ごし方
- 他患者や医療者との交流の有無，コミュニケーションのとり方
- アルコール依存症についてどのような思いや感情を抱いているか
- 仕事に関する考え方
- 職場の方針，上司の態度
- 家族の反応，家族の思い

T-P（援助計画）

- 入院前の飲酒問題について酩酊により記憶がない場合は事実を伝える．飲酒問題はネガティブな内容であり，感情の揺れが生じやすい．どのような思いを抱いているのか言語化の促進を図る．否認が強く，医療者から事実を伝えても林さん認識できない可能性がある．この場合，林さんの周囲にいた妻や子，職場の上司を交えた面談を行い，各々に困りごとを語ってもらうことで事実として共有する.
- しらふの状態でネガティブな事実を知らされ，現実と直面化する際は受け止めきれず抑うつ的になったり，希死念慮が出現したりする場合もある．林さんの辛さを受け止め，しらふで対処し苦境を乗り切れるよう寄り添い支援する.
- 林さんは早期退院を希望しているが，退院してしまうと"しらふの状態で苦難を乗り切る"という慣れないことを林さん独りでやらなければならない．入院中であれば医療者が近くにいて一緒に考えたり対処したりできると伝える.
- 現実と直面することで林さんが不安になるのは当然のことであり，病的な状態ではないことを伝える.
- 不安・焦燥感が強い時は医師の指示通り頓服薬を服用してもらう.
- 家族や職場との調整を行う際は，林さんの思いを事前に確認する.
- 現実とのギャップを知り，職場や家族に受け入れてもらえるのか不安が強まる恐れがあるが，過去の飲酒時の問題行動に囚われないよう促す．職場や家族は受け入れても大丈夫かと林さん同様，不安を感じているため，"回復のために行動する"ことで周囲の人々は安心できるものだと林さんに伝える．例えば，予定通り3か月間の入院を果たす・入院中から自助グループに参加し退院後も継続する・抗酒剤の服用・退院後は専門外来に通院しデイケアでリハビリも行うことを約束するなど，言葉だけではなく，行動しているかどうかが重要で説得力があるのだと伝える．その後は実際に林さんが回復のための行動を起こすかどうか介入せず見守る.

E-P（教育計画）

- 不安・焦燥，苛立ちにより，飲酒欲求の出現が考えられる．再飲酒する前に対処を受けられるよう医療者に相談するよう指導する.

学習の振り返り

林さんのアルコール依存症治療は入院と同時に断酒を開始するものであった．アルコール離脱期では身体管理やセルフケアの充足を通して患者・医療者関係の形成に努める必要がある．断酒やARPなどの治療中においては，こまめな観察と判断が求められる．また，離脱症状を脱した後の看護介入がとても重要になってくる．入院環境という保護的な場所では飲酒欲求が出現せず，飲酒しなければ問題はないと思い込んでしまい，早期退院や職場復帰を希望し始めることが多く，疾患に関する知識不足に伴い治療中断を起こすリスクを高めてしまうこともある．治療前の林さんは酩酊状態だったため，職場や家族の困りごとに関する記憶がなく，入院治療の必要性や現実との直面化で常に感情や気分の揺れ動きを伴っているため，断続的な精神情緒状態の観察と不安等の感情に着目した支援が求められる．

学習課題（この事例のチェックポイント）

1) アルコール依存症者の特徴について述べなさい．

2) アルコール離脱期の看護のポイントと薬物療法について述べなさい．

3) 林さんにとって断酒によるメリットとデメリットを述べなさい．

4) しらふと健康を取り戻した林さんの看護のポイントについて述べなさい．

5) 林さんとのかかわる際に留意する点を述べなさい．

引用・参考文献

1) 宇佐美しおりほか：オレムのセルフケアモデル―事例を用いた看護過程の展開 第2版. ヌーヴェルヒロカワ，2003.
2) 日本精神科看護技術協会監，天賀谷隆ほか編：実践精神科看護テキスト　第14巻　薬物・アルコール依存症看護. 精神看護出版，2008.
3) 美濃由紀子編著：これだけは知っておきたい　精神科の身体ケア技術. 医学書院，2008.
4) 松下年子，日下修一編著：アディクション看護学. メヂカルフレンド社，2015.

MEMO

8 認知症患者の看護

アルツハイマー型認知症，脳血管性認知症と診断された77歳の女性である．認知機能障害から生じる行動心理症状（BPSD）が夫への負担となり，精神科病棟に入院となった．入院から2週間ほど経過するとBPSDである暴言や暴力が消失し，日常生活動作も改善され他者との会話にも穏やかに応じることが可能となったが認知機能障害があるため退院後の生活に夫が不安を抱えている．

演習問題

1. セルフケアモデルに基づいた情報を収集し整理しなさい．
2. 健康上の課題/看護診断：＃1を抽出する際に必要なアセスメントをしなさい．
3. 健康上の課題/看護診断：＃1の看護目標と看護計画を立てなさい．

▶MOVIE

事・例・紹・介

- **氏名・年齢・性別**：佐々木さん（仮名）・77歳・女性
- **診断名**：アルツハイマー型認知症，脳血管性認知症
- **入院月日**：10月30日
- **入院形態**：医療保護入院
- **既往歴**：身体疾患での入院歴はない．3年前に精神科を初受診し，今年2〜4月まで同疾患で今回と同じ病棟へ医療保護入院となった．

事例の概要

佐々木さんは25歳で高校教員の夫と結婚し，息子が2人いる．21歳のときに看護師として働き始め，定年を迎えるまで病院で仕事を続けていた．定年後は趣味の編み物やガーデニング，家事をしながら夫と老後の生活を楽しんでいた．

4年ほど前から同じ言動を何度もくり返す，不機嫌になりやすい，夫を叱りつけるといった傾向が見られるようになった．3年前に大学病院の精神科をはじめて受診し，認知症と診断された．1年前の10月ごろから夫への暴力行為が頻繁になった．精神科へ外来通院していたが，徐々に認知機能障害が進行し身体の動きも悪くなり，今年2月に同疾患で現在の病棟へ医療保護入院となった．

入院治療では薬物療法を行いながら，パーソン・センタード・ケアの考えに基づいた看護アプローチ，精神科リハビリテーションを行い認知症のBPSDが改善したため，4月に自宅へ退院する．しかし，自宅に戻ると不穏となり，夫との口論が絶えず，在宅生活が困難となったため，半年後に再び同じ病院へ医療保護入院となった．

【佐々木さんと家族の受け止め方（インフォームド・コンセント）】

- 佐々木さん：今は職場にいる，病気はない．
- 夫：暴言や暴力を振るわれる．

【家族構成】

- 夫と2人暮らし．息子2人は県外に住んでいる．
- 夫（80歳）は元高校教員，難聴がある．
- キーパーソン：夫

■家族構成

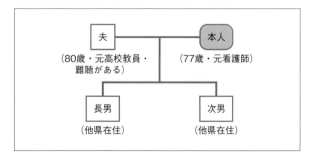

【佐々木さん自身の目標】

● 早く家に帰って子どもたちの世話をしたい.

【経済状況】

● 介護保険：要介護3

● 老齢年金本人分：5万円/月

【佐々木さんの性格・趣味】

● 性格：感情の起伏が大きい　几帳面

● 趣味：編み物　ガーデニング

検査データ

● 認知機能検査：HDS-R（改訂長谷川式簡易知能評価スケール）1年前17点，入院時14点

● 胸腹部X線検査：異常なし

● 頭部MRI検査（核磁気共鳴画像法）：とくに前頭葉と側頭葉，海馬に萎縮の進行を認め，微細な梗塞も多数認めることから脳血管障害の所見もある．また，側脳室の開大も認め，突発性正常圧水頭症の可能性がある.

治療計画

【食事】

● 高血圧食：1,500kcal（軟飯軟菜，NaCl：6g）

【治療計画】

i）BPSDが軽減し，日常生活行動がとれるようになること.

ii）歩行障害があり，突発性正常圧水頭症の疑いもあり.

①精神科リハビリテーション（主に精神科作業療法）

②認知症ケア（パーソン・センタード・ケアなど）

③薬物療法

● 脳梗塞治療：アマンタジン塩酸塩錠（シンメトレル®錠）100mg/日・分2（朝夕）

● 認知症の周辺症状：抑肝散エキス顆粒（抑肝散®）10g/日・分2（朝夕）

● 降圧：アラセプリル錠（セタプリル®錠）25mg/日・分1（朝）

● 脳梗塞治療，抗血栓：アスピリン腸溶錠（バイアスピリン®）100mg/日・分1（朝）

● パーソン・センタード・ケア：認知症をもつ人をひとりの「人」として尊重し，その人の立場に立って考え，ケアを行おうとする認知症ケアの考え方です．パーソン・センタード・ケアは，1980年代末にイギリスの臨床心理学者であるトム・キットウッドが提唱した.

● BPSD：認知症の進行に伴い，環境や周囲の人々とのかかわりの中で，感情的な反応や行動上の反応が症状として発現するもので，「行動・心理症状（BPSD）」（または「周辺症状」ともいう）とよばれる．記憶障害や見当識障害，理解力・判断力の低下などは「認知の機能障害」（または「中核症状」という）とよばれる.

● 突発性正常圧水頭症：脳室が開大する水頭症の一種で，脳圧の上昇を伴わない型である．脳や脊髄の表面に存在する脳脊髄液の吸収がうまく行われないことで発症する．原因がよくわからず，高齢者に多く発症するため加齢による影響が示唆されている．脳室開大に伴い脳自体が圧迫され，歩行障害，認知機能障害，尿失禁といった特徴的な症状を伴う．治療は，シャント手術が基本的な方法であり，認知機能障害が改善する認知症ともいわれている.

● 精神科作業療法：スポーツや手芸，工作などの生活行為（作業・作業活動）を用いて気分転換，体力の向上，生活リズムの改善，集団に慣れることなど個人のニーズに合わせて援助していくリハビリテーション.

● 排便促進：ピコスルファートナトリウム水和物液（ラキソベロン®内用液）0.75%・便秘時10滴/回（就寝前）

入院初日

　入院後佐々木さんの易怒性が強いといった様子はなく，周囲の人を攻撃するような言動も見受けられないが，表情はかたい様子であった．佐々木さんは夫とともに看護師から入院についての説明を受けていたが，夫に話しかけることはなくはなく，夫を「私の父です」と言い，入院説明に対し「お世話になるところかしら」とやや困惑した様子を見せていた.

入院2〜14日目

　時折，病棟ホールで食事中の同じテーブルに座る他患者に「あなたは誰ですか？　あっちに行ってよ!!」などの攻撃的な発言があり，「知らない人がいるじゃ

ない！」と口論になることもあった．看護師に対しても「私はどうしてここに来たのでしょうか？」「病院に仕事をしに来たのかしら？」と言い，立ち上がろうとするが自力歩行が困難なため立ち上がれず，「どこか具合でも悪くなったのかしら…？」と困惑することもあった．

入院後の頭部MRI検査および歩行障害が見られることから，突発性正常圧水頭症も疑われていた．身体の動きが悪く，介助がないと日常生活を送ることのできない状態であった．

入院直後から食欲がなく，摂取量は5割程度であったため，管理栄養士と協働して，食事時間にはラウンドを行った．食事に関して佐々木さんは「何を食べても味がしないわ」と話していた．食事を味わってもらうために，塩化ナトリウムの代わりに香辛料や酸味を加えて味を出すことにより，加齢による味覚機能の低下をフォローしていくことになった．その結果，ゆっくりではあるが食事量が増えはじめていった．しかし，食事自体については「でも，おいしくないわ」と訴え，夫が持参した食べ物に関しても「食べたくないわ」と摂取しなかった．

入浴には抵抗がなく，「お風呂は好きよ．温泉によく行ったわ」と笑顔がこぼれていた．入浴前後の衣類の更衣，入浴中に身体を洗うことは看護師の介助が必要で受け入れも良く，気分の良いときは浴室内で鼻歌を歌ってくれた．

排泄は自ら「私，トイレに行きます」と言い，看護師が手を差し伸べることでトイレまで歩行するが，尿失禁していることが多く，衣類交換時には「自分でできるわよ！　自分で着替えるわよ！」とイライラした表情を浮かべていた．排便に関しては，便意はあるものの失禁することが多く，排便後も「出たかどうかわからない」と言い，便秘傾向にあることから緩下剤を使用していた．ほぼ毎日21時から5時まで睡眠できていたが，便秘が続くと，時折，入眠障害が見られた．

入院10日目から精神科リハビリテーションの一環である精神科作業療法が開始となった．看護師が佐々木さんの参加を促すために声をかけると「もう非番で

すので家に帰ります．スーパーで買い物をして子どもにご飯を作りますので」などと言って病棟外の活動に対して断ることが多かったが，病棟内での精神科作業療法には参加していた．精神科作業療法を通して過去の思い出が想起されるようで，以前看護師として病院で働いていたことがあることやその時代に子育てをしていたことなどの話が度々聞かれていた．

夫は毎日面会に来ていたが，夫が佐々木さんに話しかけても佐々木さんからの返答はなく，面会中はほとんど会話のない様子であった．夫は，「元々，しっかり者の性格で，テキパキと家事や看護師の仕事をこなしてきた妻です」「昔から好き嫌いなく何でも食べる人」「あの妻がどうしてこんな病気になってしまったのか…」と，認知症による妻の変貌に落胆の色を隠せない様子であった．

■ 入院15〜28日目

日中は病棟のホールで過ごすことが多く，他患者や看護師にも穏やかに挨拶し，季節の話題など会話が以前よりも増えてきた．しかし，夕方になると，「ここは私が勤めている病院ですよね？　今日は夜勤だったかしら？　子どもたちは大丈夫かしら？」と以前勤めていた職場にいると思い，心配した様子で看護師に話しかけることがあった．入院当初はこのような訴えの後に興奮状態に至ることもあったが，現在は看護師の話を落ち着いて聞き，安心できるようになった．

食事は相変わらず，「ごはん，あまりおいしくないけどね」というものの全量摂取できるようになっていた．以前は摂取することがなかった夫が持参する食べ物に関しても，「昔からカリントウが好きでね」と好んで食べるようになっていた．

精神科作業療法には積極的に参加するようになり，看護師と作業療法士，他患者で屋外の花が咲いた場所まで車椅子で出かけることもあった．「外に出たのは何日ぶりだろう．覚えてないくらい．外は気持ちよかった．空も花もきれいだから」と笑顔がこぼれた．30分ほど出かけ，病棟に帰ってきた後も「外はいいわね．とくに花が良かったわ」と自ら看護師に話をしてくれた．

● 表1　疾患の情報の収集と整理

【診断名】
アルツハイマー型認知症　脳血管性認知症

【入院形態】
医療保護入院

【既往歴】
身体疾患での入院歴はない．3年前に精神科を初受診し，今年2〜4月まで同疾患で今回と同じ病棟へ入院．

【検査】
①認知機能検査：HDS-R（改訂長谷川式簡易知能評価スケール）1年前17点，入院時14点
②胸腹部X線検査：異常なし
③頭部MRI検査(核磁気共鳴画像法)：とくに前頭葉と側頭葉，海馬に萎縮の進行を認め，微細な梗塞も多数認めることから脳血管障害の所見もある．また，側脳室の開大も認め，突発性正常圧水頭症の可能性もある．

【治療計画】
①精神科リハビリテーション(主に精神科作業療法)
②認知症ケア(パーソン・センタード・ケアの考えに基づいた看護アプローチ)
③薬物療法
● アマンタジン塩酸塩錠(シンメトレル®錠) 100mg/日・分2（朝夕）
● 抑肝散エキス顆粒(抑肝散®) 10g/日・分2（朝夕）
● アラセプリル錠(セタプリル®錠) 25mg/日・分1（朝）
● アスピリン腸溶錠(バイアスピリン®) 100mg/日・分1（朝）
● ピコスルファートナトリウム水和物液(ラキソベロン®内用液) 0.75%・便秘時10滴/回(就寝前)

　夫の面会時は，佐々木さんから話しかけることも見られるようになり，病棟のホールでおやつを食べながら一緒にテレビを観て過ごしていることが多かった．

　主治医，担当看護師，夫で面談を行い，佐々木さんのBPSD消失に伴い，生活への障害も改善傾向にあるため，外来治療へ移行することを話し合った．夫は「家に帰ってくるのは無理です．もう妻と暮らす自信もありません」「以前のように暴力が出ても対処できないし，私自身も高齢で自分の身のまわりのことで精いっぱいです」「施設がいいと思っています．でも施設の種類とか手続きとか費用のことは全然わからなくて…」と今後の不安を抱いていた．看護師から，今後は主治医や精神保健福祉士，ケアマネジャーなどとも連携し，佐々木さんや夫の意向を取り入れた退院先の検討を行っていくことで面談を終えた．

▌ 現在の様子（入院30日目）

● 血圧：136/76mmHg，脈拍：70回/分，
　体温：36.4℃，身長：148cm，体重：44kg

● 血液検査データ：
　WBC：6,000/μL，　RBC：385×10⁴/μL，
　HGB：12.5g/dL，　HCT：36.0%，　AST：15U/L，
　ALT：12U/L，　BUN：9mg/dL，　UA：4.5mg/dL，
　TP：7.0g/dL，　ALB：4.5g/dL，　TG：90mg/dL，
　GLU：88mg/dL，　Na：140mEq/L，　K：3.8mEq/L，
　CPK：90IU/L，　Zn：78μg/dL

● 尿検査：異常なし，便検査：異常なし

　入院してから30日が経ち，挨拶の際には笑顔で「また，お会いしましたね．おはようございます」と看護師の顔を覚えている様子である．

　食事は「好き嫌いは昔からなくて，何でもおいしい」と話し，入院当初のような味覚の異常を訴えることはない．排泄も失禁することはほとんどなくなり，自ら尿意や便意を訴え，一部介助を要するがトイレで排泄することができている．排便は2日に1回あり，便秘が改善されたため緩下薬の使用を中止している．

　入院当初，疑われていた突発性正常圧水頭症も先日の画像検査で否定され，歩行状態も看護師が付き添え

ば300メートルくらいの距離を歩くことができるようになった．排泄や洗面所への誘導なども「歩いて行くわ．少しは運動しなきゃ足腰が弱るばかりだしね」と積極的に行えるようになった．加齢に伴う身体機能の低下から，自分では更衣や入浴などを行うことが難しく，部分的な介助が必要である．毎日21時から5時までよく眠れており，入院当初のような入眠障害は見られない．

精神科作業療法では日光浴，歩行練習，気分転換，回想を目的とした中庭での花を植える生活機能回復訓練などへ積極的に参加している．いつも表情は穏やかで，「コスモスやスイセンの花が素敵ね．よく家の庭に植えてたの．懐かしい」「コスモスということは，もう秋ね」と話してくれることもある．

退院に向けた支援も進み，夫，主治医，担当看護師，精神保健福祉士，ケアマネジャーなどが協議し，1週間後（入院40日目）に特別養護老人ホームへの退院が決定する．佐々木さんに施設入所について夫，担当看護師，精神保健福祉士から説明をすると佐々木さんは，「ここ（病院）は家ですよ」「どこに行くのですか？仕事をしに行くのですか？」「ここ（病院）にずっといるわ」と言って内容を理解することができない．佐々木さんは病院を自宅と思い込んでいるため，自宅（病院）から離れた場所での生活を夫や看護師などから提案されたため，戸惑いを隠せない様子である．佐々木さんの思いと現実に行き違いが生じているため，今後どのように埋め合わせていくかが課題である．

■ 精神状態の査定

項目	データ	程度
1. 意識	●顕著な意識障害は認めない． ●睡眠−覚醒周期の障害は入院当初見られたが現在は改善している．	軽
2. 記憶	●突発性正常圧水頭症により認知機能障害が出現している可能性． ●HDS-R（改訂長谷川式簡易知能評価スケール）1年前17点，入院時14点． ●認知機能障害である記憶障害，見当識障害が生活に影響を及ぼしている．	重
3. 知覚	●味覚障害による食欲不振があったが，現在は改善している．	軽
4. 思考	●夫を父と，他患者を知らない人と思い込む． ●現在は病院ではなく，自宅で生活していると思い込んでいる．	中
5. 気分と感情	●入院前は不穏になり夫と口論になった． ●入院当初は環境変化から困惑し，他患者とトラブルになった．	重
6. 欲動と意思	●入院当初は味覚障害による食欲不振，排便障害の影響による睡眠障害があった． ●現在も認知機能障害による意思決定への影響がある．	重
7. 知的機能	●2人の子どもを育てあげ，看護師として社会に貢献してきた．	軽
8. 判断と洞察	●認知機能障害の影響で，佐々木さんと医療従事者の判断に差がある． ●認知機能障害から病識の乏しさ，現在の状況把握に困難が生じている．	重

■ セルフケアレベル

セルフケアの項目	アセスメント	ケアレベル
1．空気・水・食物の十分な摂取とバランス 〈入院2～7日目〉 S：「おいしくない．何を食べても味がしない」 ●食事への介入後も，食事は相変わらず「おいしくないわ」と訴える． ●O：入院後から食欲が乏しく，摂取量は5割程度であったため，管理栄養士と協働し，食事時のラウンドを行った． ●高血圧食1,500kcal（軟飯軟菜，NaCl：6g） ●食事を味わってもらうために，NaClの代わりに香辛料や酸味を加えて味を出すことにより加齢による味覚機能の低下をフォローしていくこととなった． ●食事を促す声かけにゆっくりではあるが応じ，食事量は徐々に増えてきた． ●夫が持参したおやつも摂取しなかった． ●薬物療法 〈入院8～21日目〉 S：食事は相変わらず「あまりおいしくない」 「昔からカリントウが好きでね」 O：食事は全量摂取できるようになっていた． ●以前は好まなかった夫がもってきてくれたおやつを好んで食べるようになっていた． 〈現在の様子（入院後30日目）〉 S：「好き嫌いは昔からなくて，何でもおいしい」 O：身長148cm，体重44kg ●血液検査データ： WBC：6,000/μL，RBC：385×10^4/μL， HGB：12.5g/dL，HCT：36.0%，AST：15U/L， ALT：12U/L，BUN：9mg/dL，UA：4.5mg/dL， TP：7.0g/dL，ALB：4.5g/dL，TG：90mg/dL， GLU：88mg/dL，Na：140mEq/L，K：3.8mEq/L， CPK：90IU/L，Zn：78μg/dL ●尿検査：異常なし，便検査：異常なし ●以前のような味覚の異常を訴えることはない．	佐々木さんは加齢による身体機能の低下，認知症による脳萎縮の進行で脳機能が低下し，感覚器からの情報を正しく認識することができない状態（知覚障害）から味覚障害を訴えている． 　味覚障害が，加齢による食事摂取不足や吸収不全から生じる機能低下から生じる低亜鉛血症によるものと考えられたが，血液データからZn（亜鉛）の数値は正常範囲であった．したがって，味覚障害の原因が低亜鉛血症であることは否定的である．入院直後から現在まで，管理栄養士と協働した食事への工夫により食事摂取量は増加傾向に転じた． 　これらの状況から考え，認知機能障害による知覚障害，慣れない療養環境による影響で味覚障害が出現し，食欲不振を招いていた可能性がある． 　水・食物の摂取動作は，入院当初から自己にて摂取することが可能であったため，動作に障害（実行機能障害）は見られない．また現在，佐々木さんにとって水・食物の摂取が生活のなかで楽しみの一つにもなっている． 　今後は退院に向け，今回の入院で味覚障害が生じたこと，過去の食生活との関係性など，夫や関係者間で情報共有しておく必要がある．また，水・食物の摂取による楽しみを佐々木さんと共有し，会話の話題作りの糸口にすることで，生活障害へのケア，佐々木さんとの関係性改善にも活用していくことが可能となる．	3

2. 排泄の過程と排泄に関するケア

〈入院初日〉

O：介護保険は要介護3

● 突発性正常圧水頭症の疑いもあり

● 薬物療法

〈入院2〜14日目〉

S：排泄は自ら「トイレに行きます」と言う.

● 衣類交換時には「自分で着替えるわよ！」とイライラした表情を浮かべた.

● 排便後も「出たかどうかわからない」と話した.

O：看護師が手を差し伸べることでトイレまで歩行するが，尿失禁していることが多い.

● 便意はあるが失禁することが多い.

● 便秘傾向もあり緩下薬を使用していた.

● 便秘が続くと，時折，入眠障害が見られた.

〈現在の様子（入院後30日目）〉

O：尿検査：異常なし，便検査：異常なし

● 排泄も失禁することはほとんどなくなり，自ら尿意や便意を訴え，トイレで排泄する.

● 以前のような便秘による緩下薬は現在服用せず，2日に1回排便が見られる.

佐々木さんは入院当初から尿意・便意を感じとることはできるが，身体機能低下の影響により歩行障害が出現し，失禁につながっていた．また，入院当初は画像検査から突発性正常圧水頭症が疑われ，その症状である歩行障害，尿失禁とも考えられた．しかし，現在の画像検査から突発性正常圧水頭症は否定されている．認知症ケアや精神科作業療法の効果により，生活全般のセルフケアへの障害が改善され，BPSD悪化を防ぐことができていた．結果，尿失禁も減り，運動量増加，便秘傾向の改善など好循環を生み出した.

便秘症状に関して，加齢による腸蠕動運動の低下，生活環境の変化による運動不足などが誘因となっていた可能性がある．便秘症状の悪化を防ぐためには，適切な観察やケアに加え，生活環境改善が必要である.

認知機能障害である実行機能障害から失禁後の更衣がうまく行えず，佐々木さんへ焦燥感をもたらし，生活への障害やBPSD出現へとつながっていた．佐々木さんにとって失禁は，羞恥心や不快感をもたらすだけではなく，自尊心に多大な影響を与えていたことが推測できる.

トイレで自ら排泄を完結し，失禁を防ぐためには，タイミングを見計らった適切なトイレ誘導，歩行障害への介助，佐々木さんの自尊心に配慮した声かけを含めた認知症ケアが最も重要である.

3

3. 体温の調整と個人衛生の維持

〈入院初日〉

O：介護保険は要介護3

〈入院2〜14日目〉

S：「お風呂は好きよ．温泉によく行ったわ」と笑顔がこぼれた.

O：入浴は，唯一笑顔が見られたときであった.

● 入浴前後の衣類の更衣，入浴中に身体を洗うことは看護師の介助にて行い，気分の良いときは浴室内で鼻唄を歌ってくれた.

〈現在の様子（入院後30日目）〉

S：排泄や洗面所への誘導なども「運動しなきゃ足腰が弱るばかりだしね」と積極的に行えるようになった.

元々から温泉を好む佐々木さんにとって，入浴は日常生活のなかでも大きな楽しみであったと推測できる．鼻歌を歌うことは，入浴という行為がリラックスを生み出す場面であると佐々木さん自身がはっきり感じとったことの現れである．また，佐々木さんは，身体を清潔に保つ意識が高く，皮膚や粘膜は清潔な状態が保たれている．しかし，加齢による身体機能の低下や認知機能障害（視覚認知障害，実行機能障害）から，衣類を自分で着脱すること，入浴など清潔動作を自身で完結することが困難となっている.

この状態が佐々木さんの自尊心に影響し，不安・焦燥や暴言などのBPSDへとつながらないよう配慮した認知症ケアが重要となる．入浴介助の際に生

2

O：加齢に伴う身体機能の低下により，自己にて不可能な更衣や入浴などの介助が必要な部分はある．

じる羞恥心や自尊心への細心の配慮も求められる．

4. 活動と休息のバランスを保つ
〈入院初日〉
O：入院形態：医療保護入院
● 介護保険は要介護3
● 歩行障害があり，突発性正常圧水頭症の疑いもあり

〈入院2～14日目〉
S：精神科作業療法も開始となり，看護師が佐々木さんに声をかけると「もう非番ですので家に帰ります．スーパーで買い物をして子どもにご飯を作りますので」と断ることが多い．
O：入院後のMRI画像所見，歩行障害から正常圧水頭症も疑われていた．
● 身体の動きが悪く，介助がないと日常生活を送れない状態であった．
● 病棟内での精神科作業療法には参加した．
● 佐々木さんの発言は，以前看護師として病院で働いていたこともあること，その時代に子育てをしていたことがあったため，その時期と重なりあうような発言が度々聞かれた．
● ほぼ毎日21時から5時まで睡眠できていたが，便秘が続くと，時折，入眠障害が見られた．

〈入院15～28日目〉
S：屋外では，「外に出たのは何日ぶりだろう．覚えてないくらい．外は気持ちよかった．空も花もきれいだから」と笑顔がこぼれる．
● 病棟に帰ってきた後も「外はいいわね．特に花が良かったわ」と自ら看護師に話をしてくれた．
O：精神科作業療法には積極的に参加するようになり，看護師と作業療法士，他の患者さんで屋外の花が咲いた場所まで車椅子で出かけることもあった．

〈現在の様子（入院後30日目）〉
S：いつも表情は穏やかで，「コスモスやスイセンの花が素敵ね．よく家の庭に植えてたの．懐かしい」「コスモスということは，もう秋ね」と話してくれることもある．

　入院当初から生じていた歩行障害の原因が，加齢による身体機能の低下なのか，突発性正常圧水頭症なのか経過を見ていた．現在，疑われていた突発性正常圧水頭症は画像検査により否定され，認知機能障害による生活障害やBPSDの改善に伴い，歩行障害も改善を認めている．しかしながら，歩行や更衣など日常生活動作の一部に観察や介助を要する状態である．

　また，佐々木さんは自分で歩きたいという歩行に対する意欲があり，痛みの訴えなどもないため，歩行訓練を実行できる状態にある．

　入院当初のような睡眠障害も現在は消失し，日中の疲労感や眠気を訴えることなく，生活リズムは崩れていない．療養生活による規則的な日常生活リズムや精神科作業療法が，概日リズムに好影響をもたらしている．

　高血圧症のため内服薬による血圧コントロールが行われており，血圧は安定した値となっている．また，脳血管障害もあるため，脳梗塞治療薬，抗血栓薬を使用している．体温は生理的範囲内であり，衣類や環境調整により体温を生理的範囲内で維持できている．

　過去の記憶をたどり，好きだった花から四季を連想し，季節を感じることができ，佐々木さん自身の自尊心にも好影響を与えている．また集団での精神科作業療法に馴染んでいる様子は，佐々木さんは決して孤独ではないことを認識させ，寂しさを埋める効果を発揮している可能性もある．社会的な役割を果たしてきた佐々木さんにとって，過去の記憶を回想することは自らの成功体験を想起させ，それが自信へとつながっていると推測できる．

　日常生活動作のなかに散歩や精神科作業療法などで運動の機会を設けるなど，身体機能の改善を目指していく必要がある．そして，療養生活や精神科作業療法を通して，佐々木さんがさまざまなことを回想することで効果的な認知症ケア，精神科

4

O：血圧：136/76mmHg, 脈拍：70回/分, 体温：36.4℃

● 精神科作業療法での日光浴, 歩行練習, 気分転換, 回想を目的とした中庭での花を植える生活機能回復訓練など積極的に参加する.

● 入院当初, 疑われていた突発性正常圧水頭症も先日のMRI画像検査で否定され, 歩行もホールから中庭まで看護師が手を添えて可能となり, 入院当初よりも大幅に改善した.

リハビリテーションとなる.

---

5. 孤独と人の付き合いのバランスを保つ

〈入院初日〉

S：夫を「私の父です」と言い, 入院説明に対し「お世話になるところかしら」とやや困惑した様子でもある.

O：表情はかたい様子で療養生活が開始する.

● 佐々木さんは夫とともに看護師から入院についての説明を受けるが, 夫とほとんど話す様子はない.

● 入院説明に対し「お世話になるところかしら」とやや困惑した様子でもある.

〈入院2～14日目〉

S：時折, ホールで食事中の同じテーブルに座る他患者さんに「あなたは誰ですか？　あっちに行ってよ!!」など攻撃的な発言があり,「知らない人がいるじゃない！」と口論になることがあった.

● 看護師に対しても「私はどうしてここに来たのでしょうか？」「病院に仕事をしに来たのかしら？」と言い, 立ち上がろうとするが自力歩行が困難なため立ち上がれず,「どこか具合でも悪くなったのかしら…？」と困惑することもあった.

〈入院15～28日目〉

S：「ここは私が勤めている病院ですよね？　今日は夜勤だったかしら？　子どもたちは大丈夫かしら？」と夕方になると以前勤めていた職場にいると思い, 混乱している様子の発言も時折見られた.

O：日中は病棟ホールで過ごすことが多く, 他患者さんや看護師にも穏やかに挨拶し, 季節の話題

佐々木さんが入院に至った原因は, 夫への暴言, 入院当初の他患者トラブルなど対人関係に問題が生じたことであった. 佐々木さんは, 疾患による影響で認知機能障害である記憶障害（とくに短期記憶）, 時間・場所・人物がわからなくなる見当識障害が顕著に現れている. 認知機能障害から生活のしづらさを実感し, BPSDである焦燥・易怒性の出現, 困惑した様子へとつながっていた. 加えて, 入院という出来事が, 自宅とは異なる見慣れない環境での生活となり, この変化もBPSDを誘発する原因となっていた.

入院当初は, 見慣れない場所・人物に加え, 記憶があいまいな状況からBPSDが出現し, 他患者とのトラブルへとつながった. 認知症ケアや精神科作業療法, 薬物療法により徐々に佐々木さんは落ち着きを取り戻していった.

現在も佐々木さんは, 以前看護師として勤務していた職場にいると思い込み, 夕方になると自宅にいる子どもたちを心配するなど認知機能障害は持続している.

一方, 病棟看護師の顔を覚えていることもある. 見慣れた看護師による認知症ケアで佐々木さんに安心感を与え, 佐々木さん自身の思いに寄り添い, 否定することなくかかわりを続けていく必要がある.

4

など会話が以前よりも増えてきた.

● 入院当初のように怒ることはなく,看護師が話を聴くと落着きを取り戻した.

〈現在の様子(入院後30日目)〉

S：「またお会いしましたね. おはようございます」

O：笑顔で上記発言あり,看護師の顔も覚えている様子である.

6. 生命と安寧に対する危険の防止

〈入院初日〉

S：入院説明に対し「お世話になるところかしら」とやや困惑した様子でもある.

〈入院2〜14日目〉

S：時折,ホールで食事中の同じテーブルに座る他患者に「あなたは誰ですか？ あっちに行ってよ‼」など攻撃的な発言があり,「知らない人がいるじゃない！」と口論になることがあった.

● 看護師が佐々木さんを誘うために声をかけるが「もう非番ですので家に帰ります. スーパーで買い物をして子どもにご飯を作りますので」と断ることが多い.

〈入院15〜28日目〉

S：「ここは私が勤めている病院ですよね？ 今日は夜勤だったかしら？ 子どもたちは大丈夫かしら？」と夕方になると以前勤めていた職場にいると思い,混乱している様子の発言も時折見られた.

〈現在の様子(入院後30日目)〉

S：施設入所への説明を夫,担当看護師,精神保健福祉士で佐々木さんに行うが,「ここ(病院)は家ですよ」「どこに行くのですか？ 仕事をしに行くのですか？」「ここ(病院)にずっといるわ」と本人はとらえている.

入院当初の困惑した様子や他患者への攻撃的な発言などは認知機能障害である記憶障害,見当識障害から生じる生活への障害がBPSD出現へとつながっていた. 佐々木さんは入院による見慣れない環境下で,見知らぬ人物に対処を試みるが,佐々木さん自身で解決できないため怒りへと変化した.

自宅に帰ろうとするのは,見慣れない環境から逃避し,安心できる場所である自宅に身をおきたいという思いからであると推測できる. 佐々木さんは2人の息子を育てあげ,看護師としても社会に貢献してきた経緯がある. 多忙でありながらも輝いていた時代の記憶がよみがえり,記憶障害と見当識障害により生じる混乱を解決しようと帰宅要求につながっていた.

現在,退院を見据え,地域生活に戻るための準備をはじめたが,佐々木さんと夫,医療従事者の間に行き違いが生じている. 夫が自宅への退院ではなく,施設への入所を求めるのは,これまで認知症症状にひとりで対処してきた経緯や夫の高齢化から,自宅で佐々木さんを支えていくことに限界を感じたからである. 環境の変化により身の安全が脅かされることに直面した佐々木さんは,今いる病院を自宅と思い,施設への入所を拒んでいる.

夫や医療従事者は佐々木さんに施設入所を納得してもらえるようていねいに説明していく必要がある. そして,佐々木さんと夫の両者が納得のうえ退院し,安心して地域で暮らせるよう支援していくことが必要である.

3

オレム・アンダーウッドモデル[1]を参考

＊ケアレベル

1：全介助,2：部分介助,3：声かけ・指導,4：教育指導・支持,5：自立

　佐々木さんは77歳であり，加齢に伴う身体機能の低下にアルツハイマー型認知症・脳血管性認知症が加わり，さまざまな症状から生活や対人関係に支障をきたしている．

　MRIの所見から，前頭葉の萎縮により易怒性が出現，思考の障害や自発性の低下，側頭葉の萎縮は食習慣変化の可能性，感情・情動・記憶の障害，海馬の萎縮から記憶障害が生じている．微細な梗塞も多数認めることから脳血管障害も生じている．さらに側脳室の開大も認め，入院当初は突発性正常圧水頭症の可能性も考えられ，特徴的な3症状(認知機能障害，歩行障害，尿失禁)の経過を観察する必要があった．

　認知機能検査であるHDS-R（改訂長谷川式簡易知能評価スケール）は1年前より低下していた．HDS-Rは30点満点で，カットオフ値20点以下で認知症の疑いと判断される．佐々木さんの入院時HDS-Rは14点であり，中等度認知症といえる．中等度認知症は，他者の助けが必要になるといわれており，佐々木さんも要介護3と認定され，夫や支援者の介助がないと生活できない状態であった．

　佐々木さんは，認知症の中期であり，さまざまな認知機能障害が生じている．短期記憶障害は顕著であるが遠隔記憶は比較的保持されている．また見当識障害から，場所・時間・人物を把握することが困難となっている．見る，聞く，など感覚器からの情報を正しく認識することが困難となる視覚認知障害や知覚障害，行動や動作がわからなくなる実行機能障害などが生じていた．これら認知機能障害が多くの生活場面に障害をもたらしていた．佐々木さんは，生活のしづらさを実感し，孤独感や不安感，さまざまな生活場面でのセルフケア不足へとつながっていた．

　結果，夫への暴言となってBPSDが出現し，入院に至った．入院当初も見慣れない療養環境へと変化したため，他患者とトラブルになる，着替えがうまくいかないことへの苛立ちといったBPSDが出現した．かかわりを中心とした認知症ケア，精神科作業療法，薬物療法による治療で徐々に佐々木さんのBPSDは消失していった．そして，退院し地域生活に向けて介護保険施設に入所することが決まった．しかし，認知機能障害による影響で佐々木さんの想いと現実に行き違いが生じている．今後，佐々木さんに対し，どのように退院後の地域生活を説明し，納得してもらえるか課題がある．

■ 想定される健康上の課題 / 看護診断

● 全般的なセルフケア能力低下のリスク状態

● 行動・心理症状（BPSD）再燃のリスク状態

● ライフスタイルの変化によって本人及び家族の健康に支障をきたす可能性

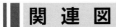

関連図

凡例

| 健康上の課題 | 顕在する問題 | 潜在する問題 | 治療・ケア | 患者情報 |

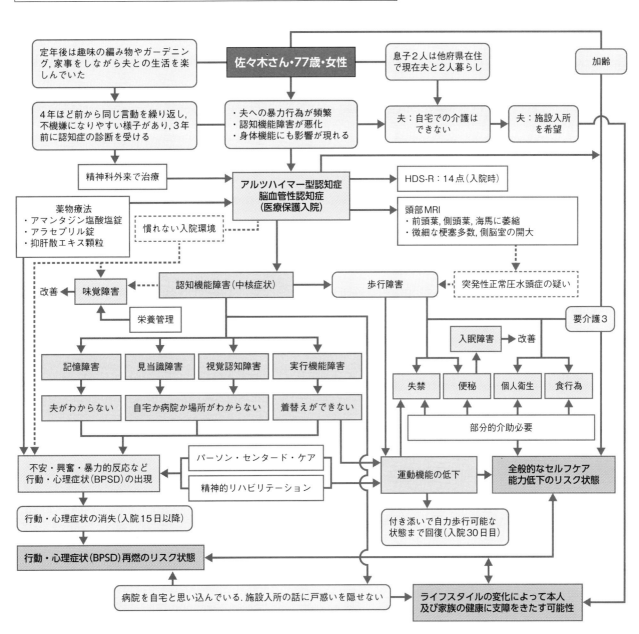

佐々木さん・77歳・女性

定年後は趣味の編み物やガーデニング,家事をしながら夫との生活を楽しんでいた

息子2人は他府県在住で現在夫と2人暮らし

加齢

4年ほど前から同じ言動を繰り返し,不機嫌になりやすい様子があり,3年前に認知症の診断を受ける

・夫への暴力行為が頻繁
・認知機能障害が悪化
・身体機能にも影響が現れる

夫:自宅での介護はできない

夫:施設入所を希望

精神科外来で治療

アルツハイマー型認知症
脳血管性認知症
(医療保護入院)

HDS-R:14点(入院時)

薬物療法
・アマンタジン塩酸塩錠
・アラセプリル錠
・抑肝散エキス顆粒

慣れない入院環境

頭部MRI
・前頭葉,側頭葉,海馬に萎縮
・微細な梗塞多数,側脳室の開大

改善

味覚障害

認知機能障害(中核症状)

歩行障害

突発性正常圧水頭症の疑い

栄養管理

要介護3

入眠障害 → 改善

記憶障害

見当識障害

視覚認知障害

実行機能障害

失禁

便秘

個人衛生

食行為

夫がわからない

自宅か病院か場所がわからない

着替えができない

部分的介助必要

不安・興奮・暴力的反応など行動・心理症状(BPSD)の出現

パーソン・センタード・ケア

精神的リハビリテーション

運動機能の低下

全般的なセルフケア能力低下のリスク状態

行動・心理症状の消失(入院15日以降)

付き添いで自力歩行可能な状態まで回復(入院30日目)

行動・心理症状(BPSD)再燃のリスク状態

病院を自宅と思い込んでいる.施設入所の話に戸惑いを隠せない

ライフスタイルの変化によって本人及び家族の健康に支障をきたす可能性

1 健康上の課題/看護診断の抽出

● 全般的なセルフケア能力低下のリスク状態

情報と解釈・分析	統合のアセスメント
佐々木さんは25歳で結婚し，息子が2人いる．21歳のときに看護師として働き始め，定年を迎えるまで病院での仕事を続けていた．定年後は編み物やガーデニングといった趣味，家事をしながら夫と老後の生活を楽しんでいた．	今後も認知症の疾患特性から徐々に認知機能障害は進行し，日常生活動作を自身で完結することが困難となる場面が増えることが推測される．佐々木さんの現在のセルフケア能力や認知機能障害をアセスメントし，適切な援助を提供していく必要がある．
●佐々木さんの性格：感情の起伏が大きい・几帳面，趣味：編み物・ガーデニング	現在，入院当初に見られた易怒性や焦燥感などのBPSDは消失している．BPSDが消失している大きな要因は，生活障害に対しての看護アプローチや精神科作業療法など他の医療従事者による適切なかかわりが関連している．このような適切なかかわりは，多くのセルフケア項目に改善をもたらした．BPSD出現のきっかけとなるような場面や生活障害に対し，適切なかかわりや援助を実践し，元来ある楽しみや佐々木さんが感じとる快の刺激を療養生活のなかに組み込むことも生活障害を助長しないためには重要となる．

○(客観的情報)

■空気・水・食物

〈入院2～14日目〉

○：入院後から食欲が乏しく，摂取量は5割程度であったため，管理栄養士と協働し，食事時のラウンドを行った．

〈現在の様子(入院後30日目)〉

○：以前のような味覚の異常を訴えることはない．

■排泄

〈入院2～14日目〉

○：看護師が手を差し伸べることでトイレまで歩行するが，尿失禁していることが多い．便意はあるが失禁することが多い．

●便秘傾向もあり緩下薬を使用していた．

●便秘が続くと，時折，入眠障害が見られた．

〈現在の様子(入院後30日目)〉

○：排泄も失禁することはほとんどなくなり，自ら尿意や便意を訴え，トイレで排泄する．便秘による緩下薬は現在服用せず，2日に1回排便が見られる．

■個人衛生

〈入院2～14日目〉

○：入浴は，唯一笑顔が見られたときであった．

〈現在の様子(入院後30日目)〉

○：加齢に伴う身体機能の低下により，自己にて不可能な更衣や入浴などの介助が必要な部分はある．

（右カラムの続き）

　今後も療養生活のなかにある細かな日常生活動作に対し，佐々木さんの人柄やこれまで社会的役割を担ってきたことに敬意を示し，自尊心に最大限の配慮をしたうえでかかわりと援助を継続していくことが重要である．

■ 活動と休息のバランス

〈入院2～14日目〉

O：身体の動きが悪く，介助がないと日常生活を送れない状態であった．

〈現在の様子（入院後30日目）〉

O：精神科作業療法での日光浴，歩行練習，気分転換，回想を目的とした中庭での花を植える生活機能回復訓練など積極的に参加する．歩行もホールから中庭まで看護師が手を添えて可能となり入院当初よりも大幅に改善した．

■ 孤独と人との付き合いのバランス

〈入院初日〉

O：表情はかたい様子で療養生活が開始する．

〈現在の様子（入院後30日目）〉

O：笑顔で，看護師の顔も覚えている様子である．

S（主観的情報）

■ 空気・水・食物

〈入院2～14日目〉

S：「おいしくない．何を食べても味がしない」

〈現在の様子（入院後30日目）〉

S：「好き嫌いは昔からなくて，何でもおいしい」

■ 排泄

〈入院2～14日目〉

S：排便後も「出たかどうかわからない」と話した．

■ 個人衛生

〈入院2～14日目〉

S：「お風呂は好きよ．温泉によく行ったわ」と笑顔がこぼれた．

■ 活動と休息のバランス

〈入院15～28日目〉

S：屋外では，「外に出たのは何日ぶりだろう．覚えてないくらい．外は気持ちよかった．空も花もきれいだから」と笑顔がこぼれる．病棟に帰ってきた後も「外はいいわね．特に花が良かったわ」と自ら看護師に話をしてくれた．

〈現在の様子（入院後30日目）〉

S：いつも表情は穏やかで，「コスモスやスイセンの花が素敵ね．よく家の庭に植えてたの．懐かしい」「コスモスということは，もう秋ね」と話してくれることもある．

● 行動・心理症状（BPSD）再燃のリスク状態

情報と解釈・分析	統合のアセスメント
4年ほど前から同じ言動を何度もくり返す，不機嫌になりやすい，夫を叱りつけるようになった．1年前の10月ごろから夫への暴力行為が頻繁になった．精神科へ外来通院していたが，徐々に認知機能障害が進行し身体の動きも悪くなり，今年2月に同疾患で現在の病棟へ医療保護入院となった．入院治療では，薬物療法を行いながら，パーソン・センタード・ケアの考えに基づいた看護アプローチ，精神科リハビリテーションを行い認知症のBPSDが改善したため，4月に自宅へ退院する．しかし，自宅に戻ると不穏となり，夫との口論が絶えず，在宅生活が困難となったため，半年後に再び同じ病院へ医療保護入院となった．	前回の入院や今回の入院前の自宅療養での様子などから，認知機能障害による生活障害が不穏状態や暴言などの引き金となり夫と口論になるといったBPSDが顕著に出現していたことがうかがえる． 入院当初は認知機能障害に加え，慣れない療養環境の変化にとまどい，困惑した様子や攻撃的な言動，いらいらした様子などBPSDの出現を認めた．適切な看護アプローチや精神科作業療法，薬物療法など治療が進むと，佐々木さんは徐々に落ち着きを取り戻した． 今後も継続して佐々木さんの訴えや思いを聴き入れ，佐々木さんにとって心地よい療養生活につながるような援助の実践がBPSD出現を最も予防する方法となる．

O（客観的情報）

■ 孤独と人との付き合いのバランス

〈入院初日〉

O：表情はかたい様子で療養生活が開始する．

S（主観的情報）

■ 排泄

〈入院2〜14日目〉

S：衣類交換時には「自分で着替えるわよ！」とイライラした表情を浮かべた．

■ 安全を保つ能力

〈入院2〜14日目〉

S：時折，ホールで食事中の同じテーブルに座る他患者さんに「あなたは誰ですか？　あっちに行ってよ！」など攻撃的な発言があり，「知らない人がいるじゃない！」と口論になることがあった．

● 看護師に対しても「私はどうしてここに来たのでしょうか？」「病院に仕事をしに来たのかしら？」と言い，立ち上がろうとするが自力歩行が困難なため立ち上がれず，「どこか具合でも悪くなったのかしら…？」と困惑することもあった．

〈入院15〜28日目〉

S：「ここは私が勤めている病院ですよね？　今日は夜勤だったかしら？　子どもたちは大丈夫かしら？」と夕方になると以前勤めていた職場にいると思い，混乱している様子の発言も時折見られた．

● ライフスタイルの変化によって本人及び家族の健康に支障をきたす可能性

情報と解釈・分析	統合のアセスメント
●1年前の10月ごろから夫への暴力行為が頻繁になった. ●家族構成は,夫と2人暮らし.息子2人は県外に住んでいる. ●キーパーソン:夫.夫は難聴がある. ●介護保険:要介護3 **○(客観的情報)** **■ 個人衛生** 〈現在の様子(入院後30日目)〉 ○:加齢に伴う身体機能の低下により,自己にて不可能な更衣や入浴などの介助が必要な部分はある. **S(主観的情報)** **■ 活動と休息のバランス** 〈入院15〜28日目〉 ●主治医,担当看護師,夫で面談を行い,佐々木さんの認知症のBPSDが改善傾向にあるため,外来治療へ移行することを話し合った.夫は「家に帰ってくるのは無理です.もう妻と暮らす自信もありません」「以前のように暴力が出ても対処できないし,私自身も高齢で自分の身のまわりのことで精いっぱいです」「施設がいいと思っています.でも施設の種類とか手続きとか費用のことは全然わからなくて…」と今後の不安を抱いていた.看護師から,今後は精神保健福祉士やケアマネジャーなどとも連携し,本人や夫の意向を取り入れた退院先の検討を行っていくことで面談を終えた. **■ 安全を保つ能力** 〈現在の様子(入院後30日目)〉 S:施設入所への説明を夫,担当看護師,精神保健福祉士で佐々木さんに行うが,「ここ(病院)は家ですよ」「どこに行くのですか? 仕事をしに行くのですか?」「ここ(病院)にずっといるわ」と本人は捉えている.	夫は佐々木さんのこれまでの病状の経過,生活への介護負担を考え,自宅への退院は困難であると判断した.医療従事者は佐々木さんの病状,夫の生活状況など佐々木さんをとりまく環境など幅広い視点で捉え,退院支援を進めていくことが重要である.退院に向けた話し合いの場面でも佐々木さんと夫をとりまく環境を考えたうえで,医療従事者から見た病状,援助方法や負担,地域生活に移行した後に利用できる社会資源などさまざまな視点を用いて退院支援が実践されている.なかでも,高齢者である佐々木さんが今後,施設で暮らしていくためには介護保険制度の利用と精神科医療の介入は欠かせない. 　これら退院支援を円滑に進めつつ,すべての支援者は佐々木さんと夫の心情を敏感に感じ取り,両者が納得したうえで地域生活へ移行を進めていくことが必須である.現在,佐々木さんは認知機能障害から退院先の提案に困惑を示している.この困惑を少しでも取り除けるようなかかわりが重要となる.

2 健康上の問題/看護診断の優先順位

佐々木さんは，アルツハイマー型認知症・脳血管性認知症と診断され，BPSDが出現した状態で医療保護入院となった77歳の女性である．入院当初に比べると不安・焦燥，易怒性から生じる暴言や他者とのトラブル，生活への障害も改善されたが，かかわりを中心とした適切な認知症ケアの継続は必要である．

入院当初に見られた味覚障害や歩行障害など身体機能も改善されたが，現在も食事や排泄，個人衛生など日常生活動作場面での介助や認知症ケアが必要であるため，#1「全般的なセルフケア能力低下のリスク状態」をあげた．

また，入院前や入院当初は，生活への障害が派生してBPSD出現に至っていたため，#2「行動・心理症状（BPSD）再燃のリスク状態」をあげた．#1，#2は互いに関連して生じる問題であるため，優先順位を決定するには困難を伴うが，安心した生活を送ることがBPSDを予防することにもつながるため，「#1 全般的なセルフケア能力低下のリスク状態」を優先した．

退院後，佐々木さんが安心して地域で暮らしていくためには，佐々木さんとキーパーソンである夫が納得した地域生活となることが重要である．そのためには，佐々木さんと夫の良好な関係も必須である．したがって，#3「ライフスタイルの変化によって本人及び家族の健康に支障をきたす可能性」をあげた．

3 看護目標と看護計画の展開

#1 全般的なセルフケア能力低下のリスク状態

目標（期待される結果）	計画
●加齢に伴う身体機能低下，進行性の認知機能障害から生じる生活への障害を最小限にする． ●セルフケア不足を補うために適切なケアを実施する． ●日常生活動作の改善，対人関係が円滑となり快適な療養生活を送ることができる．	**O-P（観察計画）** ●バイタルサイン，身体の観察 ●空気，水，食物の観察（療養環境，飲食量，食事速度，飲食動作の状態，味覚の状態） ●排泄の観察（排泄の頻度，排泄状況，腸蠕動音，腹部膨満感，痛み） ●個人衛生の観察（入浴や更衣時の状況） ●活動と休息の観察（覚醒状態，歩行状態，関節可動域，痛み，硬縮，上下肢の筋力，睡眠環境，睡眠状況） ●対人関係の観察（夫，他患者，看護師，医療従事者との関係） ●安全の観察（転倒リスク，安心できる居場所） **T-P（援助計画）** ●食事を心地よく摂取してもらうための環境（食事場所の環境，食事時間）の工夫をする． ●食事について管理栄養士と協働する（食事量，味付けなど）． ●適度な運動，規則正しい生活習慣による排便コントロールを行う． ●必要時には腹部マッサージ，温罨法，緩下薬の使用を実施する． ●排泄時や個人衛生の介助など自尊心に配慮し，ケアは素早く行う． ●運動による気分転換や筋力アップなどを図り，副次的な効果を得る． ●熟睡感をもたらすため光や物音，清潔などに配慮した病室の睡眠環境を整える． ●笑顔でていねいな声かけをする，自尊心に配慮するなど，適切な認知症ケアを実践し良好な対人関係を築く． ●気分転換や記憶や見当識に働きかける精神科作業療法に参加を促す．

- 病前の性格や職業，役割に配慮した言葉かけを行う．
- 移乗する際はスペースを十分確保し，適切な声かけをして転倒を防止する．
- 日常生活のなかにある楽しみを佐々木さんと共有する．

E-P（教育計画）

- 看護師，医療従事者間で生活への障害，認知症ケアの成果など，佐々木さんの様子について情報共有を行う．

#2 行動・心理症状（BPSD）再燃のリスク状態

目標（期待される結果）	計画
● 進行性の認知機能障害から生じた生活への障害がBPSDへと至らないようにする． ● BPSDが出現した場合も適切なかかわりを実践する． ● 薬物療法の効果を得るために確実に服薬することができる．	**O-P（観察計画）** ● バイタルサイン，身体の観察 ● 精神情緒状態の観察 ● 認知機能障害である記憶障害・見当識障害などの内容と程度の観察 ● 生活への障害による日常生活動作や対人関係への影響を観察 ● BPSD（不安，焦燥，易怒性など）の有無と発生した際の程度と観察 ● 突発性正常圧水頭症の3症状の程度と観察 ● 服薬時の観察 **T-P（援助計画）** ● 日常生活動作において介助を要する部分は積極的にケアを行う． ● 日常的に認知症ケアを実施する． ● 不安，焦燥，易怒性などBPSDが出現した場合は佐々木さんの想いを聴き適切な対応を行う． ● 療養環境（臭気，物音など）に注意を払いBPSD出現の原因とならないようにする． ● 薬物療法に対する佐々木さんや夫の考えを聴き，納得した薬物療法が受けられるようにする． ● 副作用を認めた場合は，直ちに医師や薬剤師の報告する． **E-P（教育計画）** ● 佐々木さんの現病歴，BPSDについて実例をもとに看護師，医療従事者間で情報を共有する． ● BPSD出現時の対応方法について共有する．

目標（期待される結果）	計画
● 佐々木さんと夫がともに納得したうえで地域生活に移行することができる. ● 適切な介入により，佐々木さんと夫の良好な関係が継続する.	O-P(観察計画) ● 佐々木さんと夫の会話や行動（面会回数の変化や状況，2人の共通の話題など）の観察 ● 佐々木さん，夫が今後の地域生活をどのように考えているか把握する. ● 夫の生活状況や息子との関係など，佐々木さんとの関係に影響する情報を得る. T-P(援助計画) ● 今後の地域生活ついて，佐々木さんや夫の想いを聴く. ● 面会に看護師も同席し両者の不安を軽減するよう，さまざまな情報をもとに働きかける ● 佐々木さんや夫の地域生活に対する不安を確認し，必要な職種や関係機関との調整役を担う. E-P(教育計画) ● 地域生活において活用できる社会資源を佐々木さんと夫に提供する.

学 習 の 振 り 返 り

　佐々木さんは，認知機能障害から生じる生活への障害が日常生活や対人関係に影響を及ぼし，BPSDの出現へと至り入院となった．入院治療と認知症ケアによって徐々にセルフケア活動が回復してきたが，今後も加齢や認知症等に伴い，さまざまな健康問題を生じさせることが予想されるため継続した看護援助が求め

られる.

　看護師には佐々木さんが地域生活に戻った後も，今後の生活の中で希望と尊厳をもって暮らすことができるように，本人や家族の生活ニーズを総合的にアセスメントしながら，必要な支援を調整する役割が求められている.

学習課題（この事例のチェックポイント）

1) アルツハイマー型認知症，脳血管性認知症について述べなさい.

2) 認知機能障害，BPSDについて述べなさい.

3) 認知症ケアについて述べなさい.

4) 高齢の認知症患者が利用できる社会資源の特徴について述べなさい.

引用・参考文献

1) 宇佐美しおりほか：オレムのセルフケアモデル―事例を用いた看護過程の展開 第2版. ヌーヴェルヒロカワ，2003.

第3章

状態像から学ぶ 精神科看護の実際

薬を拒否する患者

▶ MOVIE

事・例・紹・介

● **氏名・年齢・性別**：山田修さん（仮名）・30歳・男性
● **診断名**：統合失調症
● **外観**：身長172cm，体重72kg（BMI：24.34）
　年齢よりも若く見える．入院時は65kg
　表情は無表情で，視線は合わないことが多く，周囲を気にしている．

生育歴

　小学生の頃からスポーツ好きで友達と野球をするなど外でよく遊んでいた．成績も優秀で，私立の中高一貫校に入学した．高校3年生のときに成績が悪くなったが，なんとか大学（経済学部）には合格した．大学ではバスケットボール部に入部したがあまりなじめず，部活動に参加することがほとんどなかった．大学卒業後はスポーツ用品メーカーへの就職を機に，実家から2時間ほど離れたところで一人暮らしを始めた．仕事は現在休職中である．

既往歴および入院治療に至った経緯

　就職して1年（23歳）が経過したころから，職場での人間関係がうまくいかず悩むことが増えた．家族や友人に相談していたが，4年目（26歳）に入ると「仕事に行きたくない」「職場の人が自分の悪口を言っている」など被害的なことを訴えるようになった．友人の勧めで，精神科を受診し統合失調症の診断を受けた．

　診断後2か月間は通院や服薬を継続していたが，日中眠くなってしまい仕事に支障が出るため，通院および服薬を中断した．

　しばらくは仕事もできていたが，1年が経過してから「いつも自分だけ嫌な仕事をさせられる」など被害的な言動や仕事に集中できず食欲不振，抑うつ気分，不

眠が出現し，出勤できなくなった．心配した両親が受診を勧め，医師の診察の結果，精神科病院に初めて入院することになった（28歳）．初回入院は精神療法や薬物療法，リハビリテーション療法を受け，2か月間の入院期間を経て退院した．

　退院後は，実家で1か月の休養を経て職場復帰した．その後，1年間は通院ができていたが，2か月前より仕事が忙しくなり通院を中断した．2週間前から出勤してもミスが増え，髭を生やしたまま出勤するなど身だしなみも整っておらず，昼食もとっていないことから心配した上司が声をかけてもおびえるような態度で視線が合わなくなった．

　1週間前から連絡もなく仕事を休み，心配した同僚が本人の自宅に行くと，部屋の中は荒れ放題でごみも溜まっており，カーテンも閉まったままでテレビのコンセントも抜かれていた．同僚は山田さんの両親に連絡をし，翌日両親が自宅に訪れた．

　すると，山田さんは「自宅の前でずっと誰かが自分のことを見ている」と訴えおびえているため，心配した両親が付き添い精神科病院を受診した．

　山田さんは診察中も周囲を気にしておびえている様子で，主治医の問いかけにも応答することができなかった．

　主治医は入院治療を勧めたが，山田さんの同意を得ることができず，両親の同意のもと医療保護入院となった（30歳）．

家族構成

父親（59歳），母親（58歳），弟（26歳），妹（23歳）．

父親は高校で教師をしており，母親は大手スーパーで働いている(常勤)．弟と妹は他県で会社員として働いている．実家には年末にしか帰省しない．

■ 治療方針と実施している治療や検査について

◆治療方針

● 被害妄想と注察妄想の改善と服薬継続支援である．
● 医師としては症状の安定には服薬継続が必須と考えている．

◆薬物療法

● リスペリドン(2) 2T×3(朝・夕・就寝前)，ゾルピデム(5) 1T×1(就寝前)
● 前回退院時よりリスペリドン(2) 2mg増量．

◆その他の治療

● 精神療法，作業療法(心理教育も含む)

◆血液検査

● 正常範囲内

  TP：7.8g/dL，TG：80mg/dL，Alb：4.4g/dL，GLU：98mg/dL，HbA1c：5.2％，CPK：180IU/L，AST(GOT)：35IU/L，ALT(GPT)：28IU/L

■ 入院中の様子

入院直後は，カーテンを閉めて布団をかぶってベッドに横になって過ごしていた．食事や服薬，入浴などは看護師が声をかけないと自ら行動することはなかった．

入院して3週間が経過した頃から，疎通がとれるようになり，食事や入浴が自らできるようになった．内服時は薬をじーっと眺めることがあったが，何とか内服できていた．受け持ち看護師である西条さん(3年目の看護師)は，山田さんに対して薬への不安について聞いてみたが，「大丈夫です」と答えるのみで，とく

に訴えは聞かれなかった．

一方で，怠薬によって症状が悪化し入院した経緯があることから，服薬の思いを聞きたいと思っていたが，なかなか聞けなかった．

1か月半が経過したころから，「早く退院したい」「仕事に戻らないと」と西条看護師に訴えるようになった．外出・外泊の調整に向けて面会に来た両親からは，笑顔はなくほとんどしゃべらないため，本来の山田さんの様子には見えないとのことだった．前回退院後調子が良くなったときは，山田さん自ら「雑誌が読みたい」「カレーが食べたい」といった発言も聞かれたが，今はまったく意欲が感じられないということだった．そのため，両親は外出や外泊に不安を感じると話していた．さらに，両親が山田さんの部屋を片付けていたところ，飲まれていない内服薬が大量に見つかったということであった．

西条看護師は，退院に向けて山田さんと入院前の生活について振り返りを行ったが，山田さんは「もう薬は飲みたくないです」「もう薬は必要ないです」「そう先生にも伝えています」と訴えるばかりであった．西条看護師は医師と退院に向けて情報を共有したが，主治医には服薬に対する訴えはなく，「退院したい」と話しているということだった．また，主治医は今後，内服薬を減量してもよいと考えている．

西条看護師は，山田さんが服薬継続できれば仕事への復帰も可能であり，何とか服薬を継続しながら職場復帰してもらいたいと思っている．また，仕事をしながら服薬継続することのしんどさも理解している．しかし，山田さんと入院前の日常生活で山田さん自身が困っていることについて振り返りが行えず，悩んでいた．

ある日，入院前に調子が悪くなったサインについて聞いてみたが，山田さんの自覚症状が乏しく，西条看護師はこれからどのように服薬支援を行ったらよいのか悩んでいる．

シナリオ：服薬を拒否する患者の服薬支援と看護アプローチを学ぶ（山田修さん）

1 学習のねらい

服薬を拒否する患者への背景について理解し，服薬支援する際の看護実践について考えることができる．

2 学習内容

西条看護師が，退院に向けて服薬継続をしてもらうために話をするが，山田さんが「自分には必要ない」と話す場面

①山田さんは，服薬についてどのようなことに困っているのでしょうか．

②あなたは，山田さんの様子や発言から服薬継続できない理由はどのようなことだと考えますか．

③あなただったら，山田さんにどのようなことを話しますか．

④あなたは，山田さんにとって服薬はどのようなセルフケアに影響していると考えますか．

⑤山田さんが服薬を継続するには，どのような支援が必要でしょうか．

学習のポイント

◆薬を拒否する患者には，まず患者の服薬に対する思いをしっかり看護師が受け止めて，服薬継続の前提で話をするのではなく，服薬を拒否する理由を考えることが重要です．2回目の入院となり，今後山田さんが継続して服薬できるように入院中から山田さんの不安を軽減するための支援を考えていきましょう．山田さんのこれまでの生活やこれからの目標など，退院後に希望する生活を踏まえて考えていきましょう．

【キーワード】
急性期，服薬支援，副作用，再入院，怠薬・服薬への思い

3 指導参考例

【患者の思い・希望を聞く】

▶ 統合失調症の症状をコントロールするために服薬継続は非常に重要です．看護師は「退院＝服薬継続」と思っていても，患者自身は病感や病識が乏しく，服薬の必要性を理解することが難しいこともあります．山田さんは「仕事に戻りたい」という希望をもっています．そのため，まずは，山田さんが「退院後どのような生活を送りたいのか」をていねいに聴いて，自己決定を支えていくための支援がとても大切になります．

【看護師自身が患者の服薬の効果を説明する】

▶ 看護師自身が，患者の服薬の効果について説明できることがとても重要です．例えば，山田さんの場合は少なくとも入院中に服薬することで，妄想に支配されている時間が減ったり，食事や睡眠の時間が確保できています．そのため，入院前の生活と比べて現在服薬の効果が現れているセルフケアについて説明できることも大切です．

【通院や内服薬の工夫(回数や形態)】

▶ 抗精神病薬の効果や副作用，有害事象は人によって異なります．山田さんは初めて内服した際，眠気が生じて仕事に支障をきたしたことから服薬を中断し，今回は入院前に仕事が忙しくなり服薬が中断しています．慢性疾患における服薬管理は日常生活にどのように取り入れることができるのかを一緒に考えていくことがとても重要になります．そのために，内服の回数や形態，薬剤(持続性注射薬等)について患者の生活や意向に沿った通院回数や服薬方法を検討していくことも大切です．

【入院前の日常生活を具体的に振り返る】

▶ 統合失調症の症状は自覚に乏しく，内服して症状が改善しても服薬によって改善したと感じにくいことがあります．山田さんは，入院前に被害妄想や注察妄想が見られましたが，それ以外に食事や睡眠，対人関係，仕事など日常生活にも影響が出ています．まずは，入院前の生活(食事・睡眠・仕事・人との付き合いなど)を具体的に振り返ってみることも大切です．

【主治医と処方薬について話し合う機会を設ける】

▶ 山田さんは西条看護師には服薬に対する思いが話せていますが，主治医には話せていません．その理由を考えるとともに，退院後通院を継続してもらうためにも主治医と一緒に服薬について話し合う機会を設けてみることも重要です．

175

状態像別事例：服薬を拒否する患者の服薬支援と看護アプローチを学ぶ（山田修さん）

学習のねらい

服薬を拒否する患者への背景について理解し，服薬支援する際の看護実践について考えることができる．

学習を通して感じたこと，気づいたこと，考えたことを整理してみましょう．

▼

①山田さんは，服薬についてどのようなことに困っているのでしょうか．

_____
_____
_____
_____
_____
_____
_____
_____
_____
_____
_____

②あなたは，山田さんの様子や服薬継続できない理由はどのようなことだと考えますか．

_____
_____
_____
_____
_____
_____
_____
_____
_____
_____
_____

③あなただったら，山田さんにどのようなことを話しますか.

_____

_____

_____

_____

_____

_____

_____

_____

④あなたは，山田さんにとって服薬はどのようなセルフケアに影響していると考えますか.

_____

_____

_____

_____

_____

_____

_____

_____

_____

⑤山田さんが服薬を継続するには，どのような支援が必要でしょうか.

_____

_____

_____

_____

_____

_____

_____

_____

_____

退院したくない患者

▶ MOVIE

事・例・紹・介

- **氏名・年齢・性別**：佐久太郎さん・38歳・男性
- **診断名**：統合失調症
- **外観**：身長172cm，体重80kg（BMI：27.04）

少しぽっちゃりした体型，Tシャツにジャージ姿でいつも同じ服装，スリッパを履いている.

生育歴

3人兄弟の第2子. 人見知りであまり友人がいない. 10歳のときに両親が離婚し，母親に引き取られた. 高校ではバスケットボール部に所属していた.

高校卒業後は近所のコンビニエンス・ストアでアルバイトを始めるが，長くは続かなかった. その後もスーパーのレジやスポーツ用品の販売など職を転々とし，30歳のときに職場でトラブルになり人間不信が原因で退職している. 36歳のときに母親が亡くなり，持ち家で1人暮らしをしている.

既往歴および入院治療に至った経緯

30歳の頃，「職場の人に嫌がらせをされている」「周りがいつも自分の悪口を言っている」といった被害妄想や幻聴が出現し，職場でトラブルになった. その際，統合失調症と診断され入院し，薬物療法にて症状は改善した. 退院後は，母親が服薬管理や通院の促しをしながら，自宅で生活していた. 約4年前に母が亡くなってからは，引きこもり生活が続いていた. ある日，住民から「最近，夜に大声が聞こえる」「隣の様子がおかしい」と保健師に連絡があり佐久さんの自宅に訪問した. その際，「周りが嫌がらせをする」「周りが自分を陥れようとしている」といった妄想の訴えがあり，何かにおびえている様子が見られた.

保健師が佐久さんに受診を勧めたところ頷いた

め，受診に付き添った. 診察の結果，統合失調症の幻覚妄想状態であると診断され，精神科医師の勧めもあり休息目的で任意入院となった. 現在，入院して1年半が経過している.

家族構成

母親はすでに亡くなっており，父親とは音信不通である. キーパーソンは妹（30代）である. 妹は県外に住んでおり，普段からほとんど連絡をとっていない. 佐久さんの入院費と月々のお小遣い（5,000円／月）は振り込んでいる. 母親が亡くなってからは会ってはいない. 兄は社会人になってから実家に戻ってくることはほとんどない.

治療方針と実施している治療や検査について

◆治療方針
- 入院時：陽性症状の改善と休養
- 現在：陰性症状の改善と退院調整

◆薬物療法
- オランザピン（10）1T×1（寝る前），デパケン（100）2T×2（朝・夕）
- 入院時：オランザピン（15）（寝る前）

◆その他の治療
- 精神科リハビリテーション（作業療法・心理教育）

◆血液検査
　TP：8.2g/dL，TG：162mg/dL，Alb：4.8g/dL，

GLU：102mg/dL，HbA1c：5.8%，CPK：190IU/L，
AST（GOT）：33IU/L，ALT（GPT）：26IU/L

■ 入院中の経過

【入院後〜1か月】

自室のベッドに横になり頭まで布団をかぶっていた．また，幻聴に聞き入る様子も見られた．看護師の声かけで食事や入浴，服薬は行えていたが，自発的な言動や行動はなく，他患とのかかわりも一切見られなかった．

【入院1〜3か月（約2か月）】

自らデイルームに出てきてテレビを観たり，看護師の声かけで作業療法（音楽を聴く）に参加できるようになった．入院前に見られたおびえるような様子もなく，幻聴に聞き入る様子や妄想発言もほとんどなくなった．佐久さん自ら院内の売店にコーヒーを買いに行くことがあった．

【入院4〜9か月（約5か月）】

症状の改善が見られたため退院に向けて話し合うが，本人から退院の希望が聞かれず，医療者としても困っていた．キーパーソンの妹に連絡をとったが，遠くて話し合いや面会に来ることはできないため，すべて本人の意思や医療者・行政機関に任せるということであった．佐久さんは，「妹に迷惑をかけたくない」と支援者には話していた．

【入院10か月〜1年半（約19か月）】

退院に向けて定期的に，佐久さん・主治医・受け持ち看護師の塚口さん・精神保健福祉士・保健師で話し合う機会を設けていた．しかし，佐久さんから「退院はしたくないです」という発言がくり返し聞かれた．佐久さんから具体的な理由については聞かれなかった．

そのため，支援者も佐久さんの思いは尊重しながらも，まだ若いことや退院後に佐久さんのしたいことなど，環境を整えて退院してもらいたいという思いをそのつど伝えていった．

また，塚口看護師は佐久さんがどのように思っているのか少しでも共有したいという思いがあり，ストレングス・マッピングシート*を使いながら佐久さんの目標や夢を聞くことを試みたが，なかなか佐久さんの思いを引き出すことも難しかった．

> **＊ストレングス・マッピングシート**
> ストレングスモデルとは「その人らしさ，その人の強み（ストレングス）に着目する」支援方法である．その支援方法を用いて，対象者と支援者が一緒になって対象者のもつ「ストレング＝強み」を見出すためのツールとして考案されたものである．

【現在（入院後約20か月）】

塚口看護師が佐久さんと退院に向けて話し合う中で，「退院したら自宅の周りの目も気になるし，実際に生活しろって言われても，どうしていいのかわからないし…」と漠然とした不安があることを少しずつ語れるようになってきた．

佐久さんは，精神障害者手帳2級・障害年金を取得している．

シナリオ：退院をしたくない患者への看護アプローチを学ぶ（佐久太郎さん）

1 学習のねらい

退院したくない患者の背景や病態について理解し，退院を支援するための看護実践について考えることができる．

2 学習内容

①佐久さんは，今どのような気持ちで入院しているのでしょうか．
②佐久さんの病態や現在の精神症状について考えてみましょう．
③佐久さんにとって，安心できる人や場所について考えてみましょう．
④佐久さんにとって，支援者はどのような存在なのでしょうか．
⑤佐久さんの「今ある生活能力」を考えてみましょう．

学習のポイント

◆病名にかかわらず，精神症状が落ち着いているように見えても，退院に前向きになれない佐久さんの思いや背景について具体的に考えることが重要です．そのためには看護師が患者のこれからの生活を一緒に話し合いながらこれからの生活を描くことがとても重要です．佐久さんの思いを知るにはどのような日々の観察やコミュニケーションの工夫が必要であるのかを考えることができるのか，個別性を踏まえてディスカッションしてみましょう．

◆本人が精神症状やホスピタリズムの影響だけでなく，退院後の家族や周囲の人との関係をイメージすることによって抱く患者の感情を汲み取ることも大切な看護の入り口になります．現在の気持ちを理解することに加え，患者のこれまでの生育歴や病歴からその思いを察することが大切です．病気になってから，家族や社会，地域にどのようなつながりをもってきたかなど，自分が患者の立場であればどのような思いを抱くのか，考えてみましょう．

【キーワード】
陰性症状，長期入院，家族関係，ストレングス，不安，経済的問題，社会とのつながり

3 指導参考例

► 医療者から見て精神症状が落ち着いているのにもかかわらず退院に向けて考えられないのは，必ず理由があります．入院が長期化することによって入院前の生活を忘れてしまったり，漠然とした不安だけが表出されることもあります．佐久さんはこれまでお母さんが日常生活の支援をサポートしてきたこともあり，入院前の一人暮らしに戻るために佐久さんができることとできないことを整理していくことも大切な支援になります．

► 佐久さんが今退院したらどのようなことに困るのか，まずは支援者が考えてみることが大切です．入院中に病院や支援者が提供していること（食事や入浴など）について，佐久さん自身が退院後自分でできる力（ストレングス）について話し合うことがとても重要です．また，患者自身がイメージできないこともあるため，一つひとつ具体的に話し合っていくことが重要になります．

► 佐久さんは入院時に見られた陽性症状の訴えはなくなりました．しかしながら，退院後の生活に不安を感じていることから内在化している可能性はあります．また，現在は陰性症状（無為自閉や意欲の低下）のほうが強く見られているかもしれません．佐久さんと話をしながら，精神症状についてアセスメントし続けることも大切です．さらに，入院の長期化によるホスピタリズムによる影響についても考えてみる必要があります．

► 誰しも日常生活を送るなかで，安心できる場所や人の存在はとても大きな意味をもちます．佐久さんと母親の関係や家族・支援者との関係など，周りにいる人との関係性をアセスメントし，安心できる存在との関係性をつないでいくことも大切な支援になります．

► 佐久さんは自宅の周りについて不安を感じているようです．入院前には被害妄想もあり，現在も訴えはないようですが，漠然とした不安につながっていることも考えられます．入院していると確かめられないこともあるため，入院中に安心できる支援者と外出しながら，自宅の周りに対する不安の軽減につなげていくことも大切です．

► 退院したくない患者の背景としては，入院前のつらさを思い出したり，周りに迷惑をかけたくない，一人暮らしが不安だ，家族に迷惑をかけたくないという思いから，入院生活を希望される方もいます．そのため，患者を取り巻くネットワーク作りを入院中から調整しておくことも重要です．佐久さんは入院時に保健師さんの勧めで入院していることから，信頼しているようにうかがえます．佐久さんにとって，普段から安心できる支援者について話し合っておくことも重要です．

► 佐久さんが退院後一人暮らしに戻るために，具体的にどのぐらい生活費がかかるのか，佐久さん自身と話をしながら現実的に可能かどうかを社会資源の利用も含めて精神保健福祉士とともに生活の組み立てをすることも大切です．また，退院後の具体的な話を進めていく中で，佐久さん自身自宅の周りへの不安も感じているようですが，日中の居場所（地域活動支援センターなど）など安心できる環境についても情報提供や見学などを提案したりして，話し合っていくことも大切な支援になります．

学習のねらい

退院したくない患者の背景や病態について理解し，退院を支援するための看護実践について考えることができる．

学習を通して感じたこと，気づいたこと，考えたことを整理してみましょう．

▼

①佐久さんは，今どのような気持ちで入院しているのでしょうか．

_____

_____

_____

_____

_____

_____

_____

_____

_____

②佐久さんの病態や現在の精神症状について考えてみましょう．

_____

_____

_____

_____

_____

_____

_____

_____

_____

③佐久さんにとって，安心できる人や場所について考えてみましょう．

_____
_____
_____
_____
_____
_____
_____
_____
_____
_____

④佐久さんにとって，支援者はどのような存在なのでしょうか．

_____
_____
_____
_____
_____
_____
_____
_____
_____
_____

⑤佐久さんの「今ある生活能力」を考えてみましょう．

_____
_____
_____
_____
_____
_____
_____
_____
_____
_____

状態像から学ぶ－事例③
多弁で話が止まらない患者（双極性感情障害）

▶MOVIE

事・例・紹・介

●**氏名・年齢・性別**：小坂春美さん（仮名）・36歳・女性
●**診断名**：双極性感情障害
●**外観**：身長162cm，体重60kg（BMI：22.86）
年齢より若く，ぽっちゃりした体型をしている．化粧は派手である．肌の露出が多い．話し方は早口で取り付く間もなく一方的に話すことが多い．

▌生育歴

2人姉妹の長女．発達過程に特記するエピソードはない．幼い頃から明るく誰とでもすぐに友達になるタイプで多くの友人がいる．責任感も強く，自分から率先して行動するタイプ．高校時代に所属していたコーラス部では，リーダーとしてチームをまとめるような存在で，周りからも頼られていた．

大学卒業後は一般企業に就職したが，結婚を機に25歳で退職している．

▌既往歴及び入院治療に至った経緯

32歳のとき，家事や子育てのストレスがきっかけで不眠が出現した．近医のクリニックを受診し，睡眠薬を処方され，症状は改善した．

小坂さんは「結婚しても仕事をしたい」という思いが強かった．そのため，子どもが小学生になるタイミングで，自宅から自転車で20分のところにある花屋で平日は10時から15時までパートタイマーとして働いている．

しかし，半年前から不眠や多弁さが目立ち，昼夜問わず友人に電話する回数が増えたりや買い物することが増えた．また，職場で客とのトラブルも起こり，家族や職場の同僚，上司が戸惑い始めた．

入院の1週間前には，夫が少し痩せて眠れていない小坂さんを心配し，病院の受診を勧めることもあったが，小坂さんは「大丈夫」と言い続け，受診に至ることはなかった．

しかし，職場からも連絡を受けた夫が小坂さんに受診を強く勧めたところ，「私は病気じゃないからそんなこと言わないで！」と大声をあげた．これまでと明らかに様子が異なるため，夫は小坂さんの母親に電話をし，心配した小坂さんの母親が翌日自宅に様子を見に来た．

小坂さんは母親を見ると急に泣き出した．そうかと思えば，急に笑ったりと気分変動が著明で，言動がまとまらず「どうして来たのよ！ 夫の言いなりね！」と易怒的になることもあった．母親がいつもの小坂さんと違い心配していることを伝えると，何とか母親付き添いのもの病院に行くことができた．

精神科病院受診時には，精神科医師に「私は病気じゃない．母親に連れてこられた」「すべては夫のせい！」と訴え，泣きじゃくっていた．

しかし，医師より「今は疲れているから元の生活に早く戻れるように入院してしっかり休みましょう」と告げられ，小坂さんは強く拒否したものの母親の同意のもと医療保護入院となった．

小坂さんは，夫のせいで入院させられたと易怒的になっており，夫の疲労感もあったため主治医から面会の制限をすることが伝えられた．

▋家族構成

38歳の夫と9歳の娘がいる．両親（父親70歳，母親68歳）は電車で約2時間離れたところに住んでいる．妹は海外で仕事をしており，数年間会っていない．

▋治療方針と実施している治療や検査について
◆治療方針
- 薬物療法による躁状態の改善・休息

◆薬物療法
- 炭酸リチウム（200mg）6T（朝夕）・リスペリドン（2mg）4T（朝夕）・ベルソムラ（20mg）1T（就寝前）

◆その他の治療
- 精神療法・作業療法（心理教育も含む）

◆血液検査（栄養状態が少し悪化）
- TP 6.0g/dL，Alb 3.5g/dL，Ch-E 180IU/L，Hb 10.5g/dL
- 入院時：血清リチウム濃度0.73mEq/L（適正範囲：1.03mEq/L）

▋入院中の経過
【初日】

入院時は治療の同意が得られず，精神運動興奮も強かったため隔離室に入室することになった．

小坂さんは泣いたり笑ったりと情動が不安定で「花のバラの花言葉は…」「お気に入りの鞄は…」と，次から次へと話す話題が変わり，多弁が目立った．また，行動もまとまらず，食事も一人で摂取することができないため看護師の援助が必要な状態が続いた．

看護師が夕食後の内服を勧めても，「こんなの私には必要ない！」「飲まない！」「主治医を呼んできなさいよ！」と大声をあげ，薬を吐き出し内服もままならな

い状態であった．そのため，深夜になっても眠れず点滴を使用して夜間の睡眠を確保することになった．

【2日〜5日目】

翌日からは主治医からの説明を受け，薬を飲めるようになった．しかし，日中・夜間を通して休息をとることが難しく，夜間は中途覚醒が続き，断眠で経過した．看護師は小坂さんが食事や洗面時に集中できるように声かけしたが，易刺激的で話がやむことなく時間を要し，途中で中断することもあった．

また，小坂さんは「娘と会わせてほしい…」と泣くこともあった．娘さんは入院する前から小坂さんから食事や学校のことで怒られることが多く，小坂さんの様子をみて怖がって面会に来ることができなかった．4日目は日中時間開放（9時〜17時）となった．病名告知はまだしていない．

【6日目〜11日目】

夜間の睡眠も少しずつ確保できるようになったが，浅眠で看護師のラウンドでは必ず目を覚ましていた．また，日中の気分変動はあり，意にそぐわないとイライラしたり，言葉がきつくなったりすることがあった．

日中開放になってからは，デイルームで過ごすことも多く，タンクトップ姿で他の患者に一方的に話しかけることがあり，その都度看護師が声かけをかけている．小坂さん自身が自分の意思で休息をとることは難しい．自分の部屋に戻っても荷物の整理をしたり，立ったまま鼻歌を歌ってたり化粧直しをしている．

一方で，「娘のことが心配なので電話をしたい」と受け持ちの中村看護師に訴えてくる．

中村看護師は，少しでもベッド上で横になってほしいと思い，訪室することにした．

シナリオ：多弁が続く患者の症状と看護アプローチを学ぶ（小坂晴美さん）

1 学習のねらい

躁状態で話が止まらない患者の背景や病態を理解し，看護を行う際の観察やかかわりについて考えることができる．

2 学習内容

休息を勧めるために訪室した看護師との会話が止まらない場面
　①小坂さんは，どのような様子に見えましたか．
　②小坂さんは，どのような状態であると考えられますか
　③小坂さんが中村看護師に対して伝えたいことはどのようなことでしょうか．
　④この場面で，どのような看護が求められますか．
　⑤あなたは今後，どのようなことを注意深く観察することが重要だと考えますか．

学習のポイント

◆躁状態で入院し刺激にとても過敏な状態です（急性期）．この時期は小坂さん自身が自分でセルフケアを行うことが難しいため，看護師の介入が必要になります．多弁で話が止まらない小坂さんにどのような看護が求められるか，小坂さんのこれまでの生活や病歴を踏まえて考えていきましょう．
◆小坂さんが受けている薬物治療の効果についてアセスメントしてみましょう．

> 【キーワード】
> 急性期，躁状態，易刺激性，服薬支援，リチウムの血中濃度

3 指導参考例

➤ 躁状態の急性期では刺激に過敏なため，看護師がその刺激をコントロールすることが重要になります．とくに小坂さんのように自分が病気だと思っていない状況の中，行動を制限されることは刺激を助長することにもつながります．

➤ 話をする際には，最初に話す時間を決めて小坂さんと共有するなど時間を意識しておくことも需要です．小坂さんは躁状態で思考障害もあるため，話の終わりには小坂さんが話したかったことを看護師がまとめて確認することも大切です．

➤ 双極性感情障害は気分が高まったり落ち込こむといった，躁状態とうつ状態を繰り返す脳の疾患です．今回，小坂さんは躁状態で入院となりましたが，3年前に育児やストレスで不眠になったことから，薬物療法開始後抑うつになる可能性も考えて観察する必要があります．

➤ 躁状態では，気分が高揚して誰彼かまわず話しかけることがあります．小坂さんはもともと社交的で人と話すことが好きな方ではあります．しかし，小坂さんの普段の状態や良いときの状況を知らなければ，気分についてアセスメントをすることは容易ではありません．しかし，周りが困っていたり，いつもと違うと感じていることから「躁状態の症状が出現している」と判断することができます．

➤ 小坂さんは入院前から食事も睡眠も十分にとれていないことから，まずは食事や睡眠をしっかりと確保することが重要になります．小坂さんが食事に集中できるように，目の前に置くものなどが数多くならないように配慮することも重要になります．

➤ 薬については，医師の指示にそって今後も継続して内服していくことが重要になります．小坂さんのように初めて気分安定薬を内服することに対しては不安を伴うことは当然です．炭酸リチウムは効果が現れるまで1～2週間かかることもあります．看護師は薬の副作用や効果，採血結果を常にモニタリングしながら，小坂さん自身が安心して服薬継続につなげられるように声をかけていく必要があります．

➤ 服薬時の声かけについては飲んでもらうということを意識するのではなく，小坂さんを心配していることを伝えながら薬に対する思いを受け止めたうえで，小坂さん自身が安心して飲めるように支援していくことが重要になります．

➤ 小坂さんは娘のことを心配しています．娘さんと会えない小坂さんの思いを傾聴し，看護師が代わりに家族との橋渡しをするために連絡をとってみることも，小坂さんが安心して療養生活を送るために大切な支援になります．

学習のねらい

躁状態で話が止まらない患者の背景や病態を理解し，看護を行う際の観察やかかわりについて考えることができる．

学習を通して感じたこと，気づいたこと，考えたことを整理してみましょう．

▼

①小坂さんは，どのような様子に見えましたか．

_____

_____

_____

_____

_____

_____

_____

_____

_____

②小坂さんは，どのような状態であると考えられますか．

_____

_____

_____

_____

_____

_____

_____

_____

_____

③小坂さんが中村看護師に対して伝えたいことはどのようなことでしょうか.

_____
_____
_____
_____
_____
_____
_____
_____

④この場面で，どのような看護が求められますか.

_____
_____
_____
_____
_____
_____
_____
_____
_____

⑤あなたは今後，どのようなことを注意深く観察することが重要だと考えますか.

_____
_____
_____
_____
_____
_____
_____
_____

状態像から学ぶ－事例④
希死念慮がある患者

▶ MOVIE

事・例・紹・介

●**氏名・年齢・性別**：山本二郎さん（仮名）・73歳・男性

●**診断名**：うつ病，糖尿病，高血圧症

■ 生育歴

　4人兄弟の長男として生まれる．実家はその地域では大きな農家で，比較的裕福な家庭で育った．性格は穏やかで，成績は優秀だった．

　高校卒業後，他県の大学に進学し卒業後は商社に勤めるが，30代半ばで家業である農業を継ぐために地元に戻ってきた．その後，父親が病気で急逝したため，40代で父親の経営する農業法人の仕事を引き継ぐこととなった．

　家業の傍ら，地元の産業振興にも尽くすことになり，さまざまな役職を経験することになった．50代半ばで市議会議員に当選し3期を勤め上げた．その後，複数の会社の理事長を兼務し，現在に至っている．

　家族状況では，28歳で職場結婚し，妻との間に長女，次女と2人の子どもがいる．2人の娘はすでに結婚し，長女は同じ市内の，車で20分程度の距離に住んでいる．次女家族は隣県に住んでおり，子どもたち（山本さんの孫）の進学や就職等で多忙のため，しばらく顔を見せていない．

　妻は4年前にがんで他界し，現在は一人暮らしとなっている．妻のことを尋ねられると，「仕事が多忙で十分に世話してやれなかった」と最近よく口にするようになった．

　長女は一人暮らしの父を気遣い，定期的に訪問している．

■ 既往歴および入院治療に至った経緯

　21歳のころ，大学の卒業研究をまとめるころに，不眠，食欲不振が出現し，痩せが目立つようになった．

　「完璧にやらねば」という思いで，大学の研究室に泊まり込み，大学院の先輩たちのデータ整理補助を行いながら，自分の研究にも取り組んでいた．このころ，脳貧血を起こして倒れることが続いたため，大学病院を受診し精密検査を受けた．身体的には鉄欠乏性貧血がみられる程度で，他に異常はなく，軽い抗うつ薬と鉄剤の投与を受け外来で経過観察となった．また，料理が得意な友人がいたため，その友人の助けもあって不眠や食事の問題も徐々に改善していった．

　就職後はとくに不調はなかったものの，50歳代で市議会議員になったころ，頑固な肩こりの持続と，再び不眠が出現するようになった．議員の仕事では，飲食を伴う会合も多く，高血圧や高脂血症，高血糖を指摘されていた．この時期の不眠では，隣県の精神科クリニックを受診し，うつ病との診断で服薬治療を受けたが，3か月ほど通院した後，仕事が多忙のために受診を中断してしまっていた．

　67歳で議員を退職したころには糖尿病と診断され，下肢の痛みで歩行に支障が出るようになっていた．68歳のときには，糖尿病の教育入院で2週間入院したが，生活が大きく変わることはなかった．

　また，69歳のときに妻に子宮がんが発見されたときはすでにステージⅣで，診断から3か月を待たずに妻を見送ることになった．

　長女は，山本さんが過去にうつ病になったことを知っており，再発するのではと心配しており，それ以

来，毎週1～2回は本人の様子を見るため，総菜など
を用意して訪問をしていた．本人は，朝食は自分で用
意したり，長女が持ってきてくれた食材を何とか食べ
ていたが，昼食と夕食は弁当や外食に頼っていた．

　ここ1～2年は，「足がしびれて思うように歩けな
くなった」「寝た感じがしない」など，身体的不調を口
にすることがあり，長女が受診を勧めていたところ
だった．

　73歳になった7月某日，長女が実家を訪問したと
ころ本人がいないため，付近を探してまわると，畑
の脇に止めてあった自家用車に気づいた．自家用車
の窓には目張りがしてあり，ぐったりしている本人
が見えたので，とっさに長女が110番通報し，同時に
救急車を依頼した．山本さんは自家用車の中で練炭
自殺を図っていた．救急隊が到着した際，山本さん
の意識がなかったため，心肺蘇生法を行いながらの
搬送となった．

　山本さんは，地元の総合病院救命救急センターに運
ばれ，ICUにて集中治療を受け一命をとりとめた後，
精神科に転棟となった．

家族構成

　1人暮らし．同じ市内在住の長女が，週1～2回訪
問している．

治療方針と実施している治療や検査について
◆治療方針
●山本さんは，下肢の痛みやしびれを訴えていたこと
　から，糖尿病の悪化に伴う末梢神経障害などの合併
　症が進行していることが推測される．
●入院時の空腹時血糖は180mg/dL，HbA1cは7.2%
　で，血圧は168/98mmHgだったため，糖尿病内
　服薬と降圧薬が再開されている．食事は糖尿病食
　1,800Kcalとなっている．
●今後，糖尿病内科と連携し全身状態の観察を続けて
　いくことになった．
●うつ病に関しては，就眠困難および早朝覚醒の睡眠
　障害が生じていたので，睡眠導入剤や抗うつ薬の投

与で薬物調整を行うことになった．
●薬物療法について山本さんは，主治医の説明を理解
　しており，拒薬などは見られていない．
●薬物調整と並行して転棟後2週目以降をめどに，精
　神科作業療法を導入する．
●山本さんの「死にたい気持ち」の表現や，その背景に
　あるさまざまな苦痛を言語化し，医療者に相談でき
　るように促していく．
●身長175cm，体重80kg

入院中の経過
【転棟後初日】
　ICUから精神科病棟に転棟し，個室を利用してい
る．転倒した初日は，ぼーっとしていて，治療や看護
の方針などを説明しても表情が乏しく，現実感が薄い
様子だった．

　「死にたい気持ちがまだある」「生きていてもやりた
いことはない」「身体が思うように動かなくなって，み
じめだ」などの発言もあったため，治療は抗うつ薬，
睡眠薬を用いた精神科薬物療法が開始された．

【転棟後2～7日目】
　ほとんど個室で過ごしており，食事と入浴時以外は
臥床していることが多い．入浴は浴室まで看護師が付
き添い，自力で入浴できていた．

　時折，廊下でうつむきがちに手すりにつかまり，立
ち止まっていることがあり，看護師が声をかけると，
ため息とともに「足がつらい」とつぶやくことがあっ
た．「寝た気がしない」という発言はなくなり，「何と
か眠れている気がする」と答えている．

　入院5日目には「食欲はあまりないが，糖尿病食は
なんとなく物足りない」と看護師に訴えている．体重
は1週間で約2kg減った．

【転棟後8～14日目】
　午後の時間は，病棟のデイルームに顔を見せ，大画
面のテレビでニュースを見たり，新聞を読んだりする
様子が見られるようになってきた．自室でも，ポータ

ブルテレビを見たり，ベッドに腰かけて長女から差し入れられた週刊誌を読む様子が見られている．

夜間はほぼ6時間の睡眠がとれており，とくに不眠の訴えはない．看護師の声掛けにも応じるようになり，表情の変化が少し見られるようになってきた．

主治医から作業療法の説明を受けると，身体活動に興味を示したので，ボーリングゲームや簡易ゲートボールのプログラムに参加することになった．

【現在の様子】

精神科作業療法が週1回開始となり，身体活動のプログラムに参加している．ペットボトルを活用したボーリングゲームや輪投げゲームでは，勝負に集中する意外な側面が見られた．これを機に，スタッフや他の患者と笑顔で談笑する姿も見られるようになってきた．

看護師が「作業療法は参加していかがでしたか」と尋ねると，「意外と面白いな」「他の患者とも触れ合えるので，いいな」と答えていた．しかし一方で，テレビを見終わったとき，隣にいた看護師に，真顔でふと，「あのとき，あのまま眠っていられたらな」「退院しても周りに迷惑かけることになるよな」と何気なく話しかけることがあった．

看護師が「それは，自殺未遂をしたときのことですか」と問い返すと，山本さんは黙ったままだった．続けて，「退院後のことで，どんなことが気になりますか？」と問いかけると，やや時間が空いてから「いろいろあるな」と答えている．体重は75kg．

シナリオ：希死念慮がある患者さんへの看護アプローチを学ぶ（山本二郎さん）

1 学習のねらい

希死念慮がある患者の背景を理解し，患者の強みを生かし，生きる力を促す看護実践について考えることができる．

2 学習内容

看護師が山本さんに作業療法に参加しての印象や，退院後のことを尋ねたときの場面
①山本さんは作業療法に参加して意外な側面が見られました．それはどんな側面だったのでしょうか．
②あなたは，山本さんの強みはどんなことだと思いますか．
③山本さんは看護師からの自殺未遂をしたときに対しての問いについては黙ったままでした．あなたはこれをどうとらえますか．
④あなたは，山本さんの退院後の生活に関する気がかりはどのようなことだと推測しますか．
⑤山本さんが困っていることを率直に相談できるようになるためには，どのような支援が必要でしょうか．

学習のポイント

◆希死念慮のある患者には，TALKの原則などを用いて率直に死にたい気持ちについて問いかけ，患者の思いを引き出すことが重要です．ただ，患者のペースや意思を尊重し，話すことを無理強いするのではなく，患者が話し出すのを待つ姿勢も重要です．

◆こうした患者と信頼関係を築くには，患者の小さな変化を評価し患者にフィードバックしてみましょう．山本さんの退院後の困難を，身体，精神，生活などの側面から推測し，山本さんが生きる力を取り戻す方法を一緒に考えてみましょう．

■ TALKの原則

> Tell：誠実な態度で話しかける
> Ask：自殺についてはっきりと尋ねる
> Listen：相手の訴えに傾聴する
> Keep safe：安全を確保する

【キーワード】
希死念慮，回復期，退院支援，TALKの原則，傾聴，共感，作業療法，糖尿病，不眠，末梢神経障害，アルコール，退院への思い

---

3 指導参考例

【患者の思いを聞く】

➤ 希死念慮のある患者は，とくに回復期に自殺してしまう例が少なくないため，TALKの原則などを活用し，死にたい気持ちについて尋ね，自殺未遂の体験について率直に話し合うことが重要です．まずは患者の気持ちを丁寧に聴きましょう．返事が返ってこないときは無理して話すのではなく，「話したくなったら伺いますのでお声をかけてくださいね」などと，看護師が待っていることを伝えることも大切です．また，「他人に迷惑をかけたくないというお気持ちがあるのですか」などと，患者の何気ない言葉をきちんと受け止めていることを伝えます．

【看護師が患者について感じたことや患者の変化について患者に伝える】

➤ 看護師が山本さんの小さな変化に気づき，それをフィードバックすることも大切です．患者は看護師のこうした対応から自分が見守られている，ケアされていることを実感し，信頼して，少しずつ自分の気持ちを伝えてもいいのかな，と思えるようになります．

【患者の糖尿病の自己管理について確認する】

➤ 糖尿病の進行は，患者の心身に思いがけない影響を与えることがあります．糖尿病について患者がどのように理解しているか，自己管理がどこまでできているか，食事（量や手段など）のほか飲酒習慣や運動習慣などについて，率直に話し合うことが重要です．

【患者にできそうなストレス対処方法を準備する】

➤ うつ病の治療について，抗うつ薬の効果や作業療法について山本さんはおおむね前向きに受け止めているような印象を受けます．退院後のことを考え，抗うつ薬の副作用についての理解を確認します．また，危機への対応方法を準備できるように「ストレスへの対処」の方法の内容を一緒に考えます．

状態像別事例：希死念慮がある患者さんへの看護アプローチを学ぶ（山本二郎さん）

学習のねらい

希死念慮がある患者の背景を理解し，患者の強みを生かし，生きる力を促す看護実践について考えることができる．

学習を通して感じたこと，気づいたこと，考えたことを整理してみましょう.

▼

①山本さんは作業療法に参加して意外な側面が見られました．それはどんな側面だったのでしょうか．

_____

_____

_____

_____

_____

_____

_____

_____

_____

②あなたは，山本さんの強みはどんなことだと思いますか．

_____

_____

_____

_____

_____

_____

_____

_____

③山本さんは看護師からの自殺未遂をしたときに対しての問いについては黙ったままでした.あなたはこれをどうとらえますか.

_____
_____
_____
_____
_____
_____
_____
_____
_____

④あなたは,山本さんの退院後の生活に関する気がかりはどのようなことだと推測しますか.

_____
_____
_____
_____
_____
_____
_____
_____
_____
_____

⑤山本さんが困っていることを率直に相談できるようになるためには,どのような支援が必要でしょうか.

_____
_____
_____
_____
_____
_____
_____
_____
_____
_____

状態像から学ぶ－事例⑤
症状の訴えが強い患者（幻覚妄想）

▶ MOVIE

事・例・紹・介

● **氏名・年齢・性別**：夏目洋子さん（仮名）・30歳・女性
● **診断名**：統合失調症
● **入院日**：7月某日

■ 生育歴

夏目さんは3名同胞中の第3子三女として出生した．姉たちは高校を卒業後すぐに他県で就職した．夏目さんが高校2年のときに母が病気で亡くなり，父と2人暮らしになった．

夏目さんは地元の高校を卒業した後，地元の会社に事務員として就職したが，21歳のときに突然退職し行方不明となった．その3か月後，産科病院から父に連絡があり，夏目さんが女児を出産したことが伝えられた．また産科医からは，「お産の後で夏目さんの気持ちが落ち込んでいる様子なので，精神科を受診したほうが良いと思います．夏目さんにもそのことを伝えましたが，あまり伝わっていないようです．紹介状を書きますので，ご家族からも勧めてください」と話があった．

しかし，その後夏目さんが精神科を受診することはなく，父が夏目さん母子の世話をしていた．

■ 入院治療に至った経緯

その2年後に，今度は父が事故死してしまった．夏目さんは父の葬儀が終わった後，住み込みで働ける場所を探して他県に住まいを移した．その後，夏目さんは職を転々として生活に困窮し警察に保護されたことから，福祉事務所に繋がり生活保護を受給，母子生活支援施設に入居することができた．

母子生活支援施設では他の入居者とはほとんど接触がなく，他者を避けて生活しているようだった．職員が，時折施設内の茶話会などに誘っても，反応がなく，顔を合わせると逃げるように居室に戻る姿が目撃されていた．施設内の共有スペースに，汚物をまいたのを目撃され，職員に苦情が持ち込まれたこともあった．

また，夏目さんの娘が不登校になっていることを担任からの連絡で知り，職員が心配して保健所に相談することとなった．地区担当の保健師は，母子生活支援施設職員と精神保健福祉相談担当の精神科医との面談を設定し，その結果，保健師が夏目さんを訪問して様子をうかがうこととなった．その後，担当保健師が夏目さん宅を訪問するが，ドアを開けてもらえず「帰れ！　帰れ！」「悪人は近寄るな！」と叫ぶ声が部屋の中から聞こえるのみだった．

夏目さんとその娘は，その後も自室に引きこもっている様子だったため，精神科医の判断で，7月某日に保健師・精神科医・福祉事務所職員・児童相談所職員・警察等がチームで，連携を取りながら入院勧奨を目的とする訪問を計画することになった．また，保健師が福祉事務所と連携し，夏目さんの長姉に連絡をとった結果，前述の経緯を知ることとなった．

そして7月某日，保健所チームの訪問で本人を説得したが「なんで私が病気なんですか？　なんで病院に行かなくちゃいけないんですか？」とチームスタッフに対して攻撃的になり激高し，自傷他害行為が著しく懸念されたため，精神科救急病棟に措置入院となった．

その日の夏目さんの部屋には生活に必要最小限のものしかなく，冷蔵庫の中には牛乳パックが1本あるだ

けで，食料も底をついていたことが明らかになった．

家族構成
夏目さんと長女

治療方針と実施している治療や検査について
◆治療方針
- 統合失調症の初回治療となるが，発症は20歳代前半かそれ以前と考えられる．
- 「娘が学校でいじめられている」「給食に毒が入っている」「母子支援生活施設の利用者に，私たちは生活を見張られている」などの夏目さんの発言から，被害妄想，被毒妄想などが推測される．
- 薬物療法に対する抵抗も予測されるため，ていねいに説明をすることを重ねて信頼関係をつくり上げることが重要である．
- 措置入院となったが，早期の措置解除を目指して，統合失調症の治療で持続性注射剤を主剤とし治療を進める．
- 身長155cm，体重42kg

◆血液検査
- Hb 10.2g/dL，TP 6.0g/dL

入院中の経過
【入院時の様子】
表情は硬く，うつむきがちで言葉が少ない．着衣は整っているが，病院までの移動時に興奮することがあり，髪の毛がほつれている．食事が十分にとれていなかった様子でやや浮腫がみられる．

病院の指定医から改めて，「私たちはあなたが周りの人を傷つけ，ご自身も傷つける可能性があると判断したので，措置入院という形での入院手続きをすすめます．入院治療では，はじめは刺激を避け，安全な治療環境を整えるために保護室を使用します．そのため一時的に行動が制限されます．しばらく入院して薬物療法が必要となります」と説明されると，「納得はしませんが，仕方がないです」という応答があった．

【入院1日目】
入院には納得はしていなかったが，保護室に案内されると，夏目さんは説明文書を読んで小さくうなずいていた．

「娘はどうしていますか」とスタッフに質問があったので，「児童相談所のスタッフが安全なところに保護しています．娘さんの養育はしばらくお任せください，とのことでしたよ」と伝えると，初めて安堵したような表情を見せた．そして，看護師に「ここは，悪魔は入ってこない？」とたずねたので，「私たちが夏目さんを見守っているので大丈夫ですよ．それでも不安なことがあったらいつでも教えてくださいね」と伝えると，表情が緩んで肩の力が抜ける様子が見られた．

医師からは，病気の治療として注射剤を選択する旨の説明があり，夏目さんから了解が得られたので1回目の注射が実施された．その日は，夏目さんも相当疲れていたようで，注射の後は布団に潜り込んで眠ってしまった．

【入院2日目】
夜間はよく眠れていた様子である．前日に比べて，顔の表情の険しさが少し柔らかくなっている様子がうかがえる．食事は，「毒が入っている」と拒否することもなく，3食全量摂取できている．保護室の区域内にある浴室での入浴を促すと，「悪魔が入ってこない？」「部屋の外には悪人がたくさんいて，風呂の中を覗こうとしている」などの発言が聞かれた．

看護師が，「お風呂の入り口で安全を確認しているので，何かあったら声をかけてください」と声掛けすると，しばらくしてから「ありがとうございます」と小さな声で応答した．入浴後は看護師がドライヤーで髪を乾かしたが，嬉しそうな表情をしていた．

【入院3日目】
就寝前の睡眠薬は抵抗なく服用できている．夜間も良眠できている．日中は起きているが，布団にくるまって目を閉じていることが多い．

配食の際に看護師に，「施設の部屋にある私の着替

197

えを持ってきてほしいんですけど」との発言があった.「誰にもってきてもらいましょうか?」と尋ねると,やや時間が空いてから「保健所の人がいい」と答えた. そのため,病棟看護師から保健所の地区担当保健師に連絡を取り,夏目さんが着替えを持ってきてほしいと希望していることを伝え,荷物の搬入を依頼した.

地区担当保健師は,福祉事務所や母子生活支援施設と連絡を取り,翌日,夏目さんの希望に沿って,荷物を持って病院を訪問することになった.

【現在の様子】
睡眠はほぼ8時間とれている. 食事も3食,ほぼ全量摂取できている.

日中は悪魔の声や脅かしを感じることがあるようだが,静かにしていると安全らしいと,感じている様子である. 体重はやや増加して43kg.

■■ シナリオ:症状の訴えが強い患者さんへのアプローチを学ぶ(夏目洋子さん)

1 学習のねらい

症状の訴えが強い患者の背景や,妄想や幻覚によって何よりも患者自身が脅かされて困っていることを理解し,患者の安心や安全を提供できる看護実践について考えることができる.

2 学習内容

入院1日目保護室で,夏目さんが看護師から入浴を進められ「悪魔や悪人が外から覗いている,入ってこようとしている」と話した場面

①夏目さんは悪魔や悪人にお風呂を覗かれ,中に入ってこられるのではと不安な気持ちを述べていますが,あなたは夏目さんの話を聞いてどのように感じますか.

②夏目さんの訴えは妄想や幻覚によるものと考えられますが,こうした訴えに対してあなたはどのように答えますか.

③夏目さんは悪魔に覗かれるのが怖くて,今回が久々の入浴だったようです. あなたが髪を乾かす場面の看護師だとしたら,夏目さんにどのような声かけをしますか.

④ 夏目さんは,入院についての主治医からの説明に「納得していません」と答えるも,「注射」については受け入れていました. 夏目さんの内面でどんな変化があったのか,あなたはどのように考えますか.

⑤夏目さんが治療を継続しようと思えるようになるためには,どのような支援が必要でしょうか.

⑥夏目さんの心配していることについて,あなたはどのように対応しますか.

■ 学習のポイント

◆幻覚や妄想を強く訴える患者には,訴えの背景に不安があることが多いので,訴えを否定することなく不安を受け止めることが重要です. そして,患者が安全であることや安心を感じられることができるような,現実的な話を返すことを心がけてみましょう.

◆妄想や幻覚など非現実的な話であっても,患者の体験は患者にとっては現実です. そうした訴えの背景にある患

者の気持ちに焦点を当てて話を受け止めましょう.

◆夏目さんのこれまでの生活に思いをはせると，壮絶な体験をされてきたことが想像できます．夏目さんを尊重する姿勢や今までの苦労へのねぎらいの気持ちを伝えていきましょう．保健所や福祉事務所の関係者との連携も，どのようにすすめていくとよいのか，考えてみましょう.

【キーワード】

措置入院，妄想・幻覚，多職種連携，児童相談所，保健所保健師，持続性注射剤，抗精神病薬，保護室

---

3 指導参考例

【保護室での看護の基本を押さえる】

▶患者に保護室の利用が適応となるのは，患者自身の病識や病感が乏しく，自傷・他害の恐れが強いときや，患者の不安が強く患者自ら入室を希望する場合などがあります．保護室は特別な治療環境なので，保護室での看護の基本について法律をもとに理解を深めておきましょう.

【妄想的な患者の体験であっても患者の思いを注意深く聴く】

▶看護師は患者の安全と安心を提供できることが重要です．また，患者の幻覚や妄想は患者自身の何らかの体験と関係がある場合が少なくないので，妄想であっても注意深く受け止めて聴くことが重要です.

【患者の現実的な気がかりを聞く】

▶夏目さんは娘のことを気にしていました．今までの生活や今後の娘との生活に対して，夏目さんの思いを丁寧に聴きとることも重要です．娘のことを夏目さんが質問してきたときに，それとなく今までの生活について尋ねたり，シングルマザーとしての苦労をねぎらったりするなど，夏目さんを尊重する気持ちを伝えることで夏目さんとの信頼関係を構築することに繋がります.

【患者の希望をもとに関係機関連携をすすめる】

▶夏目さんが落ち着いてきたら，今後の希望や退院後の生活をどうしていきたいか，ゆっくり聴いていくことも重要です．娘が児童相談所を通じて児童養護施設に措置されていることから，そうした関係施設の職員とも連携を進める必要があります．また，保健所・福祉事務所の関係者とも連携が必要です.

状態像別事例：症状の訴えが強い患者さんへのアプローチを学ぶ（夏目洋子さん）

学習のねらい

症状の訴えが強い患者の背景や，妄想や幻覚によって何よりも患者自身が脅かされて困っていることを理解し，患者の安心や安全を提供できる看護実践について考えることができる.

学習を通して感じたこと，気づいたこと，考えたことを整理してみましょう.

①夏目さんは悪魔や悪人にお風呂を覗かれ，中に入ってこられるのではと不安な気持ちを述べていますが，あなたは夏目さんの話を聞いてどのように感じますか.

_____

_____

_____

_____

_____

_____

_____

_____

_____

②夏目さんの訴えは妄想や幻覚によるものと考えられますが，こうした訴えに対してあなたはどのように答えますか.

_____

_____

_____

_____

_____

_____

_____

_____

_____

③夏目さんは悪魔に覗かれるのが怖くて，今回が久々の入浴だったようです．あなたが髪を乾かす場面の看護師だとしたら，夏目さんにどのような声かけをしますか．

_____
_____
_____
_____
_____
_____

④夏目さんは，入院についての主治医からの説明に「納得していません」と答えるも，「注射」については受け入れていました．夏目さんの内面でどんな変化があったのか，あなたはどのように考えますか．

_____
_____
_____
_____
_____
_____
_____
_____

⑤夏目さんが治療を継続しようと思えるようになるためには，どのような支援が必要でしょうか．

_____
_____
_____
_____
_____
_____
_____
_____

⑥夏目さんの心配していることについて，あなたはどのように対応しますか．

_____
_____
_____
_____
_____
_____

さくいん

MEMO

MEMO

MEMO

MEMO

MEMO

みてわかるできる
事例で学ぶ看護過程 精神看護学 Web動画付

2023年1月11日　　初版第1刷発行

監　　修	一般社団法人日本精神科看護協会
編集責任	草地仁史
発 行 人	土屋　徹
編 集 人	小袋朋子
発 行 所	株式会社Gakken
	〒141-8416 東京都品川区西五反田2-11-8
印刷・製本所	凸版印刷 株式会社

●この本に関する各種お問い合わせ先
　本の内容については，下記サイトのお問い合わせフォームよりお願いします．
　https://www.corp-gakken.co.jp/contact/
　在庫については　Tel 03-6431-1234（営業）
　不良品（落丁，乱丁）については　Tel 0570-000577
　　学研業務センター　〒354-0045 埼玉県入間郡三芳町上富279-1
　上記以外のお問い合わせは　Tel 0570-056-710（学研グループ総合案内）

> 動画の配信期間は，最終刷の年月日から起算して3年間をめどとします．
> なお，動画に関するサポートは行っておりません．ご了承ください．

> 本書に記載されている内容は，出版時の最新情報に基づくとともに，臨床例をもとに正確かつ普遍化すべく，著者，編者，監修者，編集委員ならびに出版社それぞれが最善の努力をしております．しかし，本書の記載内容によりトラブルや損害，不測の事故等が生じた場合，著者，編者，監修者，編集委員ならびに出版社は，その責を負いかねます．
> また，本書に記載されている医薬品や機器等の使用にあたっては，常に最新の各々の添付文書や取り扱い説明書を参照のうえ，適応や使用方法等をご確認ください．　　　　　　　　　　　　　　　　　　株式会社Gakken

学研グループの書籍・雑誌についての新刊情報・詳細情報は，下記をご覧ください．
　学研出版サイト　https://hon.gakken.jp/